出版说明

　　自 20 世纪 60 年代开始,我社先后组织出版了一些著名老中医经验整理著作,包括医案、医论、医话等。半个世纪过去了,这批著作对我国现代中医学术的发展发挥了积极的推动作用,整理出版著名老中医经验的重大意义正在日益彰显。这些著名老中医在我国近现代中医发展史上占有重要地位。他们当中的代表如秦伯未、施今墨、蒲辅周等著名医家,既熟通旧学,又勤修新知;既提倡继承传统中医,又不排斥西医诊疗技术的应用,在中医学发展过程中起到了承前启后的作用。他们的著作多成于他们的垂暮之年,有的甚至撰写于病榻之前。无论是亲自撰述,还是口传身授,或是由其弟子整理,都集中反映了他们毕生所学和临床经验之精华。诸位名老中医不吝秘术,广求传播,所秉承的正是力求为民除瘼的一片赤诚之心。诸位先贤治学严谨,厚积薄发,所述医案,辨证明晰,治必效验,具有很强的临床实用性,其中也不乏具有创造性的建树;医话著作则娓娓道来,深入浅出,是学习中医的难得佳作,为不可多得的传世之作。

　　由于原版书出版的时间已久,今已很难见到,部分著作甚至已成为中医读者的收藏珍品。为促进中医临床和中医学术水平的提高,我社决定将部分具有较大影响力的名医名著编为《现代著名老中医名著重刊丛书》并分辑出版,以飨读者。

第一辑　收录 13 种名著

《中医临证备要》　　　　　　　《施今墨临床经验集》

《蒲辅周医案》　　　　　　　　《蒲辅周医疗经验》

《岳美中论医集》　　　　　　　《岳美中医案集》

《郭士魁临床经验选集——杂病证治》

《钱伯煊妇科医案》　　　　　　《朱小南妇科经验选》

《赵心波儿科临床经验选编》　　《赵锡武医疗经验》

《朱仁康临床经验集——皮肤外科》

《张赞臣临床经验选编》

第二辑　收录 14 种名著

《中医入门》　　　　　　　　　《章太炎医论》

《冉雪峰医案》　　　　　　　　《菊人医话》

《赵炳南临床经验集》　　　　　《刘奉五妇科经验》

《关幼波临床经验选》　　　　　《女科证治》

《从病例谈辨证论治》　　　　　《读古医书随笔》

《金寿山医论选集》　　　　　　《刘寿山正骨经验》

《韦文贵眼科临床经验选》　　　《陆瘦燕针灸论著医案选》

第三辑　收录 20 种名著

《内经类证》　　　　　　　　　《金子久专辑》

《清代名医医案精华》　　　　　《陈良夫专辑》

《清代名医医话精华》　　　　　《杨志一医论医案集》

《中医对几种急性传染病的辨证论治》

《赵绍琴临证 400 法》　　　　　《潘澄濂医论集》

《叶熙春专辑》　　　　　　　　《范文甫专辑》

《临诊一得录》　　　　　　　　《妇科知要》

《中医儿科临床浅解》　　　　　《伤寒挈要》

《金匮要略简释》　　　　　　　《金匮要略浅述》

《温病纵横》　　　　　　　　　《临证会要》

《针灸临床经验辑要》

第四辑　收录 6 种名著

《辨证论治研究七讲》　　　　　《中医学基本理论通俗讲话》

《黄帝内经素问运气七篇讲解》　《温病条辨讲解》

《医学三字经浅说》　　　　　　《医学承启集》

第五辑　收录 19 种名著

《现代医案选》　　　　　　　　《泊庐医案》

《上海名医医案选粹》　　　　　《治验回忆录》

《内科纲要》　　　　　　　　　《六因条辨》

《马培之外科医案》　　　　　　《中医外科证治经验》

《金厚如儿科临床经验集》　　　《小儿诊法要义》

《妇科心得》　　　　　　　　　《妇科经验良方》

《沈绍九医话》　　　　　　　　《著园医话》

《医学特见记》　　　　　　　　《验方类编》

《应用验方》　　　　　　　　　《中国针灸学》

《金针秘传》

第六辑　收录 11 种名著

《温病浅谈》　　　　　　　　　《杂病原旨》

《孟河马培之医案论精要》　　　《东垣学说论文集》

《中医临床常用对药配伍》　　　《潜厂医话》

《中医膏方经验选》　　　　　　《医中百误歌浅说》

《中药炮制品古今演变评述》　　《赵文魁医案选》

《诸病源候论养生方导引法研究》

第七辑　收录 15 种名著

《伤寒论今释》　　　　　　　　《伤寒论类方汇参》

《金匮要略今释》　　　　　　　《杂病论方证捷咏》

《金匮篇解》　　　　　　　　　《中医实践经验录》

《罗元恺论医集》　　　　　　　《中药的配伍运用》

《中药临床生用与制用》　　　　《针灸歌赋选解》

《清代宫廷医话》　　　　　　　《清宫代茶饮精华》

《常见病验方选编》　　　　　　《中医验方汇编第一辑》

《新编经验方》

第八辑　收录 11 种名著

《龚志贤临床经验集》　　　　　《读书教学与临症》

《陆银华治伤经验》　　　　　　《常见眼病针刺疗法》

《经外奇穴纂要》　　　　　　　《风火痰瘀论》

《现代针灸医案选》　　　　　　《小儿推拿学概要》

《正骨经验汇萃》　　　　　　　《儿科针灸疗法》

《伤寒论针灸配穴选注》

第九辑　收录 11 种名著

《书种室歌诀二种》　　　　　　《女科方萃》

《干祖望医话》　　　　　　　　《名老中医带教录》

《班秀文妇科医论医案选》　　　《疑难病证治》

《清宫外治医方精华》　　　　　《清宫药引精华》

《祝谌予经验集》　　　　　　　《疑难病证思辨录》

《细辛与临床》(附　疑难重奇案七十三例)

第十辑　收录 7 种名著(刘渡舟医书七种)

《伤寒论十四讲》　　　　　　　《伤寒论通俗讲话》

《伤寒论诠解》　　　　　　《新编伤寒论类方》
《经方临证指南》　　　　　《金匮要略诠解》
《肝病证治概要》

第十一辑　收录 8 种名著

《董德懋内科经验集》　　　《金针王乐亭经验集》
《何任医论选》　　　　　　《月经病中医诊治》
《黎炳南儿科经验集》　　　《黄绳武妇科经验集》
《干祖望耳鼻喉科医案选粹》　《中医美容笺谱精选》

　　这些名著大多于 20 世纪 60 年代前后至 90 年代在我社出版，自发行以来一直受到广大读者的欢迎，其中多数品种的发行量达到数十万册，在中医界产生了很大的影响，对提高中医临床诊疗水平和促进中医事业发展起到了极大的推动作用。

　　为使读者能够原汁原味地阅读名老中医原著，我们在重刊时尽可能保持原书原貌，只对原著中有欠允当之处及疏漏等进行必要的修改。为不影响原书内容的准确性，避免因换算等造成的人为错误，对部分以往的药名、病名、医学术语、计量单位、现已淘汰的临床检测项目与方法等，均未改动，保留了原貌。对于原著中犀角、虎骨等现已禁止使用的药品，本次重刊也未予改动，希冀读者在临证时使用相应的代用品。

人民卫生出版社
2015 年 9 月

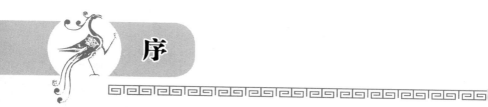

序

　　"带徒三载，留墨万言"，诚可作此书之写照。盖 1991 年响应国家号召，全国 500 名老中医收徒传艺，徐轩、陈国丰两子，来列门墙。在此足足三度春秋中侍诊抄方、朝夕问难。同时干千亦庭前鲤对，席暖旁听。卒业之后，整理治病记录，成此《医案》一书。

　　以中医治证不治病而用药漫无标准，全由医者之思路出之。附桂辛热，犀羚奇寒，硝黄猛攻，参芪峻补，俱可用于一病。因之不能不将思路公开。公开思路，唯有医案可以表达。所以明、清以还之处方，都由医案与方药两者组成。刻下中医仿西医处方方式，仅仅罗列药物而医案废除。欲知有药无案，西医则可，盖西医某病用某药，早已刻板成规。中医治证，若有药无案，此无根之木、无源之水之药，从何得来？即使盲目妄取，药不对证，其谁能知之！

　　仆，自出师门，行医 65 载（1933 年出师，尚未离退而工作直到今天）中，循规书案，从未中断。

　　唯书写医案，大有异于论文。论文可自主选题，从展卷到杀青，不计时日，参考资料，任尔撷采，字斟句酌，反复推敲。而医案则系临诊时千姿百态之病种俄顷间陛列眼前，在 10~20 分钟间仓卒动笔，片刻成章，字重句叠尚且无闲一顾，更遑论对仗仄平。所以此书始成，即拟予以修润。但又一思"丽质本是天生，加工反伤斧凿"，何苦再作化妆之师！终于未作一字更动，任它毛坯面世，原汁出笼。好在此书为专业著作，并非文艺篇章，不计无盐之丑,但求天籁存真,亦足以自慰矣。

米叟干祖望
1999 年于南京中医药大学之茧斋
时年八十又八

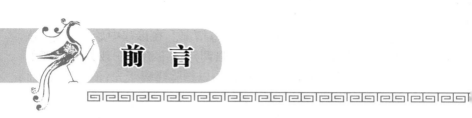

前　言

　　中医医案是中医学伟大宝库的重要组成部分。它不仅是医生治病的记录,也记载了医家辨证思路、遣方用药和治疗疾病的经验,同时也反映了医家的学术思想。这对启发、开拓后学者思路、总结提高和推动中医药的发展,将起到重要的作用。

　　中医医案源远流长,随着时间的推移而逐步完善和不断丰富。早在周代《周礼·天官·冢宰》中,即有医案内容的记载;到了西汉·淳于意的《诊籍》中有 25 个医案;之后宋代政府建立医学校,对病案的管理颇为重视,并随着中医药的发展而逐步形成规范。清代是医生讲究医案书写的鼎盛时期,当时不但在医案的质量上超过了前人,且在数量上、形式上都是前所未有的,涌现出大量的名医医案。如叶天士的《临证指南医案》、柳宝诒的《柳选四家医案》、张乃修的《张聿青医案》……而且历代大量的医案成了研究和发展中医理论的重要内容和依据之一。可惜的是,到了民初以后,随着文字的改革、白话文的崛起,医案的书写质量及形式已渐不如昔了。现在几乎没有人写医案了,甚至于年轻医生不知医案怎样写了。

　　南京中医药大学干祖望教授寄迹于医林 60 多个春秋。他几十年如一日,长期不懈地坚持书写医案,并且做到一病一案、一诊一案;诊病即有医案,无医案则为不诊病的认真态度和习惯,积存了医案(诊病时复录下来的)数大篓。干老诊病时,首先认真询问病史,仔细洞察秋毫,并予以一一记录。复诊时逐一对照,以了解服药后的病情进退情况。在诊疗中始终贯穿"整体观点,天人相应"的理论而强调辨证论治。在裁方中体现了治病必求于本的思想,往往祛邪以扫除障碍于先,治病、巩固疗效于后。用药上宗东垣而善调脾胃,投药紧扣病机而精炼,故而疗效卓著。特别对慢性咽炎的治愈率达89%、有效率达98%。对疑难杂证的辨证论治独具卓识并别具特色。更重要的是,干老自幼熟读岐黄,精通文史,学验俱丰。其医案书写格调,集医、哲、理于一体,诗、联、骈于一章。以华丽的词藻、畅达的笔风、广阔的思路、巧妙的构思、精辟的字句而急就成章,可谓七步一诗,倚马可待成章的功力。尤其是他所写的医案先后贯通,案案无雷同,诙谐幽默,妙趣横生,称得别具一格而又精辟严谨的医学论文,也是一种特殊的艺术佳作。而且讲究平仄押韵,读来朗朗上口,百读不厌,实令人拍案叫绝,爱不释手。

干老过去的几箧医案,曾派学生及专人进行过整理,但由于病者姓氏、病种、日期等散乱无序而无法整理。自1990年在国家人事部、卫生部、国家中医药管理局《关于采取紧急措施做好老中医药专家学术经验继承工作的决定》精神下,我们被荣幸地确定为干老的学术经验继承人。在3年多的随师学习中,我们将干老诊治的医案全部做了抄录收集,但限于篇幅,这里仅选录了具有代表性的、医理较强、文字精炼、病种广泛、体现其独特经验的部分医案,予以归类编排。

全书共收集了300多则医案,近40个病种。从这些案例中看,固然有显效者,可使读者按图索骥;纵然也有少效者,可资启发读者的思维方法、拓宽视野、博采群方、出奇用药而获益增知。前者为"与人以鱼",后者为"与人以渔",这就是我们编写本书的用意和目的。全书共分为耳门、咽门、喉门、鼻门、口齿门、其它门、附篇、词语注释等八大门类。每个病种之后列有小结,重点介绍干老的诊疗经验、绝技、特色及用药特点。附篇有12篇本书编著者撰写的干老学术思想和学术经验论文。每则医案的形式,由患者的症状、检查、医案、方药等几方面组成,均为干老临证时一笔挥就成的。为了使干老的学术思想和耳鼻喉科的诊疗经验不致于失传并得以而发扬光大,特集此书。意在供同道继承、研究和发扬。

由于水平有限,难免存在许多不足之处,敬请同仁批评指正!

陈国丰
1998 年 8 月于金陵

目 录

耳门医案

咽门医案

口齿门医案

其它门医案

附　篇

附：干氏医案词语注释

医案

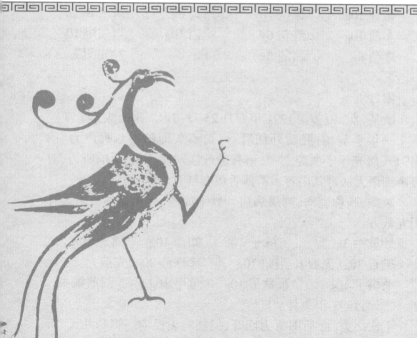

耳鸣、耳聋

案一

迟某,男,50岁。1991年7月17日初诊。本院。

右耳10天来出现"笃""笃"的鸣响,听力正常,为间歇性鸣响,有时可与心律同步,但不同步的时间多。

检查:按压右颈动脉,鸣声可以减弱一些。舌薄苔,脉细。

医案:铜山东崩,洛钟而应。鸣出耳窍,病在颈椎,其所以发现于近日者,良以泽国半月,阴霾笼罩之诱耳。本取化瘀活血,标参理湿化浊。如此则五窍还其空清,更有利于息鸣。

藿香 10g	佩兰 10g	泽泻 6g	防己 6g
车前 10g	红花 6g	桃仁 10g	当归尾 10g
赤芍 6g	菖蒲 3g		7 剂煎服

案二

潘某,女,50岁。1991年6月25日初诊。南京大学。

一年半前,右胫臁外伤缝合后,不久即脑鸣。鸣声为"呜呜"声,然充斥于颅腔之中,稍有进行性发展,因之影响听力,对轻声细语无法辨其内容。苔薄舌质有红意,脉小而细。

医案:脑称髓海,鸣属病疴。脉细如丝,虚象显然。宗大补阴丸裁方。

炒黄柏 3g	五味子 10g	知母 10g	熟地 10g
磁石 30g(先煎)	当归 10g	珍珠母 30g(先煎)	
桑椹子 10g	覆盆子 10g	龟甲 10g	5 剂煎服

二诊,1991年7月9日诊。

上次之方,服后即听力回升,但脑鸣无反应。辍药几天,听力又降而鸣依然,寐不酣。

检查:血压 120/80mmHg,电测听俱丧失听力达 20~80 分贝。舌薄苔,舌质瘦尖红,脉细。

医案:大补阴丸一击而中,当然理应坚守。

盐水炒黄柏 3g	知母 10g	核桃肉 3 个
磁石 30g(先煎)	当归 10g	五味子 10g
珍珠母 30g(先煎)	制狗脊 10g	覆盆子 10g
女贞子 10g		7 剂煎服

案三

徐某,女,46 岁。1991 年 7 月 5 日初诊。南京环卫。

右耳鸣响一年多,为持续性,音调高音量小。对外来噪音拒绝,闻到后心烦。疲乏后及情绪波动时加重。耳鸣为右重左轻。近来头痛,伴有脑鸣,心慌手颤。舌薄苔,舌质有红意,脉平。

医案:心火旺盛,上犯于耳,盖心寄窍于耳。取清心养营。

生地 10g	竹叶 10g	白茅根 10g	朱灯心 3g
当归 10g	丹参 10g	菊花 10g	柏子仁 10g
益母草 10g			7 剂煎服

二诊,1991 年 7 月 12 日诊。

已进 7 剂,鸣声仍无息意。但曩昔之以鸣声扰而致不能安眠者已改善,闻噪声而心烦者仍然。手颤可以自主一些,其余无变化。自觉舌底都冒火,两掌焦灼,得食作胀,舌苔薄,脉平。

医案:方已稍有良好反应,可能(药)量之未及而难以明显。前方似乎仅在离火,而未及坎水欤? 当今调整一二。

生地 10g	川黄柏 3g	知母 10g	朱灯心 3g
丹皮 6g	丹参 10g	柏子仁 10g	益母草 10g
地骨皮 10g	桑椹子 10g		5 剂煎服

三诊,1991 年 8 月 9 日诊。

上月处方进服未辍,耳鸣改善而轻,同时休息较佳。头脑麻木也接近消失。掌灼也随鸣响的宁静而不热。近来上班,鸣声再度加重,掌心又有灼热,两眼也有些视物模糊。食后作胀已轻。左耳憋气,多汗(凉的)。舌薄苔,脉细。

医案:进清心益肾之剂,确有佳兆得来。理应踵进,虽然昨天跌伤,但此方绝无碍事之处。

生地 10g	川黄柏 3g	知母 10g	柏子仁 10g
丹参 10g	料豆衣 10g	益母草 10g	地骨皮 10g
菟丝子 10g	黑芝麻 10g		7 剂煎服

四诊,1992 年 1 月 31 日诊。

右耳胀鸣,一年来药后有所减轻,近来有再度严重起来;左耳似乎也有一些鸣响。对外来噪音很反感,耳内呼应之鸣也倍形厉害,听力下降。近来两月舌体有缩短感,言语亦现木讷。舌尖有轻度烧灼感,或轻或重俱由脑鸣之轻重而左右之。口干求饮,水温不苛求。以上诸症在疲乏、情绪差时加重。本已消失的两掌焦灼感,刻下再起。

检查:耳、舌(-)。舌薄苔,脉细弦。

医案:君主之官,开窍于舌,寄窍于耳,同时亦为生血之所,一旦心阴内怯,血为之而枯,则耳鸣、脑鸣,舌体僵木也随之而来。同时血虚则燥,燥生风,风生热,各处灼热之感,当然形影而作。四物汤主之,其拒抗噪音,稍佐柔肝。

熟地 10g	当归 10g	川芎 3g	柏子仁 10g
白芍 6g	芡实 10g	丹皮 6g	地骨皮 10g
菊花 10g	白蒺藜 10g		7 剂煎服

五诊,1992 年 3 月 27 日诊。

头皮发麻为游走性。脑鸣、耳鸣相互伴作,鸣如蚊阵,对外来噪音很厌恶。睡眠不酣,视物模糊,心慌,疲劳后加重。大便偏干。舌薄苔,边有齿痕,脉细。

医案:诸症反复发作,淹缠多年,良以营血暗亏,难养肢体孔窍,当然睡眠亦难一酣。四物汤证。

熟地 10g	当归 10g	丹参 10g	制首乌 10g
川芎 3g	白芍 6g	山药 10g	五味子 10g
柏子仁 10g	料豆衣 10g		7 剂煎服

案四

甘某,女,52 岁。1991 年 11 月 15 日初诊。江南水泥厂。

左重右轻耳鸣三载,听力下降也明显。无高血压。鸣声终日难歇,音量大,音调高,对外来噪音难以接受。情同脑鸣,同时两耳阵发性憋气。失眠甚至于子夜到平旦。大便干结。

检查:左重右轻之鼓膜下陷。舌薄苔,脉细而劲。

医案:年临花甲,天癸之竭显然;脉细而劲,心火偏旺可证。肾开窍于耳,补之;心寄窍于耳,泻之。估计息鸣有望,回聪难求。

生地 10g	木通 3g	竹叶 10g	柏子仁 10g
灯心草 3g	白茅根 10g	刀豆 10g	郁李仁 10g
桑椹子 10g	菟丝子 10g	覆盆子 10g	7 剂煎服

二诊,1991 年 11 月 22 日诊。

药进 7 剂,巨响之"哄、哄"者渐失。但蝉噪声依然,厌恶外来噪音也有所缓和一些,憋气阵作而仍严重。

检查:同上诊。舌薄腻苔,脉平。

医案:耳鸣舍补而从攻,竟然有效,实证也。其所以稍顾养心者,年高也。刻下诸证,仍然实多于虚(老年),原方踵进。

子芩 3g	生地 10g	木通 3g	灯心草 3g
白茅根 10g	竹叶 10g	柏子仁 10g	郁李仁 10g
桑椹子 10g	菟丝子 10g		7 剂煎服

三诊,1991 年 11 月 29 日诊。

现在右耳"哄、哄"鸣声又作,左耳藉此不鸣。假如右耳不"哄",左耳鸣哄又起。外耳作痒,有时憋气,对外来噪音渐能适应接受。

检查:两外耳道皮肤角化。舌薄苔,脉平偏细。

医案:诸证分析,已有由实转虚迹象,惜乎"哄、哄"是否内在外在,以主诉模糊而无法区别。暂取六味。

熟地 10g	山药 10g	泽泻 6g	菟丝子 10g
茯苓 10g	丹皮 6g	当归 10g	覆盆子 10g
丹参 10g	天竺黄 6g		7剂煎服

案五

闫某,女,69岁。1991年12月20日初诊。南京。

今年3月突发性耳聋。听力丧失已殆尽,伴以鸣响。做过高压氧无效。刻下心烦急躁。

检查:左耳鼓膜穿孔,有脓痂阻塞,左耳有痂皮。舌薄黄腻苔,质紫边有齿痕,脉细弦。

医案:右轻左重,向有传导之聋,横加突发,当然一无所闻,问诊无从详悉,口手乏术传情,只能以舌脉为参。试取化瘀开窍,稍佐祛邪。

苍耳子 10g	薄荷 5g	当归尾 10g	赤芍 6g
红花 6g	桃仁 10g	泽兰 6g	菖蒲 3g
路路通 10g	葛根 6g		7剂煎服

二诊,1992年1月7日诊。

药进14剂,依然轰啸不歇,终日无宁,唯蹲坑大便之际鸣即宁息,但取一般蹲下而不大便其鸣不息。舌薄白腻苔,质淡边有齿印,脉平有细意。

医案:通窍祛邪之剂,情同嚼蜡,苦于主诉词不达意,更添辨证之难。唯蹲坑大便之际可以不鸣,但蹲而不圊其鸣依然者,可证关键在乎"屏气"。考肺系主气,气泄则衰,气凝则聚,良以"屏气"虽属俄顷瞬息,但气可暂凝而不泄,泽及笼葱,苟安不响。试取益气升阳,以探进止。至于鸣声亢昂,例以实证处治,但病人言难明诉,诚恐非音调之高而乃音量之大耳。

党参 10g	黄芪 10g	葛根 6g	山药 10g

| 白术 6g | 茯苓 10g | 百合 10g | 当归 10g |
| 丹参 10g | 甘草 3g | | 5 剂煎服 |

三诊,1992 年 1 月 21 日诊。

高啸之鸣,在停药 1 天反而变本加厉。舌薄苔,边有齿痕如锯,脉平。

医案:进药之际啸声虽泯而不扰,唯之后而高啸如雷,可知尚能控制或可易辙以求,但舌边齿痕如锯,原方舍去,总有恋感。古谚"一忍可以制百勇",原方再观察一周。

原方 7 剂煎服。

四诊,1992 年 1 月 28 日诊。

高音鸣啸,依然十分厉害。左耳在屏气时可以息鸣,右耳则依然鸣响。

检查:左耳潮润,舌薄白腻苔,边有齿痕如锯,脉平有力。

医案:续进 7 剂,亦属徒然,总之两耳鸣固一致,因则殊途。右属内在而主观,左为外在而客观。而且舌示中虚,脉呈火旺。歧途乏问津之处,暂试清心。

柏子仁 10g	生地 10g	竹叶 10g	白茅根 10g
朱灯心 3g	竹茹 10g	菖蒲 3g	朱茯神 10g
天竺黄 6g			7 剂煎服

案六

聂某,女,50 岁。1991 年 12 月 24 日初诊。南京建邺区法院。

双耳哄鸣,已 1 个月,鸣前唯患过带状疱疹。哄鸣为持续性,一遇噪音则更响,夜卧躺平后即不响,伴有胀感。听力各丧失 30 分贝左右。近来口腔、咽喉有干燥感,经常思饮以润,喜温。舌白腻苔,脉细。

医案:鸣声量大而调不高,脉来细小,虚证也;纳噪音而更响,伴以胀感,实证也。听力丧失 30 分贝,可能病前早已如此,未可强加于者番之病。虚之所在,当然责之于气;实在何处?似可考虑为痰,从来由痰证而鸣,比比皆是。试取六君子汤合三子养亲汤去莱菔。

党参 10g	黄芪 10g	白术 6g	茯苓 10g
陈皮 6g	半夏 6g	苏子 10g	白芥子 6g
枳壳 6g	甘草 3g		5 剂煎服

二诊,1992 年 1 月 3 日诊。

药后鸣声明显减轻,耳中也感到轻松,外来噪音也稍能接受。4 天前跌了一跤,伤在骶骨,虽未经医治,但现在痛势有所减轻。口腔仍然干燥,入夜更甚。舌薄苔,脉细。

医案:证之实者,已悄然而去,盖痰浊得化。证之虚者,亦默然而增,盖势所必然也。者番裁方,逐渐倾向扶正,不过跌跤而轻伤,也不能视而不睹,可以酌参活血化瘀,好在无损于方旨。

党参 10g	白术 6g	茯苓 10g	陈皮 6g
半夏 6g	丹参 10g	红花 6g	黄芪 10g
甘草 3g	益母草 10g		7 剂煎服

三诊,1992 年 1 月 10 日诊。

上药进到第 5 剂,发现胸闷,两颊灼热,故而不敢续进。耳鸣则裹足不前,今天胸闷已减轻,但自感有些气促。口干未润,骶骨伤痛接近消失。舌薄白腻苔,脉细。

医案:初诊之方,明显有效;复诊之方反添胸闷。良以痰浊之邪肃而未清,扶正之品又束而困之,再拟化痰宽胸。

枳壳 6g	陈皮 6g	法半夏 6g	茯苓 10g
菖蒲 3g	苏子 10g	路路通 10g	丹参 10g
天竺黄 6g			7 剂煎服

四诊,1992 年 1 月 24 日诊。

胸膺痞塞,两颊飞红,基本上接近消失,耳鸣则稍有改善,但以工作及情绪紧张又严重起来,乍甚乍轻,殊难稳定。口仍干,气促消失。舌薄苔,脉细。

医案:药进有效,殊难稳定,遑论巩固,其所以时作时轻者,竟然主其浮沉者,唯系乎劳逸与情绪。今宜八珍。

党参 10g	白术 6g	茯苓 10g	黄芪 10g
熟地 10g	当归 10g	白芍 6g	川芎 3g
甘草 3g	补骨脂 10g		7 剂煎服

五诊,1992 年 2 月 14 日诊。

耳鸣又进一步减轻,对外来噪音已能接受,胸闷再度重来。气促还有一些,睡眠不佳。舌薄白苔,脉细。

医案:聊啾趋向式微,但又有动荡之势,良以佳节思亲,近春节劳累而致。法步原旨,药稍损增。

党参 10g	仙灵脾 10g	白术 6g	茯苓 10g
黄芪 10g	仙鹤草 10g	仙茅 6g	当归 10g
陈皮 6g	象贝母 10g		7 剂煎服

六诊,1992 年 2 月 21 日诊。

耳鸣很轻,但存在一些,近几天差一些。胸闷消失,睡眠尚可,精神振作,故而气促也接近消失。舌薄苔,脉细。

医案:益气之剂,已获显效,方宗原旨,参以养血,取十全而除肉桂。

黄芪 10g	党参 10g	白术 6g	茯苓 10g
熟地 10g	当归 10g	白芍 6g	川芎 3g
五味子 10g	甘草 3g		7 剂煎服

七诊,1992 年 3 月 3 日诊。

耳鸣又告减轻,睡眠仍难酣。但近辍药 3 天,诸恙又有反复动荡。舌薄苔,脉细。

医案:缺者宜补,陷者宜充,八珍十全正是女娲之石。当然原方踵进。

原方 7 剂,服到基本上康复之后,再每隔一天进药一剂,以作维持。然后以十全大补丸、当归补血糖浆长期饮用,以求根除。

案七

姚某,女,57岁。1991年12月27日初诊。南京烟酒公司。

先右后左耳鸣已两个月,音量小而音调高(如蝉噪),偶然有金属声出现,能接受外来噪音。有过耳源性眩晕症。同时又有甲状腺囊肿,发现才3个月多,无异常感觉。

检查:两外耳(-)。舌薄苔,脉细。

医案:心寄窍于耳,心火一旺则鸣,此证之实者;肾开窍于耳,肾水告衰则鸣,此证之虚者。虚实互根之恙。至于囊肿出于甲状体畔,良以浊痰凝滞所致,似难与耳鸣视为一体,但裁方稍予关注,亦未尝不可。

生地 10g	木通 3g	柏子仁 10g	山药 10g
泽泻 6g	丹皮 6g	朱茯苓 10g	昆布 10g
海藻 10g	菟丝子 10g		7剂煎服

二诊,1992年1月3日诊。

药进7剂,鸣声反而高昂尖锐,但听到外来噪音则鸣声可以淹盖,即使很大噪音,也无厌恶。根据外科医生见解,认为囊肿与耳鸣毫无关系。近来两天有些感冒、咽痛、咳嗽。

检查:咽峡轻度充血。舌薄白苔,脉细。

医案:进药于27日,鸣响激增于30日,感冒作于1日,同时鸣声高亢而渐能纳噪音,似乎未合逻辑,诚恐感冒显示于1日,潜伏之期当在其前。鸣声改变,感冒难逃其咎。盖《温热经纬》早有示意,所谓:"肺系之病涉及笼葱"。细加分析,鸣声激增,似非方药反应。循例先肃浮邪。

荆芥 6g	防风 6g	板蓝根 10g	菖蒲 3g
前胡 6g	桔梗 6g	象贝母 10g	杏仁 10g
甘草 3g			4剂煎服

三诊,1992年1月10日诊。

刻下感冒告痊,高亢之耳鸣仍然难止,鸣声如群蝉齐噪,有时出现金属声,如外来噪音大时,也可淹没耳鸣声,偶然在瞬息之间,一阵眩晕,俄顷即逝。舌薄白苔,脉细小。

医案:清心益肾之法,恨无效益,但证也虚、实交错,总难倾斜于补或重点取攻,暂取王隐君化痰一法。

胆南星 3g	太子参 10g	白术 6g	茯苓 10g
陈皮 6g	天竺黄 6g	半夏 6g	竹茹 10g
甘草 3g			7 剂煎服

案八

候某,男,54 岁。1992 年 3 月 24 日诊。南京线路器材厂。

左重右轻两耳齐鸣,已 4~5 年之久,曩昔以鸣声很小而未加重视。刻下则更形严重,其声如雷,走路时加重,休息时作而很轻。鼻子通气右差左轻,还有扁平苔癣(切片诊断)。(自己观察耳鸣是否与心律同步)。

检查:两鼓膜完整。舌少苔,脉平。

医案:自诉模糊,迹近颠顶,问诊所得无多,只能常规处理。而且病种杂多,更难一网包罗。

太子参 10g	白术 6g	茯苓 10g	山药 10g
丹皮 10g	泽泻 6g	竹叶 10g	灯心草 3g
当归 10g	甘草 3g		7 剂煎服

二诊,1992 年 4 月 7 日诊。

自诉"鸣响"节奏之鸣与心律无关,脘闷胃胀及烧灼感,大便不烂而干,伴有粘液,盗汗。舌薄苔有轻度脑纹舌,脉平。

医案:病也林林总总,诉也艾艾期期,以有耳鸣,内科不拟经治。纵然口疮失眠、盗汗、头脑麻木、腰痛、肢麻、手木、头痛脑鸣……狼烟烽起,但应抓住脘闷胃胀、大便异常为是,治从健脾醒土。

太子参 10g	白术 6g	茯苓 10g	山楂 10g
白扁豆 10g	六曲 10g	葛根 6g	甘草 3g

料豆衣 10g　　柏子仁 10g　　　　　　　　7 剂煎服

案九

杨某,男,69 岁。1991 年 10 月 31 日初诊。台湾。

右耳失听为时 4 个月,伴耳鸣,能接受外来噪音。病前喜挖耳及有渗液,其液量不多,不太粘,也不牵丝。挖耳之举以双耳中作痒而然。两胫对称有湿疹,右重左轻已两个多月。鼻窦炎已 40 多年,鼻有塞感,鼻部揉按后可以缓解一些,涕不多,同时伴以口干咽燥,不一定求饮冀润。

检查:右耳鼓膜标志消失,鼓气时有"吱吱"响声,外耳道干燥,皮肤角化脱屑。左鼓膜严重浑浊,标志消失,未见明显穿孔。舌薄苔,脉细。

医案:病灶在于外耳或中耳,失听系传导或感应。查亦扑朔迷离,事难确诊,而且外耳角化而不潮润,亦难以明确诊断。以中医传统立论,纵然康健无恙,但毕竟已八八之年,天癸之暗竭事在意中,阳气之衰已有表现,良以中土暗怯,清阳不升,浊阴上潜,终使空清之窍失其空清之用,拟从益气升阳立框架以裁方。好在血压不高,升柴恣取无伤,同时土脾衰怯、内湿自生,湿疹之同时发作,病在一源。

升麻 3g　　柴胡 3g　　党参 10g　　路路通 10g
白术 6g　　茯苓 10g　　山药 10g　　白鲜皮 10g
菖蒲 3g　　六一散 12g　　　　　　　7 剂煎服

案十

朱某,女,41 岁。1992 年 10 月 16 日初诊。南京。

今年 4 月之初,两耳陡然哄鸣,听力骤然下降。经治之后,右耳明显改善,左侧毫无进步。刻下左耳鸣响不歇,音调偏高,音量偏大。对外来噪音反应不明显。向有眩晕症,今夏一度血压偏高,经潮提前,胸膺痞闷,泛恶欲呕吐而无物可吐。睡眠难酣多梦。

检查:两鼓膜下陷,标志欠清。舌薄苔,脉细。

医案:迹近于虚,似无疑议,唯另夹痰浊,更有助桀之势,医林术语,即所谓虚中夹实之谓。治亦补其虚而泻其实。

熟地 10g	山药 10g	泽泻 6g	茯苓 10g
丹皮 6g	陈皮 6g	苏子 10g	法半夏 6g
菖蒲 3g	葛根 6g	甘草 3g	7 剂煎服

二诊:1993 年 1 月 8 日诊。

客岁处方,累进 21 剂,耳鸣之声卑微减轻。之后又进服妇科的养血剂,耳鸣继续在减轻中。对大的噪音,心即慌而烦,听力有所提高。泛恶、难寐多梦依然。舌薄苔,脉细。

医案:初诊判断虚证无疑。改服妇科养血之剂,正是中的之矢,日趋好转,事属必然。盖眼得血而能视,手得血而能握,则耳得血而能听更理所当然。取四物汤加味。

熟地 10g	当归 10g	白芍 6g	生首乌 10g
葛根 6g	川芎 3g	阿胶 10g(另烊冲兑)	酸枣仁 10g
夏枯草 10g	覆盆子 10g		7 剂煎服

案十一

王某,女,27 岁。1992 年 10 月 20 日初诊。仪征。

鸣声大而不尖,唯外来噪音逐渐能接受一些,听力则没有再提高的倾向。舌薄苔,脉平偏细。

医案:前医两用升清开窍理气化瘀之剂,似已由实而倾向虚证。方从病转,药从方来,现取升清益气。

升麻 3g	柴胡 3g	太子参 10g	百合 10g
白术 6g	茯苓 10g	路路通 10g	山药 10g
菖蒲 3g	丹参 10g		7 剂煎服

二诊,1992 年 12 月 29 日诊。

迩来多时不药,故而已经息止的耳鸣,近又鸣响起来。幸纵然鸣响其声已小,对外来噪音已能接受。右眉区有些疼痛。舌薄苔,脉细。

医案:虚实转折之点,十月中浣已露端倪,刻已更加显示。取益气升清手法。

柴胡 3g	升麻 3g	党参 10g	白术 6g
黄芪 10g	山药 10g	茯苓 10g	百合 10g
川芎 3g	甘草 3g		7 剂煎服

三诊,1993 年 4 月 9 日诊。

在此期间,鸣声有所收敛而小,在 4 天前又一度高亢起来,当时否定有感冒。唯有疲乏所致的可能。舌薄苔,脉细。

医案:病情进展,颇符规范。者番裁方,由补中转八珍。

党参 10g	黄芪 10g	白术 6g	茯苓 10g
熟地 10g	当归 6g	白芍 6g	丹参 10g
益母草 10g	甘草 3g		7 剂煎服

案十二

王某,男,62 岁。1992 年 12 月 18 日初诊。南京。

房颤 20 年。今年 4 月开始,陡然两耳齐鸣,声如群架飞机徘徊头上,音量大而音调亦高,听力在原来不济中又有些下降感觉。耳中有堵塞及胀感。拒纳外来噪音,一贯血压偏低。

检查:两鼓膜标志欠清,有下陷感。舌薄苔,有裂纹(对酸、咸无刺激感),脉平。

医案:纵然龄超六秩,房颤连年,但尚无衰羸迹象。其鸣之来,未必言虚,良以清阳不举,痰浊为祟耳。取升清化浊手法。

升麻 3g	葛根 6g	白术 6g	太子参 10g
茯苓 10g	青皮 6g	半夏 6g	天竺黄 6g
菖蒲 3g	甘草 3g		7 剂煎服

二诊,1993 年 7 月 13 日诊。

去年吃了 14 剂药,耳鸣减轻而舒服,以挂号太难而未能复诊。现在耳鸣仍有,近有加重现象,但比初诊之前小而低了许多,堵塞感还有。

检查:同上诊。舌薄苔,脉平偏细。

医案:效方中辍,总有遗憾,病仍去年之病,药亦去年之药,循其规也。

升麻 3g	葛根 6g	太子参 10g	黄芪 10g
白术 6g	茯苓 6g	路路通 10g	青皮 6g
菖蒲 3g	六一散 12g		7 剂煎服

案十三

马某,男,45 岁。1993 年 1 月 5 日诊。中国历史档案馆。

左耳鸣响 1 个月,当时未有明显的伤风感冒。血压偏低,听力不下降。

检查:左鼓膜下陷,光锥消失。舌薄苔,边有齿痕,脉平。

医案:中州虚冷,邪侵笼葱。人参败毒散主之。

党参 10g	柴胡 3g	前胡 3g	荆芥 6g
防风 6g	川芎 3g	菖蒲 3g	桔梗 6g
甘草 3g			7 剂煎服

二诊,1993 年 1 月 12 日诊。

鸣声难忍,其声有时感低,但在情绪紧张之际,鸣声又高。

检查:同上诊。舌薄苔,边有齿痕,脉平偏细。

医案:鸣声由高转低,乃由实转虚之征,所以实去者乃外邪已消之故。现取升清益气法。

升麻 3g	柴胡 3g	党参 10g	白术 6g
茯苓 10g	山药 10g	百合 10g	丹参 10g
白扁豆 10g			7 剂煎服

三诊,1993 年 2 月 16 日诊。

上方累进 21 剂,辍药几天。今也高啸之声虽息,但低吟之响依然,主在中途一度,而今已告失。舌薄苔质淡白,边有齿痕,脉细。

医案:低调聊啾,非大军压境可以解决,只有细水长流以周旋。易汤剂为丸剂,以利持久,而少麻烦。

补中益气丸:每天晨、晚各服6g。

六味地黄丸:每天中午服6g。

食物疗法:黑木耳、核桃、黑芝麻常食。

案十四

陈某,女,63岁。1993年1月8日初诊。南京。

1年前右耳在子夜陡然鸣响,伴以头昏,从此鸣响难息。鸣声多样化,虫鸣、风哨等俱有。对外来噪声难以接受,听力亦江河日下,接近失听。

检查:右鼓膜下陷,舌薄苔,脉平。

医案:聊啾鸣啸,一度春秋。似乎发轫之初,时撄感冒。事可索本求源,是否为《温热经纬》之耳聋治肺之证,可与一试,好在成固可喜,败亦无伤。三拗汤主之。

麻黄 3g	杏仁 10g	天竺黄 6g	菖蒲 3g
防己 6g	葛根 6g	路路通 10g	甘草 3g
苍耳子 10g			7剂煎服

二诊,1993年2月26日诊。

上药吃了6剂,鸣声稍有减轻,后以爆竹迎春而辍药,至今未予处理。因之鸣声也又恢复到当初一样。舌薄白腻苔,边有隐约齿痕,脉平。

医案:痊门乍启,辍药中途,坐观有验之效方而交臂失之,殊深遗憾。考三拗之治耳鸣,乃偶用之奇方,事难一而再之。今日裁方,力崇常法。

太子参 10g	白术 6g	茯苓 10g	山药 10g
破故纸 10g	当归 10g	百合 10g	葛根 6g
甘草 3g			7剂煎服

三诊,1993 年 3 月 13 日诊。

上方几服后,头脑昏沉者清爽许多,鸣音由乱嘈狼藉者渐趋于单纯,音调已不太高。近因操劳似乎又有波动。舌薄苔,脉平偏小。

医案:取用扶正,方已中鹄。近来操劳后即感口干,亦系精力欠充之征。步原旨而增损。

党参 10g	白术 6g	茯苓 10g	破故纸 10g
山药 10g	百合 10g	当归 10g	益母草 10g
葛根 6g	黄芪 10g		7 剂煎服

案十五

沈某,女,59 岁。1993 年 2 月 12 日初诊。南京。

左先而重,右后而轻之耳鸣,在去年 6 月份开始发生。鸣似乎水液侵入时的"啪、啪"声。其声可随体位更其头位而不同,能轻能重。血压偏高,且不稳定。

检查:外耳未见异常,舌薄苔,脉细。

医案:具肝火之本,生痰浊之标。当然颈椎之患,亦当考虑及之。姑从清肝消痰入手。

龙胆草 3g	山栀 10g	陈皮 6g	半夏 6g
陈胆星 3g	枳实 6g	竹茹 6g	菖蒲 3g
夏枯草 10g	天竺黄 6g		7 剂煎服

二诊,1993 年 2 月 23 日诊。

药进 10 剂,耳鸣有时已轻微一些,血压已稳定在 120/75mmHg 左右。在春节后颜面潮红而热;但血压不高。两目红热之感,如同哭过之后,视觉正常。舌薄苔,舌质有红意,脉沉细。

医案:初诊之方,取用实治,虽然有所好转,但终难以持久有效。今四诊合参,取金匮肾气,佐化痰之品。

肉桂 3g(后下)	熟地 10g	山药 10g	丹皮 6g
天竺黄 6g	茯苓 10g	泽兰 6g	枳壳 6g

法半夏 6g　　　　　菖蒲 3g　　　　　　　　　7 剂煎服

案十六

金某,女,43 岁。1992 年 2 月 24 日初诊。鞍钢厂。

车祸脑部重伤(右侧)两个月多,经抢救基本告瘥。半月后发现左耳失听,纯听力丧失殆尽,鸣响亦接踵来。鸣声为持续性,音调音量始高而大,刻已低而微。对外来噪音不拒也不接受。左半头面麻木难受者,刻下范围已缩小在耳门一区。从左侧乳突有一条筋牵引到踝外侧(左胫肌肉有些萎缩)。

检查:两鼓膜完整,轻度下陷。舌薄苔,脉细。

医案:车祸伤脑,当然病及全身,幸而治疗得法,逐渐趋向痊愈。唯左耳则至今失听,气、骨导全无残存。加以鸣响,幸亦始高而卑,进入聊啾阶段。脉舌提示正气衰羸较甚。治当扶正,而且养血重于养气。估计听力乏术回聪,耳鸣诸恙可告消失。方取四物稍参《医林改错》之活血。

熟地 10g　　　料豆衣 10g　　当归 10g　　　白芍 6g
川芎 3g　　　　破故纸 10g　　红花 6g　　　桃红 10g
葛根 6g　　　　丹参 10g　　　　　　　　　　7 剂煎服

二诊,1992 年 3 月 2 日诊。

药进 7 剂,左耳鸣声减轻,还有像水冲击石上的声音,在天气骤变之际右耳有闷胀感。左侧半个头面麻木接近消失而不舒感仍有。从左侧乳突有一条筋样物牵制到踝外侧者已消失。

检查:右耳鼓膜在吹张时无变化;左耳同上。舌薄苔,脉细。

医案:投以养血活血之剂,虽仅 1 周,效已初获。擒贼擒王,射人射马,只求中枢之恢复,其余林林总总毋事分头处理矣。

熟地 10g　　　当归 10g　　　川芎 3g　　　红花 6g
丹参 10g　　　桃仁 10g　　　黄芪 10g　　　破故纸 10g
葛根 6g　　　　菖蒲 3g　　　路路通 10g　　7 剂煎服

案十七

何某,男,48 岁。1991 年 7 月 9 日初诊。马钢。

耳鸣耳聋,右侧为甚,经服中药 5 剂,病感平稳。

检查:耳道及鼓膜无特殊异常。舌薄白苔,脉细濡而涩。

医案:体形丰腴,显然痰浊之质。今岁暮春至今,淫雨成涝,殊鲜光照,外湿严重,不言可喻。内外湿交织一片,阴霾无阳,终致空清之窍,失其空清,痰湿之结,倍形严重,非燥湿化痰,似难开窍。

陈胆星 3g	枳实 6g	陈皮 6g	半夏 10g
路路通 10g	茯苓 10g	菖蒲 3g	防己 6g
六一散 15g			7 剂煎服

二诊,1991 年 7 月 19 日诊。

药后,半个头面的纱布蒙盖之感消失,听力根据劳逸而或增或减。舌薄白苔,舌质有紫气,脉细濡。

医案:法取实治,一槌已中的。今也久雨初晴,外来影响已由湿浊而转化为湿热,"天人相应",法亦转移。

陈胆星 3g	枳实 6g	陈皮 6g	半夏 6g
夏枯草 10g	茯苓 10g	菊花 10g	菖蒲 3g
路路通 10g	苦丁茶 10g		7 剂煎服

三诊,1991 年 7 月 24 日诊。

鸣声乍大乍小,时重时轻,右侧头痛头眩有体位性。舌薄黄苔,脉细。

医案:鸣也晕也,当然自有其因素,但时临酷暑之中,又处泽国之后,湿热暑气之蒸,实属助桀之首。仍从渗湿清热为治,如此则连锁反应于痰气清利,闭窍得开矣。

藿香 10g	佩兰 10g	青蒿 10g	六一散 12g
竹叶 10g	陈胆星 3g	枳壳 6g	路路通 10g
菖蒲 3g	天竺黄 6g		7 剂煎服

案十八

张某,女,34 岁。1991 年 8 月 30 日初诊。511 厂。

50 天前右耳耳鸣,继之失听,伴以眩晕,呕吐。经治之后(作过高压氧),逐步恢复。现在眩晕已轻,唯走路飘飘然,还有头位位置性眩晕。听力右耳丧失殆尽。耳鸣音调高,音量大。对外来噪音不能接受,心烦异常。

检查:右鼓膜浑浊,稍下陷。舌薄苔,脉有弦意。

医案:鸣声高亢,拒绝噪音,脉有弦意,证属于实。良以痰浊上蒙清道,又藉肝阳之扰,治从清肝化痰开窍。

柴胡 3g	白芍 6g	陈胆星 6g	天竺黄 6g
山栀 10g	当归 10g	龙胆草 3g	路路通 10g
菖蒲 3g	莱菔子 10g		7 剂煎服

二诊,1991 年 9 月 6 日诊。

鸣响音调减低(但可出现偶然金属声),恶拒外来噪音已缓解一些。右耳内有时有抽搐感,平卧时可以听到一些声音,走路时飘飘感明显减轻。舌白腻苔,脉弦。

医案:清肝化痰之法,仅仅挫其势而难言病去。原方续进。

柴胡 3g	天竺黄 6g	白芍 6g	陈胆星 3g
山栀 10g	龙胆草 3g	当归 10g	莱菔子 10g
菖蒲 3g	路路通 10g		5 剂煎服

三诊,1991 年 9 月 10 日诊。

这次响声没有初诊时明显,头昏消失,听力提高许多。舌薄苔,脉细。

医案:治失听得回聪一些;治耳鸣已聊啾减轻;治头昏将宣告消失,痊途一帆尚称风顺。步迹原方渐加重于扶正。

柴胡 3g	天竺黄 6g	白前 6g	当归 10g
山药 10g	夏枯草 10g	熟地 10g	丹皮 6g
山萸肉 10g	菟丝子 10g		7 剂煎服

四诊,1991 年 11 月 5 日诊。

上方又进 35 剂,右耳似乎有些听到;左耳在张口闭口时有"咔嗒"声。听力即使提高一些,但不明显,唯耳鸣声由高音调转低音调而音量大些。对一向拒绝的外来噪音已能接受。头昏好得多。舌薄苔,脉细。

医案:病在好转之中,证也由实转虚之象。在原方基础上倾向扶正。

熟地 10g	山药 10g	泽泻 6g	五味子 10g
丹皮 6g	丹参 10g	当归 10g	桑椹子 10g
白芍 6g			7 剂煎服

五诊,1991 年 11 月 22 日诊。

又进 21 剂,耳鸣已低,但"叮咚"声仍有,听力维持原状。近撄感冒第 3 天,鼻有些堵塞。舌薄苔,质淡白,脉有数意。

医案:坎坷痓途,又来感冒设障,在例先治感冒,所谓急标之义。但以挂号困难,感冒处理,再叩内科之扉。一待愈后,再进益肾填坎之方。

熟地 10g	山黄肉 10g	山药 10g	丹皮 6g
茯苓 10g	五味子 10g	泽泻 6g	菖蒲 3g
红花 6g	紫河车 10g		7 剂煎服

案十九

李某,男,28 岁。1992 年 3 月 3 日初诊。江阴市机电厂。

两个月前,右耳陡然失听,伴以哄哄高响,经过西医药治疗,听力逐渐提高,但仍然闻而不清。耳鸣至今不息,音调高,音量大,对外来噪音能安然接受。

检查:左耳鼓膜化脓性中耳炎后遗,鼓膜菲薄下陷,听骨脚突起。舌薄苔,脉大而浮。

医案:聋鸣起于仓促一瞬之间,总有"突发"之嫌。诸般处理,早已明日黄花,良以风邪侵肺,延祸肺穴之笼葱,虽谓东隅已失,尚有宣肺之桑榆可收。再取宣邪,即王孟英所谓"耳聋治肺"。

麻黄 3g	杏仁 10g	桑叶 6g	荆芥炭 6g
薄荷 5g	菖蒲 3g	防己 6g	路路通 10g
甘草 3g			10 剂煎服

二诊,1992 年 3 月 20 日诊。

药进 10 剂,夜间鸣响稍感低沉,听力无反应,对外来噪音乐于接受。夜寐多乱梦。舌薄苔,脉平偏细。

医案:挥戈一击之宣肺治聋治鸣,仅可暂而不可久取,好在鸣声减低,尚称不虚此击。续取常规。

磁石 30g(先煎)	熟地 10g	山药 10g	菖蒲 3g
五味子 10g	丹皮 6g	茯苓 10g	泽泻 6g
破故纸 10g	葛根 6g		7 剂煎服

三诊,1992 年 4 月 27 日诊。

又进服 35 剂,听力有所提高,鸣声也减轻一些。舌薄苔,脉平。

医案:左慈之类,施之有效,但以外则噪音外扰,内也情绪内损,多少为向痊通衢布设障碍,原旨坚持。

五味子 10g	诃子肉 10g	葛根 6g	熟地 10g
灵磁石 30g	破故纸 10g	当归 10g	丹参 10g
菖蒲 3g	山药 10g		7 剂煎服

案二十

张某,女,57 岁。1992 年 7 月 10 日初诊。江苏无线电厂。

右耳失听已 3 年。六味地黄丸、杞菊地黄口服液终年取服无效。早晨在公园里可以提高一些听力。舌薄苔,脉平。

医案:清阳不举,清窍被蒙。取升清益气之法。

升麻 3g	葛根 6g	菖蒲 3g	路路通 10g
党参 10g	白术 6g	茯苓 10g	怀山药 10g
百合 10g	甘草 3g		7 剂煎服

二诊,1992 年 9 月 11 日诊。

药进 21 剂,鸣声(上诊未诉)已低沉一些,听力仍无提高迹象,自己感觉右耳憋气感,如憋气消失而通畅则听力可以提高一些。

检查:右鼓膜轻度浑浊。舌薄苔,脉细。

医案:升清益气之法未能获得应有效果,当然药未中的耳。今日提供主诉,为上诊所未言,而要害之点适在于斯。今取升清理气以求。

升麻 3g	柴胡 3g	菖蒲 3g	路路通 10g
乌药 6g	木香 3g	枳壳 6g	大腹皮 10g
防己 6g	马兜铃 10g		7 剂煎服

三诊,1992 年 12 月 25 日诊。

上方进 7 剂之后,听力提高一点,但病耳(右)深部产生跳痛感,14 剂续服时即泛恶作吐,为之辍药至今。

现在耳内憋气消失,听力还很差(比以前好些),耳鸣消失。咽干在晨兴之际,作痒而咳,饮水喜凉。舌薄苔,脉细。

医案:聋属老年,咽呈慢症。病因两宗,治可统一。

知柏地黄丸每次 6g,1 日 3 次。

案二十一

马某,女,48 岁。1992 年 9 月 11 日初诊。金陵饭店。

两耳听力不济,发轫于中年前。1984 年陡然耳鸣、耳聋,取高压氧后,鸣止而聋无改变。近 1 年听力直线下降,伴以终日耳中憋气。咽病干痛受凉加重,咳而痰多已 2~3 年之久。遍体奇痒,搔后无丘疹及红斑,服祛风中药已愈。

检查:咽后壁污红明显。两鼓膜浑浊,标志不清。舌薄苔,脉细。

医案:失听来之以渐,更年已到目前。咽干肤痒,悉属津血之亏。综合处理,裁方倾向扶正。

熟地 10g	山药 10g	茯苓 10g	料豆衣 10g

| 泽兰 6g | 丹皮 6g | 当归 10g | 破故纸 10g |
| 玄参 10g | 葛根 6g | | 7 剂煎服 |

二诊,1992 年 10 月 16 日诊。

上方进第 5 剂时,耳中堵塞感即开畅。咽病干痛也已改善,听力稍稍提高(根据主观的自诉),面浮消失,咽后壁污红,明显改善。舌薄苔,脉细。

医案:虚证盼补,一如大旱之望云霓,六味地黄效如竿影,当然效不更方。

熟地 10g	山萸肉 10g	山药 10g	茯苓 10g
泽泻 6g	破故纸 10g	丹皮 6g	葛根 6g
丹参 10g	菖蒲 3g		7 剂煎服

三诊,1992 年 12 月 29 日诊。

又累进 28 剂,耳中憋气堵塞已消失。全身已舒适,听力也日渐提高,咽干也全部告愈。

检查:左耳听力很差。咽(-)。舌薄苔,脉细。

医案:所治之病幸已告失,唯以左耳听力失济,总拟深盼提高。同时眼病、颈病并存,治可兼顾。为持久之计,改取丸药缓图。

杞菊地黄口服液:每次 1 支,1 日 3 次。

案二十二

赵某,女,55 岁。1993 年 1 月 12 日初诊。南农机所。

右耳成聩多年,已不加重视,左耳鸣响 3 年,一般冬作夏甚,其诱因在于感冒。每次感冒,必然左耳聋鸣两作,聋则可随感冒消失而消失,鸣则稽留不去。鸣声音调高而音量不大,能接受外来噪音。

检查:左鼓膜大穿孔,前下壁残留一些,后壁有绿豆大痂屑 1 个。右鼓膜菲薄如纸。舌薄苔,脉细。

医案:聋者已聋,暂置勿论。鸣从虚出,可予扶正。至于左耳道溃疡结痂长期存在,务当常加关注。

升麻 3g	柴胡 3g	党参 10g	白术 6g
茯苓 10g	山药 10g	百合 10g	夏枯草 10g
丹参 10g	甘草 3g		7 剂煎服

二诊,1993 年 2 月 9 日诊。

初诊后进药未有停辍,听力基本已恢复,耳鸣明显好转,白天已经没有。

检查:同上诊,但脓痂已落掉。舌薄苔,脉细。

医案:无邪可肃,唯补能投。

升麻 3g	党参 10g	黄芪 10g	山药 10g
百合 10g	当归 10g	白术 6g	茯苓 10g
黑芝麻 10g	甘草 3g		7 剂煎服

案二十三

陈某,女,60 岁。1993 年 2 月 19 日初诊。南京甘泉营。

两耳哄鸣两年,影随听力下降,右耳已完全失聪,鸣声如蝉噪,有时伴以"咔答""咔答"声,偶然耳中阵发性刺痛。咽干口燥,多饮喜冷。右侧颞颌关节初则弹响,继则作痛,至今两月无痊意。右耳周围附近麻木。有时眩晕要倒,阵发性心慌颤跳。眠、食、便三者均正常。

检查:两耳为中耳炎残余。咽后壁轻度污红,张口三指。鼻(-)。舌薄苔,脉平。

医案:年届六秩,老与病同步光临。耳则"鸣乃聋之渐也",而且向有病态。津亏则咽干;血虚则肌木。治当扶正,诸恙事可求去,聋聩则难以回春。

党参 10g	白术 6g	茯苓 10g	熟地 10g
当归 10g	川芎 3g	白芍 6g	麦冬 10g
油松节 2 个	甘草 3g		7 剂煎服

二诊,1993 年 3 月 19 日诊。

头脑清醒许多,眩晕摇晃减少减轻,心慌心颤也轻也缓。耳鸣及颌关节部弹响依然,左乳突已压而不痛。舌薄苔,脉细。

医案:诸证改善,药效已来。鸣聋依然,乃病、老两者所致。至于关节弹响,可以视而不见。取十全除肉桂。

黄芪 10g	党参 10g	白术 6g	茯苓 10g
熟地 10g	当归 10g	白芍 6g	川芎 3g
破故纸 10g	甘草 3g		7剂煎服

三诊,1993年7月16日诊。

辍药多时,在两个月前一度眩晕,泛恶而呕。至今眩晕减轻而仍然有飘飘然之感,头脑昏沉而重。血压正常,耳鸣已轻。舌薄苔,脉细。

医案:耳鸣宿恙,眩晕新增,时临长夏而作,良以湿浊外侵而引动久蕴之痰浊。前者之补,显然已失效于今朝。暂取芳香化浊,佐以消痰,一待标证一除,再步前旨之径。

藿香 10g	佩兰 10g	陈皮 6g	法半夏 6g
竹茹 10g	苏梗 10g	青蒿 10g	车前子 10g
六一散 12g			7剂煎服

四诊,1993年7月23日诊。

药进7剂,晕已止而眩亦改善,泛恶作吐完全消失。唯耳鸣与行走飘然者未见变化,头脑失之清爽。饮食、睡眠、两便正常。左乳突已不痛。舌薄苔,脉平偏细。

医案:邪袭中途,刻又一驱而散。再寻旧径,不过时临大暑,大滋大补之品,毕竟需投鼠忌器。

太子参 10g	白术 6g	茯苓 10g	陈皮 6g
白扁豆 10g	藿香 10g	佩兰 10g	丹参 10g
桑椹子 10g	六一散 12g		7剂煎服

案二十四

张某,女,50岁。1993年2月19日初诊。南京水泥工业设计院。

14 个月前,右耳在无明显全身症状下陡然流脓,未加处理而自行告"愈"。去年 8 月高烧(39℃)3 天,右耳剧痛而无脓。今年 1 月右耳痛而哄鸣,鸣声为"哄哄"有节奏,头脑也波及而痛,似乎听力下降,电测听报告:"右耳纯听力丧失高频率至 80 分贝"。今天症状已不痛而干燥,鸣声有节奏,音调低,音量小,以音过于小而难辨是否与心律同步,能接受外来噪音。畏寒、烘热与凛寒,乍作乍息,变化不定,大便正常。容易疲劳,腰部酸痛涉及两侧髋关节,容易感冒,容易出汗,西医诊有"溶血性贫血"。

检查:两鼓膜严重下陷。舌薄苔,脉细。

医案:秉藜藿之质,临更年之期,诸恙麇集,无一实证而尽是怯虚,仅能从扶正一法以求安。

党参 10g	白术 6g	茯苓 10g	黄芪 10g
当归 10g	白芍 6g	蒲黄炒阿胶珠 10g	
杜仲 10g	仙茅 6g	制狗脊 10g	甘草 3g
			7 剂煎服

二诊,1993 年 3 月 12 日诊。

药进 14 剂,自己测试为耳鸣声与心律同步。畏寒已轻,乍热乍冷稍稍缓解一些,腰部疼痛减轻,容易出汗也改善。头脑右重左轻及耳中疼痛仍然存在。药后腹中轻微有胀感。舌薄白苔,脉大而软。

医案:药取扶正,殊感恰当。唯以药后种种反应,务当深入、加重。

党参 10g	黄芪 10g	白术 6g	紫河车 10g
茯苓 10g	杜仲 10g	仙茅 10g	仙灵脾 10g
狗脊 10g	仙鹤草 10g	甘草 3g	7 剂煎服

三诊,1993 年 6 月 11 日诊。

左耳脓液已涸,听力似乎有些提高,耳鸣仍然,口中苦,伴以客观性口臭。足跟有时作痛及善汗俱已缓解。

检查:左鼓膜下陷,右穿孔而干燥。舌薄苔,脉细。

医案:诸邪无存,赢征常在,投补一法,最感适宜。

黄芪 10g	党参 10g	白术 6g	茯苓 10g
山药 10g	当归 10g	川芎 3g	杜仲 10g
陈皮 6g	补骨脂 10g		7 剂煎服

案二十五

张某,男,72 岁。1993 年 3 月 30 日诊。省科委。

以鸣聋住院治疗,出院时方为六味地黄加味。刻下出院已25 天,听力稍稍提高,口干得润,所苦者鸣声特亢特高,如刮大风(音量大)或尖锐声(音调高),对外来噪音能接受。

检查:外耳道未见异常,舌无苔,红而干,裂纹如网,脉平。

医案:六味滋阴,毫无异议,唯突然实证出现,可知阴虚已剧,势难涵木,火郁而燃。大补阴丸之证。

知母 10g	川黄柏 3g	龟甲 10g	熟地 10g
山药 10g	茯苓 10g	丹皮 6g	泽泻 6g
白茅根 10g	山萸肉 10g		7 剂煎服

二诊,1993 年 4 月 13 日诊。

自诉听力提高一些,右耳鸣响仍高。在此期间,两次眩晕,有摇摇欲倒之势。口干得水更干而拒饮。舌无苔,舌质干而红,裂纹纵横,脉平。

医案:大补阴丸,似颇对证。仍步原旨,稍事损益一二。

熟地 10g	知母 10g	龟甲 10g	川黄柏 3g
丹皮 6g	天麻 3g	菊花 10g	生石膏 20g
山药 10g	芦根 30g		7 剂煎服

三诊,1993 年 7 月 6 日诊。

头晕已止,脑子也清爽,左耳听力又提高一些;右耳哄鸣有时仍然较大。晨醒未食之际有些口干。舌少苔,舌质红,龟裂而咸酸无刺激,脉平偏细。

医案:鸣聋眩晕,并驾骈存。几度药石周旋,佳象环生,以舌而论仍须滋阴益肾,步原旨深入。

川黄柏 3g	知母 10g	熟地 10g	五味子 10g
山药 10g	丹皮 6g	茯苓 10g	酸枣仁 10g
泽泻 6g			7 剂煎服

案二十六

蒋某,男,28 岁。1991 年 6 月 25 日初诊。14 所。

听力下降,发轫于 1982 年感冒后期,从此进行性发展。耳鸣为阵发性,在发作之际,倍形严重;鸣声持续无间,音调偏高,外来噪音尚能接受,以左耳为重点,有憋气感,自我吹张时似乎通气一些,睡眠乍佳乍差。过去手掌灼热,今已不太明显,入冬怕冷。

检查:两鼓膜正常,舌薄苔质胖,边有齿痕,舌色正常,脉细。

医案:耳为宗脉所聚之处,此培土派奉为圭臬;肾开窍于耳,乃滋阴派视为常规。今则脾肾俱有见征,而且鸣声之音调与拒纳噪音亦交叉出现,在虚实之间,更具迷离扑朔之态。责是拟从八珍汤加减以探进止。

党参 10g	白术 6g	茯苓 10g	熟地 10g
当归尾 10g	川芎 3g	白芍 6g	升麻 3g
菖蒲 3g	甘草 3g		5 剂煎服

二诊,1991 年 7 月 12 日诊。

药进 12 剂无效,舌薄白苔,质边红有齿痕,脉细。

医案:医家惯例,无效方理应更方另求,但病已 10 年,本是孟子之所谓"七年之病,必求三年之艾",而且脾病而久困淫雨霉天,又当别论。责是仍步原旨,予以暂时调整。

太子参 10g	苍术 6g	茯苓 10g	当归尾 10g
省头草 10g	赤芍 6g	菖蒲 3g	防己 6g

六一散 15g　　　　升麻 3g　　　　　　　　　7 剂煎服

三诊,1991 年 7 月 19 日诊。

此方又进 7 剂,右耳听力似乎有所提高,左侧依然。耳鸣亦无增减,胃纳转旺,时有饥感。舌薄苔,边有齿痕,脉平有濡象。

医案:初诊八珍,恨无反应,复诊未易其辙而仅轻其补而增其攻,似有予冀之效,方从复诊出入。

藿香 10g　　　　白术 6g　　　　茯苓 10g　　　防己 6g

佩兰 10g　　　　菖蒲 3g　　　　升麻 3g　　　路路通 10g

葛根 6g　　　　六一散 12g　　荷梗 30cm　　7 剂煎服

四诊,1991 年 8 月 2 日诊。

药后左耳则仍无反应,听不回聪,鸣不宁息。唯一向遇寒中脘痛者告失,食欲得增。舌薄腻苔,脉平。

医案:几度周旋,聋鸣二病,依然巍然不动,诚恐顽症,非药之不验。再宗耳为宗脉汇集之域论治。

柴胡 3g　　　　升麻 3g　　　　党参 10g　　　益母草 10g

白术 6g　　　　茯苓 10g　　　当归 10g　　　路路通 10g

菖蒲 3g　　　　葛根 6g　　　　荷茎 30cm　　7 剂煎服

五诊,1991 年 8 月 9 日诊。

近来右耳听力似有提高一些,鸣声也轻一些。舌薄苔,脉平。

医案:听力虽然略有提高,已感来之不易,紧步原旨,追击不辍。

柴胡 3g　　　　升麻 3g　　　　党参 10g　　　黄芪 10g

茯苓 10g　　　菖蒲 3g　　　　当归 10g　　　丹参 10g

紫河车 10g　　　　　　　　　　　　　　　　　7 剂煎服

六诊,1991 年 9 月 13 日诊。

服药颇为认真,至今不辍,惜乎获效平平,仅仅"似乎"有些回聪。幸鸣声已趋向低沉。舌腻苔前半薄后半厚,质胖边有明显齿痕,脉平偏细。

医案:"三炎一聋,劳而无功",本为耳医俚谚,但亦体会其难矣。根据舌诊仅有益脾一径。六味左慈,更是缘木求鱼。只能原方调整。旁及开启笼葱。

柴胡 3g	升麻 3g	黄芪 10g	紫河车 10g
党参 10g	山药 10g	菖蒲 3g	马兜铃 10g
葛根 10g	益母草 10g		7 剂煎服

七诊,1992 年 2 月 21 日诊。

在此期间上方服 14 剂,基本上停药观察,其症状停留在原来状态中。每值感冒右侧耳咽管即堵塞。舌薄苔,有朱点,边有齿印较深,脉细。

医案:聋聩求聪,事非易易,再取益气升清,作立方之本,佐以清心开窍,作绿叶之用。

升麻 3g	葛根 6g	党参 10g	路路通 10g
黄芪 10g	丹参 10g	菖蒲 3g	益母草 10g
竹叶 10g	山药 10g		7 剂煎服

八诊,1992 年 3 月 13 日诊。

药进 21 剂,听力似乎提高一些,左耳仍然有不舒服的"松弛"感。堵塞感接近消失,但有时仍然感到。舌薄苔,边有齿痕,脉细。

医案:病诉改善,当然庆幸,《孟子》所谓"挟山超海",诚恐难以否定。不过既有改善,莫负一篑之亏。

升麻 3g	柴胡 3g	党参 10g	路路通 10g
黄芪 10g	丹参 10g	菖蒲 3g	益母草 10g
白术 6g	葛根 6g	茯苓 10g	甘草 3g
			7 剂煎服

九诊,1992 年 4 月 10 日诊。

又进 28 剂,无明显提高,幸左耳已舒服,舌薄苔,脉细。

医案:听力仍无提高之象,固在意料之中。步原旨深入。

升麻 3g	葛根 6g	补骨脂 10g	党参 10g

黄芪 10g	丹参 10g	黑芝麻 10g	熟地 10g
当归 10g	益母草 10g		7 剂煎服

案二十七

俞某,男,38 岁。1991 年 6 月 25 日初诊。省计经委。

失聪 20 年之久,两耳高频纯听力几乎丧失殆尽,且有进行性发展倾向,有时可以听到音响,但难辨内容。舌薄苔,质正常,脉平偏细。

医案:年未不惑,聋已念年,取气血双顾治法。总之虽非悬崖,总求力勒。

升麻 3g	葛根 6g	党参 10g	白术 6g
熟地 10g	当归 10g	丹参 10g	山药 10g
菖蒲 3g	覆盆子 10g		7 剂煎服

二诊,1992 年 1 月 17 日诊。

去年 6 月门诊裁方(即上方)之后,一直长服此方未辍,自感有些疗效,服药前后电测听对比,两耳听力俱有提高。舌薄苔,尖红,脉平偏细。

医案:半年坚持进药,20 年聋病却有好转迹象,大有"诚之所至,金石为开"之慨。原方取药深入一步。

升麻 3g	葛根 6g	紫河车 10g	党参 10g
白芍 6g	白术 6g	破故纸 10g	熟地 10g
当归 10g	山药 10g	覆盆子 10g	7 剂煎服

案二十八

张某,女,5 岁。1991 年 6 月 3 日初诊。南京御道街。

婴儿时恣用抗菌素,以致听力丧失。

检查:两耳外道(－)。舌净,脉平。

医案:襁褓恣药,垂髫失聪,幸残留听力尚有存在。药物性耳聋,古无方药,拟饵丹方,即所谓"礼失而求之于野"。

| 葛根 6g | 补骨脂 10g | 菖蒲 3g | 桃仁 10g |
| 丹参 10g | 益母草 10g | | 7 剂煎服 |

二诊,1991 年 10 月 25 日诊。

上方进服 35 剂,听力在客观上明显提高。舌脉正常。

医案:失听之治,难得回聪,如此反应,实出意外。有效之方当然难以割爱,但得寸之下必然求其尺进,再加一味。

原方加紫河车 10g,7 剂煎服。

三诊,1991 年 11 月 22 日诊。

听力又有提高。舌薄苔,脉平。

医案:药物致聋,中医亦叹驴技之尽,今日回聪,事属偶然。仍取原方。

| 葛根 6g | 补骨脂 10g | 菖蒲 3g | 紫河车 10g |
| 红花 6g | 益母草 10g | | 7 剂煎服 |

待冬至后可改成为膏滋,长时间服用。

四诊,1992 年 1 月 21 日诊。

听力在提高之中,服药未辍,唯气管炎发作而停辍数日。舌薄苔,脉平。

医案:庞安时一代名医,但难以自疗其聋,可知聋聩之难医,今能得药改善,总是佳兆。原方再进,不过聋非旦夕之治程,天天伴药铛,日日烧丹灶,事亦太烦,改用膏滋。

紫河车 100g	补骨脂 100g	粉葛根 60g
益母草 100g	藏红花 60g	路党参 100g
全当归 100g	白果 60 粒	百合 100g

上药煎煮两次,去渣存汁,文火浓缩,加阿胶 40g、冰糖 60g,再收膏。分 20~30 次服,晨晚各取 1 匙,开水化服。

案二十九

曾某,女,57 岁。1991 年 8 月 3 日初诊。五十一中。

童年一病,移祸听宫,从此即重听而致听力下降。西医诊断为神经性聋。1986 年又用过庆大霉素。现在听力下降,有时但闻其声而无法辨别内容。曩昔耳鸣严重,刻已式微。睡难酣而多梦。平时容易感冒,自感发音不亮朗。

检查:耳鼓膜,左菲薄,瘢痕收缩;右浑浊,光锥移位,鼓沟增厚。咽部(-),软腭反射消失。舌薄苔,脉细。

医案:垂髫一病,殃及听宫,从此日趋严重。客岁抗菌素针,多少有助桀为虐之嫌。证也龄逾七七,质赋不充,且有肝急脏躁之参与。治当扶正养营,缓肝润燥。

甘草 3g	小麦 12g	大枣 7 枚	当归 10g
赤芍 6g	丹参 10g	太子参 10g	桃仁 10g
红花 6g	葛根 6g		7 剂煎服

二诊,1991 年 8 月 16 日诊。

上药已进 13 剂,听力变化不大,但头脑清楚一些。有耳鸣脑鸣现象,主在左边。舌薄苔,质有紫意,脉细。

医案:药未显效,一则病之顽,一则肝急脏躁。只能缓缓图之,用原旨加镇静。

甘草 3g	小麦 12g	大枣 5 枚	当归 10g
丹参 10g	葛根 6g	太子参 10g	落得打 10g
五味子 10g	酸枣仁 10g		7 剂煎服

案三十

嵇某,男,62 岁。1991 年 8 月 6 日初诊。高邮市。

今年 6 月初左耳突然鸣响而聋,眩晕,呕吐,畏光。经过治疗,翌日眩晕与呕吐缓解与止息。从此左耳听力下降。步履蹒跚跄跟,体位转动时有短暂性迷糊不清。刻下右耳全聋,左侧听力下降,无鸣响,头脑昏沉。舌黄腻苔,脉大而有滑意。

医案:发轫于淫雨之初,证属湿邪困顿,加之泽国三周,脾更受困,其所以困顿者,外无阳光之照,内有自湿助阴,脾无阳气,湿痰滞积,痰湿交蒸,上凌空清之窍,证属于实。先应化浊消痰,虽然年已六秩,正气之虚,暂时不能顾及。

枳壳 6g	陈皮 6g	半夏 6g	路路通 10g
茯苓 10g	白术 6g	菖蒲 3g	鸡苏散 12g
藿香 10g	佩兰 10g	防己 6g	7 剂煎服

二诊,1991 年 8 月 20 日诊。

药进 14 剂后头脑清爽一些,精神振作,步履稳定起来。听力一无反应。舌薄苔,脉细。

医案:浮邪一去,向愈之路障扫清,唯治一聋矣。考常规手法,必用益肾,但欲知耳为宗脉所聚之处,宗气一充,更有复聪希望,拟从益气启聪。

升麻 3g	葛根 6g	白术 6g	太子参 10g
茯苓 10g	山药 10g	菖蒲 3g	白扁豆 10g
防己 6g	甘草 3g		7 剂煎服

(自加葱茎 10cm 为引。)

三诊,1991 年 9 月 10 日诊。

头脑已清醒,残晕所剩无多,步履稳定。右耳之聋无改变,今天发现左耳也听不到贴耳挂表之声。舌薄苔,脉平。

医案:诸邪清肃,取药无后顾之忧,重取扶正,以搏听力回来。

黄芪 10g	党参 10g	茯苓 10g	路路通 10g
山药 10g	百合 10g	丹参 10g	紫河车 10g
当归 10g	菖蒲 3g	甘草 3g	7 剂煎服

案三十一

陈某,女,30 岁。1991 年 8 月 23 日诊。嘉定。

今年 7 月初陡然右耳鸣响失听(贴耳表声也无所闻),3 日后出现眩晕,经治眩晕消失。刻下聋则纯听力完全丧失,鸣声为持续性无间断,大多为音量较大而音调不高,但难得有高音调出现,对外来噪音十分厌恶而心烦,耳鸣更响。舌薄苔,脉右沉左细深取有力。

医案:舌脉似虚而属实,证之鸣声偶有高调,拒纳噪音等等而更信。似取升阳消痰开窍试探。在理论上列为不治,效软否软难卜。

升麻 3g	葛根 6g	柴胡 3g	路路通 10g
胆南星 3g	菖蒲 3g	桃仁 10g	天竺黄 6g
苦丁茶 10g	荷茎 30cm		5 剂煎服

二诊,1991 年 8 月 27 日诊。

药后鸣响更加厉害,心烦,对外来噪音难以接受,泛恶思吐,听力全部丧失。舌少苔质红,脉平。

医案:听力丧失,一如古井无波,故而药难起效。今也投石兴澜,幸已应手,藉其动荡之际,插手言治或可冀其万一之幸。

磁石 30g	五味子 10g	熟地 10g	丹皮 6g
茯苓 10g	泽泻 6g	菖蒲 3g	桃仁 10g
丹参 10g	路路通 10g		7 剂煎服

三诊,1991 年 9 月 10 日诊。

药后耳鸣逐渐趋向低沉,外来噪音反感也较前减轻,病耳已能听到一点儿。舌薄苔,舌质有红意,脉平偏细。

医案:治法特殊,私淑于医怪陈士铎,幸而一击即中,事非常有,实亦偶然。今已有效,再宗传统处方。

磁石 30g	熟地 10g	山药 10g	五味子 10g
百合 10g	茯苓 10g	丹皮 6g	山萸肉 10g
泽泻 6g	葛根 6g		7 剂煎服

案三十二

董某,男,51 岁。1991 年 10 月 31 日初诊。中山大厦。

右耳失聪,始于 1984 年,以眩晕开始而左耳重听,其程度则江河日下,到近来已接近全聋。近 1 年未发眩晕,终日耳鸣,左重右轻,音调高而音量大,能接受外来噪音。

检查:外耳(-)。舌薄苔,脉平偏细。

医案:病犯左侧听窍,鸣聋俱作,虚实互参,其实在心,其虚在肾,取泻心补肾手法。

生地 10g	熟地 10g	木通 3g	桑椹子 10g
山药 10g	泽泻 6g	茯苓 10g	菟丝子 10g
丹皮 6g	丹参 10g		7剂煎服

二诊,1991年11月19日诊。

进药未曾间断,已进18剂,反映为左耳听力似有提高一些,对声源来处也能稍可辨别。但鸣音仍然居高难下。舌薄苔,脉平。

医案:失听之提高,则填坎之效益已见,鸣啸之存在,乃伐离之后果未来。加重清心,法则采实则泻其母手法。

原方加龙胆草 3g,7剂煎服。

三诊,1991年11月26日诊。

者番经过,诸恙有"裹足不前"之象;左耳且增闷感(鼻子不堵)。舌薄白苔,舌质有淡白意,脉平偏细。

医案:取用胆草,亦败北而归;新添闷感,不外乎气之为滞。且舌质淡白,血压偏低,似可另觅径途。从脾入手,盖耳为宗脉汇集之处。

升麻 3g	葛根 6g	党参 10g	白术 6g
茯苓 10g	乌药 6g	山药 10g	木香 3g
丹参 10g	菟丝子 10g		5剂煎服

四诊,1991年12月20日诊。

感冒已愈,上方已进10剂,依然无丝毫之感。唯左耳之闷,基本已解。舌薄苔,脉平而实。

医案:力求效药,恨无良方。虽然塞者渐通,但毕竟去者非主症,而仅仅支节之恙。试取益气聪明合参苓白术,如再无效,诚已黔技告罄。

升麻 3g	柴胡 3g	党参 10g	紫河车 10g
白术 6g	茯苓 10g	山药 10g	淡苁蓉 10g

菖蒲 3g   路路通 10g   7 剂煎服

案三十三

张某,男,12 岁。1992 年 1 月 28 日初诊。华电。

6 岁时发现两耳听力不济。深找病因,一为 6 岁前用过极少量链霉素;二为妊娠时母亲患荨麻疹,平时容易感冒。

检查:两鼓膜严重下陷,标志消失。舌少苔,舌质红,脉细。

医案:两耳重听发现于垂髫之际,除鼓膜下陷、标志消失之外,似无明显病态可见。治宗常规。

熟地 10g	山药 10g	补骨脂 10g	茯苓 10g
泽泻 6g	丹皮 6g	五味子 10g	葛根 6g
菖蒲 3g	路路通 10g		7 剂煎服

二诊,1992 年 7 月 21 日诊。

上方累进 3 个月,电测前后对比,听力有所提高,自己也感到能听到一些。舌薄苔,尖有红意,脉平。

医案:漫漫长期进药,幸已换得听力之稍许提高。仍取原方以求得寸而进尺,剂型改为丸剂,以利久持。

熟地 30g	山药 30g	茯苓 30g	泽泻 18g
丹皮 18g	葛根 20g	菖蒲 10g	补骨脂 30g
当归 30g	紫河车 30g	五味子 30g	

上药共研末,水泛为丸,每次 6g,每日服 2 次。

案三十四

鲍某,男,20 岁。1992 年 1 月 31 日初诊。哈尔滨军工大。

两耳听力不济已 7 年之久,发现于上课时听不清老师讲话,近半年加重。

检查:鼓膜左(-),右严重内陷,舌少苔,舌质有红意,脉细。

医案:青衿弱冠,两耳已告重听,而且已有进行性发展倾向,良以禀质藜藿之秉赋,寒窗辛勤之劳形,再加岁月,其何能堪? 急当扶正,以挽狂澜,先进水剂半月观察反应,今后可改为丸剂长服,以利游子之负笈。

升麻 3g	党参 10g	白术 6g	茯苓 10g
山药 10g	百合 10g	当归 10g	熟地 10g
菖蒲 3g	甘草 3g	山萸肉 10g	7 剂煎服

二诊,1992 年 2 月 18 日诊。

药进 14 剂,无效。根据家属言,药后口唇陡然泛红。舌薄苔(接近无苔),脉有弦意。

医案:循规蹈矩取方,看来有缘木求鱼之势,拟取冲击一法,以冀万一之幸。兹凭环唇飞丹一象之悟,再试泻离清心,盖《内经》曾谓"心开窍于耳"也。7 剂无效再取冲击。

川黄连 3g	连翘心 6g	菖蒲 3g	防己 6g
生地 10g	路路通 10g	白茅根 10g	竹叶 10g
灯心草 3g			7 剂煎服

三诊,1992 年 2 月 25 日诊。

医案:药进 7 剂,听力陡有提高,理当循径深入,实以负笈东北,丹灶难烧,坐视已得之珠,再告丢失,殊深扼腕。退求沏茶式以代汤剂。

连翘心 12g	菖蒲 6g	白茅根 20g	14 剂代茶饮

四诊,1992 年 8 月 4 日诊。

5 月辍药,幸无发展,而且低频有所改善,可谓"尚惬人意"。舌少苔,舌质红,脉平。

医案:辍药 5 月,幸无发展,再取原方,改为丸剂。

菖蒲 60g	莲子肉 200g	竹叶 200g	路路通 200g
葛根 120g	破故纸 200g	紫河车 200g	百合 200g

上药共研末水泛为丸。每日 2 次,每次 6g 吞服。

案三十五

赵某,男,40 岁。1992 年 7 月 3 日初诊。南空司令部。

右耳失听10多年,似乎已成定局。1个月前左耳踵进而聋,根据表现,当在丧失纯听力90分贝之上。经许多疗法(包括高压氧)治疗,毫无一效,而且鸣声高亢,昼夜不息。病前觉劳动后过于疲乏。

检查:两鼓膜凹陷,标志消失。舌苔白腻,边有齿痕,脉平。

医案:鸣聋陡作,苔腻舌胖,拟从开窍、化痰、升清以孤注一掷,7剂无效,自愧黔驴技尽。

升麻 3g	柴胡 3g	菖蒲 3g	天竺黄 6g
苏子 10g	麻黄 3g	杏仁 10g	路路通 10g
防己 6g	甘草 3g		7剂煎服

二诊,1992年7月10日诊。

药进7剂,听力有些回聪迹象。咽鼓管已有通畅之感。舌薄苔,脉平。

医案:僻药奇方,竟然有柳暗花明之效,良以升清而去浊,三拗汤宣通笼葱,幸无不良反应,步迹原旨。

麻黄 3g	菖蒲 3g	杏仁 10g	路路通 10g
防己 6g	升麻 3g	柴胡 3g	青皮 6g
桔梗 6g	甘草 3g		7剂煎服

三诊,1992年7月21日诊。

初诊7剂,获效较明显,后7剂即木然无反应。能闻到声音,但内容难以辨别。

检查:鼓膜同上诊,耳咽管通而不畅。舌薄苔,脉平。

医案:闻其声而不辨其内容,古鲜遗训。参考《内经》"心为君主之官,神明出焉"精神,是否再从养心一试,"盖心寄窍于耳"也。

柏子仁 10g	莲子 10g	菖蒲 3g	茯神 10g
朱灯心 3g	熟地 10g	芡实 10g	当归 10g
路路通 10g	丹参 10g		7剂煎服

案三十六

王某,男,18 岁。1992 年 8 月 21 日初诊。仪征。

襁褓时用过卡那和庆大霉素,右耳从此时作耳鸣、听力下降,之后左耳踵进病同,1989 年明显加重。刻下右已全聋,左亦紧随发展,右耳 3 次穿刺抽液,俱未抽出液体。头脑昏沉,紧塞左耳,似乎有所减轻,左目视力亦感日渐下降之中。右耳已全聋,左耳下降,而鸣声则两耳俱作,情如群蝉狂噪。左耳还有与心律同步的鸣声。对外来噪声不能接受,同时鸣声相应更高,心中亦感烦躁。经常鼻塞,作于以前而现在有所改善。口中涎唾较多。

检查:鼓膜完整。舌薄苔,脉弦。

医案:襁褓用药不慎,鸣聋由斯而作,但之后之逐渐加重,则不能完全归咎于药物矣。根据脉来弦意、抗拒噪音、鸣声高亢等等,病非虚证。良以藉药物中毒之机,痰浊长期充斥,蒙蔽清窍而然。估计最佳疗效,哄鸣可息,听力难聪。

柴胡 3g	升麻 3g	茯苓 10g	天竺黄 6g
陈皮 6g	半夏 6g	菖蒲 3g	莱菔子 10g
桃仁 10g	红花 6g		煎服

先连服 20 剂可以观察到效否。

二诊,1992 年 9 月 15 日诊。

药进 21 剂,每天有时得一暂时性好转,大多都在休息之后(包括睡眠)。在某种情况下,鸣声可以高亢起来。右耳憋气感,药后即舒服片刻。

检查:耳(-)。舌薄苔,脉弦。

医案:药进 21 剂,反应虽未显然,但每昼夜中有几度回聪舒适,则可证求痊之盼,已"有隙可乘"矣,方宜坚守。

| 升麻 3g | 柴胡 3g | 党参 10g | 白术 6g |
| 茯苓 10g | 陈皮 6g | 桃仁 10g | 红花 6g |

菖蒲 3g　　　　葛根 6g　　　　路路通 10g　　　7 剂煎服

案三十七

吉田佑康,男,52 岁,1992 年 11 月 2 日初诊。日本东京。

重听作于孩提之际,历 50 年无变化。但最近两年,似乎有些轻度进行性发展。同时右耳伴以鸣响,音调与音量居在中等程度,一般都在子夜人静之际,对外来噪音能接受而无反应。无全身性疾病。

检查:右鼓膜下陷,左侧严重下陷、菲薄,标志消失。今年 5 月份电测:两耳纯听力丧失俱在 60~90 分贝之间。血压偏低。舌薄苔,脉平。

医案:重听起于童年,加重仅有两载。右耳聊啾,音来卑微,大多在子夜而作。症属于"用"(即功能),至于 50 岁左右而加重者,《内经》之所谓"六八"之龄,证属"天癸"将竭而老年性病恙,初露端倪。四诊分析,提高听力事属困难,保持稳定于现在阶段及潜息耳鸣,事可不致失望。方从十全裁方。

党参 10g　　　茯苓 10g　　　白芍 6g　　　　山药 10g

百合 10g　　　当归 10g　　　白术 6g　　　　葛根 6g

丹参 10g　　　甘草 3g　　　　续服 1 个月探进止

也可服补中益气丸、六味地黄丸。

平时多食黑木耳、黑芝麻、紫河车。

案三十八

马某,男,45 岁。1992 年 12 月 18 日初诊。江宁县纺织公司。

两月前在爆竹声中,左耳陡然失聪,伴以轰响,音调低,音量大,严拒外来噪音,偶有耳内憋气,自声轻度增强。高压氧治疗无效。

检查:左鼓膜严重内陷,听骨脚高凸。舌薄苔,脉小弦。

医案:听宫受震,先则血瘀,继则气滞,当从散滞入手,取窦太师之木香流气饮加减。

柴胡 3g	升麻 3g	桃仁 10g	落得打 10g
木香 3g	乌药 6g	青皮 6g	大腹皮 10g
菖蒲 3g	乳香 3g		7 剂煎服

二诊,1992 年 12 月 29 日诊。

药进 7 剂,时历 11 天,进药后,鸣声明显下降而安宁,憋气无改善,听力似乎也稍稍提高。惜乎停药 4 天,鸣响、憋气又再度重来,听力亦开始下降。

检查:左鼓膜所见同初诊。舌薄苔,脉平。

医案:《左传》"一鼓作气,再而衰,三而竭",亦适用于药有效时而中途停辍者。再取原旨以弥中辍之恨。

柴胡 3g	升麻 3g	枳壳 6g	落得打 10g
乳香 3g	没药 3g	乌药 6g	路路通 10g
菖蒲 3g	桃仁 10g	泽兰 6g	7 剂煎服

三诊,1993 年 1 月 8 日诊。

7 剂水药乍完,鸣声开始趋向安静,听力亦稍稍提高,耳内憋气感稍稍残存,拒绝外来噪声较前改善许多。舌薄苔,脉细。

医案:病也,既循例而退;药也,亦蹈矩以投。从化瘀破滞而易辙到升清扶正。

柴胡 3g	升麻 3g	枳壳 6g	红花 6g
泽兰 6g	桃仁 10g	当归 10g	太子参 10g
丹参 10g	菖蒲 3g		7 剂煎服

四诊,1993 年 1 月 19 日诊。

鸣与重听,一无效应,拒绝外来噪音程度亦维持在第二诊程度,仅有耳内憋气已亦迹近消失。舌苔腻,脉细。

医案:聊啾求息,重听求缓,刻下裁方,仍可由攻而转补矣。

升麻 3g	黄芪 10g	党参 10g	白术 6g
茯苓 10g	菖蒲 3g	红花 6g	山药 10g
路路通 10g	甘草 3g		7 剂煎服

案三十九

李某,女,37 岁。1992 年 12 月 25 日初诊。省分行。

突发性耳聋已 50 多天。病前过度疲劳,夜间陡然失听。右耳虽然无病,但听力也不佳。经过治疗,听力由全部丧失而逐渐能听到一点,伴以耳鸣,音调、音量已由高亢而趋向低沉,对外来噪音也由拒绝而能接受。血压正常。

检查:外耳(−)。舌薄苔,脉细。

医案:病来如风雨之骤至,刻下已由实转虚。方采益气升清扶正,谅无"过正"之嫌。

黄芪 10g	党参 10g	白术 6g	茯苓 10g
山药 10g	当归 10g	丹参 10g	路路通 10g
菖蒲 3g	甘草 3g		7 剂煎服

二诊,1993 年 1 月 8 日诊。

药进 14 剂,听力稍有提高,鸣声发出之处,由内而外移。甚到耳的周围鸣响。胸闷,叹息始舒。舌薄白苔,舌质淡红,脉细。

医案:扶正峻补,看来事无虚掷。仍步原旨,胸闷善叹息,则可稍稍开郁。

黄芪 10g	党参 10g	枳壳 6g	山药 10g
丹参 10g	当归 10g	菖蒲 3g	防己 6g
百合 10g	山楂 10g		7 剂煎服

案四十

曹某,男,13 岁。1993 年 1 月 15 日初诊。五中。

听力在 1 年前开始下降,两耳皆然,否认头部有外伤史,伴以耳鸣,声如火车。

检查:耳外道、鼓膜(−)。舌薄苔,脉平。

医案:盼弱冠之年,理无虚证,前升阳化瘀之剂,亦曾取得疗效。唯续进原方,效又漠然,良以浊阴蒙窍,似无疑议。唯以偏

| 当归 10g | 葛根 6g | 杜仲 10g | 菟丝子 10g |
| 狗脊 10g | 覆盆子 10g | | 7 剂煎服 |

案四十二

叶某,男,31岁。1993年2月19日初诊。华东光学仪器厂。

右耳向有轻微耳鸣,5天前酒后陡然堵塞而哄鸣,听力下降,接近失听无闻。程度为进行性发展。自声增强。西医输液治疗3天,病情未见进退。

检查:两外耳道(−)。舌薄苔,脉平。

医案:突聋5日,肾窍堵塞而闭,急于疏泄开窍。

柴胡 3g	升麻 3g	菖蒲 3g	路路通 10g
防己 6g	苏梗 10g	乌药 6g	马兜铃 6g
枳壳 6g	薄荷 5g		4 剂煎服

二诊,1993年2月23日诊。

药进2剂之后,耳中已有冲击之感,4剂后堵者已通,聋者可以听到一些。唯鸣响较高昂,能接受外来噪音。一向有耳鸣的右侧反比左耳为轻。舌薄苔,脉平。

医案:提升开泄,茅塞已开,当然不必住院。再取原旨,逐渐倾向常规。盖应变之手法可一而不可再也。

太子参 10g	白术 6g	茯苓 10g	葛根 6g
路路通 10g	菖蒲 3g	防己 6g	陈皮 6g
枳壳 6g	甘草 3g		7 剂煎服

三诊,1993年3月5日诊。

听力又见提高,已接近于正常。唯鸣响不歇,扰人心烦,音如蝉鸣,能接受外来噪音。舌少苔,脉平偏细。

医案:听力提高,殊惬人意。鸣响聊啾,亦拟一鼓而擒之。

党参 10g	白术 6g	茯苓 10g	山药 10g
黄芪 10g	枳实 6g	磁石 30g	青礞石 20g
当归 10g	甘草 3g		7 剂煎服

案四十三

张某,女,5 岁。1993 年 4 月 2 日初诊。白下区。

言语正常,听力相当不行。检查右侧较左耳残余听力较多。西医曾考虑鼓室积液。

医案:诸般分析,聋非先天,针灸恐难合作,药更难于坚持。暂试丹方,以邀一幸。

菖蒲 3g   破故纸 10g   葛根 6g   7 剂煎服

二诊,1993 年 6 月 6 日诊。

第一疗程,听力有所提高(计 30 剂),停药半月听力又下降,再进 30 剂,未见进步。

医案:根据检查(电测听前后对照,基本上无改变),已乏回聪之望,但常有"理之所无,事之所有"之事,不妨再作争取,毕竟较之"坐视"略胜一筹。

黄芪 10g   当归 10g   菖蒲 3g   葛根 6g

破故纸 10g   7 剂煎服

三诊,1993 年 12 月 12 日诊。

上方已进 120 剂左右,听力已提高。原脑干诱发电位无,现已出现;并较原电测听提高 30 分贝。舌薄苔,脉平。

医案:奇迹已临,安肯坐失。效方续服,汤剂改作膏剂,以利久持。

黄芪 50g   破故纸 50g   当归 50g   葛根 30g

浓煎 3 次,然后将 3 次药汁浓缩至 400~500ml,加阿胶 30g、冰糖 60g,收膏。每次 15ml,每日 2 次,开水化服。

案四十四

郎某,女,47 岁。1993 年 10 月 12 日初诊。白云石矿。

右突发性耳聋起于 6 月中旬,已作过高压氧等在内的多种治疗,至今听力已提高一些。但耳鸣出现,为持续性,鸣声高亢洪大,昼夜不息,侵扰睡眠。头脑昏沉,重点在右侧,头重脚轻,走路飘飘然。拒绝外来噪音。

检查:右耳鼓膜浑浊,外耳道皮损并附丽痂皮,左侧(-)。舌薄苔,脉来弦滑。

医案:痰因火而生,火以痰而炽,痰火一扰,清窍被蒙,头脑昏沉,实证也。治当清火消痰。

龙胆草 3g	胆南星 3g	陈皮 6g	半夏 6g
天竺黄 6g	山栀 10g	枳实 6g	菖蒲 3g
夏枯草 10g	菊花 10g		7 剂煎服

二诊,1993 年 10 月 26 日诊。

进药 14 剂,头昏而晕,明显缓解,飘飘之感消失。4 个月不能骑车,今能坐骑矣。右耳听力在宁静之际可以听到一些,唯高啸之鸣,仍无丝毫减轻,对外来噪音也依然拒绝。舌薄白苔,脉细。

医案:正气渐露虚羸,局诊问诊则实证依然尚在。如其早补留邪,宁可矫枉过正。

陈胆星 3g	陈皮 6g	半夏 6g	茯苓 10g
天竺黄 6g	白术 6g	当归 10g	山栀 10g
滁菊花 10g	甘草 3g		7 剂煎服

三诊,1993 年 11 月 16 日诊。

眩晕之感在头部摆动之际仍有所残存。步履骑车,已稳重自立。听力仍无提高。耳鸣与拒绝噪音者,一如曩昔。昨天起在脘胃部有痛感。

检查:两耳(-)。舌薄苔,脉细。

医案:纵然实证之痕迹尚存,但苦寒峻剂之药太多,取药不能不有所加减。

生地 10g	熟地 10g	竹叶 10g	白茅根 10g
山药 10g	茯苓 10g	丹皮 6g	夏枯草 10g
泽泻 6g	当归 10g		7 剂煎服

四诊,1993年11月30日诊。

又进药14剂,诸症次第日佳。但头位急切易位时,还有不舒之感。耳鸣右侧轰轰;左侧如机器声,对噪音有反感依然无改善感觉。失眠还未改善(可能与上白班或夜班有关)。舌薄苔,脉平。

医案:病证尚实,人已虚矣,只能清心火益肾水。即使偏近于补,但亦只能牛刀小试而已。

生地 10g	竹叶 10g	白茅根 10g	山萸肉 10g
山药 10g	茯苓 10g	丹皮 6g	覆盆子 10g
泽泻 6g	当归 10g		7剂煎服

五诊,1993年12月28日诊。

此方已进28剂,鸣声仍然高亢,外来噪音稍稍能接受。睡眠已好些。舌薄苔,脉平偏细。

医案:试扶正尚无枘凿,唯外来噪声未能全部接受,则不妨佐以清心。

熟地 10g	山药 10g	丹皮 6g	茯苓 10g
泽泻 6g	白茅根 10g	连翘 6g	竹叶 10g
当归 10g	覆盆子 10g		7剂煎服

案四十五

娄某,女,45岁。1994年1月1日初诊。江浦乔林镇。

左耳鸣响及失聪,今已40天。起病第3天出现头脑眩晕,伴以呕吐。现在眩晕、呕吐全部以吊水针药治疗而消失。刻下鸣声似虫叫,对外来噪音还不能接受。

检查:左鼓膜下陷。舌薄苔,脉弦。

医案:风邪外袭,延祸笼葱,全无虚象,切忌投补,治应用宣泄。

麻黄 3g	杏仁 10g	象贝母 10g	菖蒲 3g
防己 6g	蝉衣 3g	荆芥炭 6g	路路通 10g

甘草 3g　　　　　　　　　　　　　　　7 剂煎服

二诊,1994 年 1 月 14 日诊。

药进 7 剂,乳突及耳的胀痛已消失,听力无提高迹象,鸣声也无明显改变,对外来噪音已能接受,但仍有小小的反感。舌薄苔,边有齿痕,脉平。

医案:攻邪之务,刻已结束,待补之方,尚难入口。暂取二陈作过渡之计。

太子参 10g　　白术 6g　　　茯苓 10g　　陈皮 6g
法半夏 6g　　菖蒲 3g　　　蝉衣 3g　　　防己 6g
路路通 10g　　甘草 3g　　　　　　　　　7 剂煎服

三诊,1994 年 1 月 28 日诊。

鸣音已缓和许多,外来噪音已能接受,听力也稍有提高,但对内容的辨别能力很差。不耐疲劳,否则鸣聋双双加重。舌薄苔,边有齿痕,脉细。

医案:证情由实转虚,用药由攻转补。

黄芪 10g　　　党参 10g　　　白术 6g　　　白扁豆 10g
山药 10g　　　百合 10g　　　陈皮 6g　　　天竺黄 6g
菖蒲 3g　　　甘草 3g　　　　　　　　　　7 剂煎服

四诊,1994 年 2 月 25 日诊。

听力及鸣声仍然变化不大,对外来噪音已能接受。舌薄苔,边有齿痕,脉细。

医案:投补获效不多,或为量未达也。仍步原方增加血药。取八珍、十全之意。

黄芪 10g　　　党参 10g　　　白术 6g　　　益母草 10g
茯苓 10g　　　熟地 10g　　　当归 10g　　　五味子 10g
破故纸 10g　　甘草 3g　　　　　　　　　　7 剂煎服

五诊,1994 年 3 月 25 日诊。

进药 21 剂,听力有所提高,鸣响仍然。舌薄苔,脉细。

医案:试取峻补,听力稍稍提高,总称不失所望。痊途已登,当然坚守原旨。

黄芪 10g	党参 10g	熟地 10g	五味子 10g
当归 10g	山药 10g	白术 6g	破故纸 10g
茯苓 10g	阿胶 10g(烊兑)		7 剂煎服

案四十六

费某,男,38 岁。1991 年 7 月 24 日初诊。南京铁路局。

本月 7 日开始两耳憋气、堵塞,继之左耳失聪而鸣,伴以眩晕泛恶,呕吐。第 3 日做高压氧治疗及其它治疗。眩晕已轻,失听逐渐回聪,鸣声仍然存在,音调偏高,低音偶然出现,拒绝外来噪音,自声增强。发轫之初过于疲劳。舌薄白腻苔如傅粉,舌质淡,脉濡。

医案:久苦淫雨,同时泽国水乡,其湿之甚不言可喻,加之疲乏逾常,心身劳累,此《内经》所谓"乘虚而入"之虚。劳则损气,湿则化浊,湿浊弥漫,充斥遍体,终至清阳难举,浊阴上潜,笼罩诸阳之首及五官。考五官以空清是尚,阴霾无阳之下,当然耳失其听,伴以聊啾终日,绝非一般所谓鸣聋之恙。治当温化湿浊,拨云雾以求阳光,破阴霾而冀开窍。本应重佐升清,但有血压偏高之嫌,升柴不敢恣取,拟方试服。

葛根 6g	佩兰 10g	藿香 10g	焦米仁 10g
木通 3g	蝉衣 3g	仙茅 6g	太子参 10g
菖蒲 3g	路路通 10g	仙灵脾 10g	5 剂煎服

二诊,1991 年 8 月 27 日诊。

药后眩晕基本控制,但尚有残余的阵发。耳鸣及闭气有所好转,有时甚至基本宁息。听力略有回升,高频回升到 80 分贝。音量渐小,而音调增高,拒绝外来噪音逐渐能接受。

检查:舌苔白腻,质胖,边有齿痕,脉细。

医案:药后反应及四诊互参,正是循序以进而向愈途进展。耳虽属于肾窍,但仍应土脾入手,旨在原方,逐渐倾向于扶正。

太子参 10g	白术 6g	茯苓 10g	陈皮 6g
紫河车 10g	半夏 6g	菖蒲 3g	防己 6g
升麻 3g			7 剂煎服

案四十七

秦某,女,36 岁。1991 年 7 月 16 日初诊。中兴源丝织厂。

左耳突聋,于今年 4 月上浣,虽然屡经西医治疗,恨无寸进之获。左耳憋气,残眩余晕仍然偶发作。总结之下,以耳聋头眩、耳中憋气及全身乏力为主,且病后即消化不良,日圊大便两次。舌白腻苔,脉濡。

医案:病作于水灾发轫之初,加重于淫雨泛滥之际。其湿之重,不言可喻,在此一片阴霾笼罩之下,以空清是尚之五官,焉得空清。故而治本之药,厥唯清化湿浊。

藿香 10g	佩兰 10g	柴胡 3g	升麻 3g
桂枝 3g	米仁 10g	菖蒲 3g	白术 6g
桔梗 6g	六一散 12g		7 剂煎服

二诊,1991 年 8 月 5 日诊。

左耳闭气仍无启畅之感,但偶而暂时舒服一些,残晕余眩在高温两天中又有一些;听力无寸进。肠胃消化及大便俱已正常。舌薄苔,脉细。

医案:湿浊渐清,气滞难利。继清化湿浊之后,倾向于利气。

太子参 10g	白术 6g	茯苓 10g	青皮 6g
路路通 10g	木香 3g	乌药 6g	防己 6g
六一散 12g	菖蒲 3g		7 剂煎服

三诊,1991 年 8 月 13 日诊。

憋气改善许多,但一经劳累即加重。残余眩晕几乎消失,唯向左侧而卧则有些不舒。舌薄苔,脉细。

医案:邪已云去,正仍未充,今当志于扶正。杨士瀛虽有"补脾不及补肾"之说,但绝非一概而论,此症适于"补肾不及补脾"。

党参 10g	黄芪 10g	白术 6g	白扁豆 10g
青皮 6g	枳壳 6g	山药 10g	路路通 10g
草蒲 3g	茯苓 10g		7 剂煎服

四诊,1991 年 8 月 20 日诊。

耳中憋气与残余眩晕更形减轻。即使稍稍劳累一些,反应亦不如曩昔之明显。舌薄苔,脉细。

医案:复杯之日,为时不远。续原方以求巩固。

党参 10g	黄芪 10g	白术 6g	白扁豆 10g
枳壳 6g	山药 10g	当归 10g	菖蒲 3g
茯苓 10g	甘草 3g		7 剂煎服

小　　结

以上所治耳鸣、耳聋多系指神经性的,对此目前中西医均无良法,然耳鸣的治疗,中医中药似乎技高一筹。干师认为,耳鸣有真伪之分:真者,是指病者自觉耳内鸣响,鸣声为持续性;伪者,是指假性耳鸣,亦称震动性耳鸣,鸣声为有节奏性,往往与心律同步。

"鸣为聋之渐,聋为鸣之极",所以,鸣与聋互为影响,病因辨证治疗又相似,故为一谈。从书本上看,耳鸣从肾论治,是受肾开窍于耳、耳为肾窍理论的束缚之故,但干师强调辨证论治。辨证,首先是辨虚实,除遵从全身气血脏腑等常规辨证外,主要从耳鸣的音量与音调上细加分辨。音量大是实也有虚(大虚者音量反而极大);音量小多为虚。音调高亢(尖叫声即高音调),一定是实证;音调低沉者多为虚证。两者合参,就能大大地提高辨证的准确性。

临床上除滋补肾阴、平熄肝火等常规论治,干师认为心火亢盛者亦为耳鸣耳聋所多见,盖"心寄窍于耳"也。其因是快节奏的生活方式、日理万机使然。其特点是音量大或小,音调高亢,拒纳外来噪音,耳鸣常与噪音产生共鸣。方以导赤散加味。他认为还有因清阳不升、耳窍失濡所致者,其特点为气短懒言,神疲乏力,劳累后耳鸣加重,治以补中益气汤加减。

假性耳鸣(震动性耳鸣),特点是鸣有节奏性,常与心律一致,压迫颈动脉时耳鸣即消失。治疗大法常以活血化瘀为主。

　　"冲击"法,是运用升提上冲之品.如升麻、柴胡、葛根、蔓荆子等,对耳聋、耳鸣日久,经用各种方法治疗而毫无效应,亦无明显症状可供辨证,形如枯井无波、一潭死水者,采用"冲击"的方法,意在投石击浪、将水搅浑,然后插手,再作辨证论治,施以平肝或清心等法则。

　　对于药物性耳聋,目前中医也没有效佳的办法,在常规辨证论治的基础上,干师用"丹方"一试,其药有益母草、丹参、泽兰叶、葛根、破故纸等。

　　我问干师:"您怎样创立了耳鸣对外来噪音的接受与拒绝来辨别虚实? 而且这个辨证准确性特别的高?"干师回答说:"我哪有这等本领,不过是把外科常用的'虚证受按,实证拒按'移植过来运用而已。"

慢性化脓性中耳炎

案一

　　刘某,女,32 岁。1991 年 8 月 30 日初诊。南京电力局。

　　先右后左耳病 20 多年,有时淌水流脓,或有疼痛。每年有 2~3 次急性发作,同时伴以听力下降和耳鸣。鸣声为持续性,音调不高,音量一般。不急性发作时诸症稍轻。现在为急性发作的后期,脓溢比前几天减少。

　　检查:右耳鼓膜大穿孔,鼓室尚干净、潮润;左鼓膜浑浊,标志消失。中央有一钙化点,且有菲薄感,未见明显穿孔。舌薄腻滑润苔,底映紫气,舌质淡白,脉濡。

　　医案:耳虽隶属于肾,但时临长夏,脉舌提示湿浊内停,不能

"刻舟求剑"执泥书本。应取渗湿化浊,稍参益气升清。

升麻 3g	太子参 10g	苍术 6g	川黄柏 3g
茯苓 10g	夏枯草 10g	陈皮 6g	茯苓 10g
六一散 15g			5 剂煎服

二诊,1991 年 9 月 5 日诊。

上诊之后,脓水告涸,但为时无几,再度潮润而外溢,至今仍难干燥。无疼痛,听力似乎好些,耳内憋气及耳鸣仍然存在。鸣声音调高而音量大,对外来噪音感到很不舒服。全身无力。

检查:双耳同上诊。舌薄苔,脉细。

医案:内湿难彻,浊逼听宫,虽常规有六味、左慈,但总感治肾不及治脾。取异功散加味,佐以升清。

升麻 3g	葛根 6g	白术 6g	太子参 10g
茯苓 10g	陈皮 6g	川黄柏 3g	夏枯草 10g
菊花 10g	甘草 3g		7 剂煎服

案二

叶某,女,23 岁。1991 年 10 月 31 日诊。南京。

右耳流脓流水 10 年多,时干时作,有些疼痛。此次流脓已 1 周,听力自觉似乎没有下降。

检查:右鼓膜大穿孔,有肉芽在鼓室,脓性分泌物很多。舌薄苔,脉小弦。

医案:肝胆湿热,脾土内亏,耵耳经常发作。治以清热凉肝,稍佐醒脾。不过无法根治,除非乞灵于手术。

龙胆草 3g	山栀 10g	黄芩 3g	当归 10g
夏枯草 10g	菊花 10g	金银花 10g	苍术 6g
川黄柏 3g	甘草 3g		7 剂煎服

二诊,1991 年 11 月 19 日诊。

药进 7 剂,分泌物接近没有。

检查:鼓膜大穿孔,一在前上,较大;一在后壁,较小。分泌物接近干燥。舌薄苔,脉细。

医案:脓已收敛,溃孔难填,取扶正法。

党参 10g	白术 6g	茯苓 10g	车前子 10g
山药 10g	苡仁 10g	川黄柏 3g	夏枯草 10g
当归 10g	甘草 3g		7 剂煎服

案三

陈某,男,51 岁。1991 年 10 月 25 日初诊。南京大学。

病发轫于 10 年之前,左耳大衄,当时诊断为"肉芽",做手术而愈。1984 年两度大衄,治疗而痊。第 3 次在初夏又大衄,从此血止而渗液,至今未涸,时多时少。最近分泌物少些,但作痒,听力下降。

检查:左鼓膜未见明显穿孔,浑浊,标志不清。舌薄苔,脉平。

医案:前医之药,恰到好处。应作曹随。唯以性而言对症;以量而言,远似未及。今改水药。

龙胆草 3g	山栀 10g	柴胡 3g	当归 10g
夏枯草 10g	川黄柏 3g	苍术 6g	苡仁 10g
苦丁茶 10g	山药 10g		7 剂煎服

二诊,1991 年 11 月 8 日诊。

药已进服 7 剂,分泌物少些,左耳作胀,有时还有些痒,偶有针刺感。

检查:左鼓膜浑浊,隐性穿孔在前上方,尚干燥。舌薄苔,脉平。

医案:水剂龙胆泻肝,获效也感满意。脓积中耳,虽然引流特殊,但其理符于外科,宗外科处理。

金银花 10g	川黄柏 3g	菊花 10g	地丁 10g
蚤休 10g	苍术 6g	陈皮 6g	半夏 10g
土贝母 10g	甘草 3g		7 剂煎服

三诊,1991 年 11 月 22 日诊。

又进7剂无疗效。分泌物未见减少,仍有胀感,胀甚则有沉甸感,偶而针刺感仍然。

检查:耳部检查同上诊。舌薄苔,脉平偏细。

医案:取清肝有效于前,不能以清肝有效于后,盖病程进展,证有不同,刻舟求剑,事难允许。取用二妙加味,更味同嚼蜡。以理推揆,分泌之物,总是败津腐液产物,二妙无效,良以治标而未及其本。治本之药可取培土健脾,以控制分泌。若分泌物有时出现锈色,则稍参清解。

党参10g	升麻3g	白术6g	茯苓10g
陈皮6g	半夏6g	山药10g	金银花10g
地丁10g	甘草3g		7剂煎服

四诊,1991年12月10日诊。

六君加升提药之后,脓液已少,痒也不多。一贯耳内之胀难除(过去一胀即有脓,这次胀而无脓)。左侧颈部有紧张感,伴有胀痛。

检查:左耳同上诊,干燥。舌薄白苔,脉平。

医案:渗液得扶正而涸敛,症属于虚。刻下左颈牵制,已投石有路,酌取四物。

升麻3g	党参10g	白术6g	鸡血藤10g
茯苓10g	陈皮6g	当归10g	络石藤10g
白芍6g	丹参10g		7剂煎服

五诊,1992年1月17日诊。

药已进21剂,脓涸干燥期竟然达匝月之久,为过去所未有。唯左颈之胀改善不多。

检查:耳内已干燥。舌薄苔,脉平。

医案:对症之药,不宜更章,只能深入。左颈牵制,迟迟难去,似可酌改一二。

| 升麻3g | 党参10g | 紫河车10g | 白术6g |
| 茯苓10g | 陈皮6g | 怀山药10g | 地丁10g |

枳壳 6g　　　　甘草 3g　　　　　　　　　7 剂煎服

案四

刘某,女,26 岁。1992 年 1 月 10 日初诊。南京手表厂。

童年时右乳突曾做乳突根治术,但渗液不涸,竟为十七八年之久。分泌物为脓性样黄色,有较浓的臭味,偶有血迹。失听,鸣声多样(有高有低),头痛域在右侧。左耳听力下降,偶有轻度眩晕。

检查:右耳手术后潮湿不干,未见充血。左鼓膜严重内陷,已不成为卵圆形,中央有钙化点两块,标志消失。舌薄苔,脉细。

医案:术后分泌难涸,可宗《外科理例》之"溃疡首重脾胃"论治;头痛之作,良以痛域在于少阳之故,治可顾及柔肝。可取参苓白术合逍遥。左耳貌似未予兼顾,但疏肝益脾之剂,定能余泽共享及之矣。

党参 10g　　　白术 6g　　　茯苓 10g　　　焦苡仁 10g
山药 10g　　　柴胡 3g　　　当归 10g　　　白蒺藜 10g
菊花 10g　　　甘草 3g　　　　　　　　　　7 剂煎服

二诊,1992 年 2 月 21 日诊。

上方累进 21 剂,杂乱无章的多种耳鸣已减少、减轻。唯存沸水样之鸣,病耳脓无,左耳反而有分泌物,头痛轻而眩晕作。

检查:两外耳俱干燥。舌薄苔,脉细。

医案:邪去身安,正充邪避,斯言殊合本症。仍步原方,继续调理。

党参 10g　　　白术 6g　　　茯苓 10g　　　白蒺藜 10g
山药 10g　　　当归 10g　　　菊花 10g　　　制首乌 10g
川芎 3g　　　　甘草 3g　　　　　　　　　　7 剂煎服

三诊,1992 年 4 月 3 日诊。

上药进 14 剂,鸣声又减轻一些,鸣声为沸水待开之际。头痛在枕部,像有一根筋牵掣着。左侧咽部有异物感,颈部及四肢肌肉抽筋感。

　　检查:两耳干燥。舌薄苔,脉细。

　　医案:益气柔肝,十分恰当,但补诉综合则似处方太崇于气,而忽略于血矣。改八珍。

党参 10g	白术 6g	茯苓 10g	鸡血藤 10g
山药 10g	当归 10g	白芍 6g	宣木瓜 10g
丹参 10g	白蒺藜 10g		7 剂煎服

小　　结

　　慢性化脓性中耳炎,中医称之为"脓耳"。干师对本病的治疗,主张一是认真清除耳道脓性分泌物,洁净耳道;二是外用药直达病所;三是辨证论治求本。辨证论治除全身辨证外,还重视局部辨证。他治本病,对脓液黄稠而有气味者,认为多为肝胆湿热,常以龙胆泻肝汤化裁;对长期流少量稀薄脓液者,认为属外科的疮疡范畴,为脾土虚衰,从脾论治,常用香砂六君子汤、参苓白术散、补中益气汤之类;对虽无脓液溢出,但查见中耳腔潮湿长期不干,穿孔的鼓膜不能生长者,多用知柏地黄丸或二妙丸之类治之。

　　对本病通过 X 光线摄片检查,诊为胆脂瘤性中耳炎,干师仍主张手术治疗。

　　干老外治本病,用加味黄连滴耳液和黄柏滴耳液。

　　对本病更重要的是注意平时保护,一是不能侵入生水,二是避免感冒,切勿擤涕过分用力。

渗出性中耳炎

案一

胡某,男,17 岁。1991 年 7 月 9 日初诊。南京。

两耳憋气已 3 周,右重左轻,偶有阵发性失听。一向鼻塞难通。匝月来严重,因感冒而加重,听力下降,自声增强。

检查:鼻粘膜充血,有分泌物潴积。两鼓膜轻度下陷,右侧光锥移位。舌薄苔,脉实。

医案:感冒徘徊匝月不去,手太阴肺经之伏邪亦不言而喻。王孟英谓"肺经之结穴在耳中,名曰笼葱。"良以外邪循经犯耳使然,宗《温热经纬》"耳聋治肺"之法。

麻黄 3g	杏仁 10g	荆芥 6g	路路通 10g
菖蒲 3g	桔梗 6g	桑叶 6g	荷叶一角
防己 6g	甘草 3g		7 剂煎服

二诊,1991 年 7 月 16 日诊。

药进 7 剂,时越匝周,憋气改善,左耳明显,右耳木然。失听一半已消,自声增强者也基本正常。鼻塞仍然难通,平时鼻子经常出血,在紧张、疲劳之后更为多见

检查:鼻粘膜充血,两耳如前。舌薄苔,脉平。

医案:加味三拗汤不辱使命,所求者俱得矣。再扫余波,改取升清开窍。

升麻 3g	葛根 6g	菖蒲 3g	路路通 10g
防风 6g	太子参 10g	桑白皮 10g	桔梗 6g
六一散 12g			7 剂煎服

三诊,1991 年 8 月 3 日诊。

感冒告失,两耳憋气又进一步改善,残余者所存无几。刻下鼻腔干燥感,近来出过 4 次血,量不多(过去常出血,出时量多)。

检查:鼻腔干燥少液,立特氏区严重充血、粗糙。鼓膜下陷。舌薄苔,脉平有劲。

医案:耳病憋气,两治而接近恢复。唯鼻衄又来,良以内则肺经积火;外则祝融施虐,荣血受逼,上越而逆行矣。治当则倾注于衄,取凉营止衄。

黄芩 3g	桑白皮 10g	丹皮 6g	赤芍 6g
生地 10g	山栀炭 10g	金银花 10g	青蒿 10g
麦冬 10g	白茅根 10g	西瓜翠衣一团（自加）	
			七剂煎服

案二

宣某,女,14 岁。1992 年 1 月 26 日初诊。南京。

睡鼾鼻塞从小即有,今罹感冒 20 多天,刻已趋向痊愈。但左耳憋气 1 周,前 3 天穿刺抽出 0.5ml 潴积液,听力无甚变化,自声增强。近来鼻塞严重,乞灵于麻黄素液。

检查:右鼓膜轻度下陷,光锥移位,左侧鼓沟严重环状水肿、充血鲜红。鼻粘膜淡白。舌薄苔,脉小弦。

医案:诸恙悉属慢性,刻下主在急症耳病。主诉则显然系卡他性中耳炎,检查则大有急性鼓沟炎见症。急则治其标。

龙胆草 3g	黄芩 3g	山栀 10g	夏枯草 10g
川黄柏 3g	苍术 6g	菊花 10g	苍耳子 10g
桑叶 6g	甘草 3g		2 剂煎服

二诊,1992 年 1 月 28 日诊。

药进两剂,自觉经过良好,疼痛一度加重,幸即缓解。听力尚可,自声下降。

检查:左耳内环状肿胀已消失,鼓膜斑状充血,不充血处呈珍珠色,严重处殷红,次红者一般。舌薄苔,脉弦。

医案:节外之枝,似告平息。渗出之炎当然又升登主位。者番裁方,扫荡外耳之炎情,控制中耳之积液。

菊花 10g	金银花 10g	夏枯草 10g	川黄柏 3g
苍术 5g	半夏 6g	天竺黄 6g	陈皮 6g
苦丁茶 10g			3 剂煎服

三诊,1992 年 1 月 31 日诊。

经过良好,听力正常,自声消失。但夙恙鼻塞不通,为时 10 年左右,入冬必作,因之新邪去而宿疾来,现在天天乞灵于血管收缩剂。同时增殖体至今尚未萎缩为患,入睡鼾鸣。

检查:左鼓膜充血基本消失,但尚未正常,下陷。增殖体丰满。舌薄苔,脉平。

医案:鼻病祸延于耳,耳咽管之暗渡陈仓。耳疾去而鼻病曝露,诚属以暴易暴,病已转移,证亦不同。刻下重点,注目于增殖之腺体。

昆布 10g	海藻 10g	白芷 6g	山豆根 6g
防风 10g	胆南星 3g	菊花 10g	大贝母 10g
挂金灯 5g	苦丁茶 10g		7 剂煎服

案三

凡某,男,20 岁。1992 年 8 月 7 日初诊。扬州。

客岁 5 月感冒之后开始耳中憋气,听力下降,取用穿刺,俱有积液抽出。抽液七八次之多。所苦者,抽后不久又积。现在每当抽出之后听力可暂为提高一时。近来听力又下降,耳内有憋气感,自声增强。

检查:右鼓膜充血,伴以 8 个针刺小红点。舌薄苔,脉平。

医案:渗出卡他,迹近乎中医之痰饮,为时已久,六君子汤主之。不过一旦积液内干,听力更形不济。

党参 10g	白术 6g	茯苓 10g	白芥子 6g
陈皮 6g	半夏 6g	菖蒲 3g	天竺黄 6g
苦丁茶 10g	甘草 3g		7 剂煎服

二诊,1992 年 8 月 18 日诊。

药进 7 剂,自感十分舒服,唯听力又下降一些。憋气消失,自声改善。

检查:右鼓膜充血已无,下陷而有菲薄感。舌薄苔,脉平。

医案:坤德一厚,积液自干。以中耳炎而论,告痊在即,不过重听一时难愈。

党参 10g	白术 6g	茯苓 10g	焦米仁 10g
陈皮 6g	山药 10g	菖蒲 3g。	白芥子 6g
路路通 10g	甘草 3g		7 剂煎服

案四

杨某,女,56 岁。1992 年 9 月 15 日初诊。南京烟草公司。

3 年多前,因乘坐飞机而患"航空性中耳炎",从此即无宁日。刻下主症为两耳以右侧为主的憋气,听力下降,自声增强,有时作痛,咽鼓管不通,耳觉沉重,头脑失之清醒。咽干失润,喜饮水求润,欲冷饮,清嗓频频而无痰。右下颞颌关节疼痛伴胀,张口假性强直。耳鸣(右)如蝉啸,拒绝外来噪音。

检查:两鼓膜内陷,左重右轻菲薄。舌薄苔,脉细。

医案:大气压之骤然突变,气必损伤,伤久则气耗而虚,治当扶正理气。但右侧颞颌关节之作痛,启合失利者,则又是风邪新侵而来,事属标、本两证,岂能混合言治。只能先取疏风,再求治本。

荆芥炭 6g	防风 6g	羌活 6g	独活 6g
丝瓜络 10g	苏叶 10g	陈皮 6g	桑枝 6g
油松节 6g	白芷 6g		7 剂煎服

二诊,1992 年 9 月 22 日诊。

上方已进 7 剂,右耳疼痛已轻,张口假性僵直改善许多,憋气仍严重,故而重听及自声增强当然存在难去。喉咽情况、耳鸣情况,俱无进展,鼻塞不通。

检查:耳如上诊。鼻粘膜干涩少分泌液。舌薄苔,脉细弦。

医案:诸病芸芸,仅疼痛得止,总感收获不多。者番拟取升清通窍之法。

葛根 6g	菖蒲 3g	防己 6g	路路通 10g
乌药 6g	木香 3g	青皮 6g	落得打 10g
桔梗 6g	甘草 3g		7 剂煎服

小　　结

渗出性中耳炎,中医称之为"耳胀、耳闭、耳聋"。本病多因感冒或某种原因造成咽鼓管开口水肿闭塞,使中耳腔形成负压而产生渗出液。干师认为这种败津乃是中医的"痰饮"。

本病初期若鼓膜穿刺,可抽吸到淡黄稀薄水样分泌液,属风邪犯肺,邪闭笼葱,治宗"耳聋治肺"之理,取三拗汤加味。日久中耳腔渗液逐渐变粘稠,抽吸出的粘液常起粘丝,治以化痰通窍为主,用王氏二陈汤加减。

航空性中耳炎,是因乘坐飞机,使鼓膜内外的气压急骤变化而陡然发病,属中医的气滞,治当调整气机为要,干师特设一方,名曰升清流气饮,药有升麻、柴胡、木香、乌药、青皮、蔓荆子、苏叶、大腹皮等。

耳源性眩晕症

案一

华某,男,49 岁。1991 年 11 月 5 日初诊。南京。

20 多年高血压。近两个月前左耳突发失听,伴以哄鸣及眩晕。经过各种治疗,诸症减轻,但爬楼梯、看电视仍有飘飘然感。听力未见回升,耳鸣音调有高有低,外来噪音大多由右耳传导到左耳,听到后有烦躁感。舌薄黄腻苔,舌质透紫气,脉劲而滑。

医案:王隐君治耳以消痰;王清任治耳以破瘀。今也,私淑二王。

胆南星 3g	陈皮 6g	法半夏 6g	竹茹 10g
当归尾 10g	赤芍 6g	泽兰 6g	桃仁 10g

红花 6g 　　　　菖蒲 3g 　　　　　　　　　　7 剂煎服

二诊,1991 年 11 月 22 日诊。

中药已进 14 剂,看电视、下楼梯时的飘飘然感已消失。耳中哄鸣稍降低,拒绝外来噪音也似乎对高频的噪音好些。

检查:舌薄白苔,边有齿痕,脉弦。

医案:取用二王手法,获效似有立竿应桴之得。去疾务尽,即使矫枉过正,亦属无伤。

胆南星 3g 　　　竹沥 6g 　　　　陈皮 6g 　　　　红花 6g

桃仁 10g 　　　天竺黄 6g 　　　泽兰 6g 　　　　丹参 10g

当归尾 10g 　　菖蒲 3g 　　　　　　　　　　　7 剂煎服

三诊,1991 年 12 月 6 日诊。

药进 10 剂,鸣声又低沉一些,对外来噪音的反感,已不若过去的敏感。唯感这次进药不及初诊。舌苔白腻苔(自认有受凉感冒),脉大乏力。

医案:列御寇行云之感,已一去而不复返。鸣响渐趋卑微,拒噪也不若曩昔之过敏。证已由实转虚。治亦随证而呼应。

熟地 10g 　　　山药 10g 　　　天竺黄 6g 　　　丹参 10g

当归 10g 　　　白芍 6g 　　　　山萸肉 10g 　　红花 6g

川芎 3g 　　　　菖蒲 3g 　　　　　　　　　　　7 剂煎服

案二

姚某,男,25 岁。1992 年 11 月 12 日初诊。南京。

今年中秋,眩晕陡作,但尚能活动,耳无鸣无聋。继见泛恶作呕,眩晕加重,如坐舟船或天翻地覆之感。刻下眩晕仍较重,但泛恶已轻。视物有抖动感,进食作呛,言语有木讷感,吞咽似有困难。大便秘结,小便日行四五次,时有困难感,头无痛而昏沉。

检查:两眼球轻度震颤,血压 150/90mmHg。舌苔白腻滑润,中央有老黄苔,脉平有数意,有时有歇止。

医案:肝风痰浊,两相困扰,虽然急发之期已过,但依然余威不熄。治当熄肝风,祛痰浊。

决明子 10g	菊花 10g	夏枯草 10g	钩藤 10g
竹沥夏 6g	胆南星 3g	白僵蚕 10g	枳壳 6g
天竺黄 6g	当归 10g		4 剂煎服

二诊,1992 年 11 月 16 日诊。

药进 4 剂,无效。舌苔已化,现呈薄苔,脉平。

医案:纵然断语"无效",但从一切观察,已有春回大地之象。坚守前方,稍稍出入一二。

决明子 10g	石决明 20g	菊花 10g	胆南星 3g
夏枯草 10g	竹沥夏 6g	枳壳 6g	僵蚕 10g
天竺黄 6g	象贝母 10g	干地龙 10g	14 剂煎服

三诊,1992 年 12 月 14 日诊。

药进 18 剂,诸症基本消失,一切行动状态一如常人。唯尚有些头位急促旋转时及大量运动时有晕感。舌薄苔,脉平有弦意。

医案:承赐锦旗铭谢,殊感汗颜。盖区区效益实出古贤之遗产也。今拟养营补血中寓以扫荡残余之肝阳。

熟地 10g	当归 10g	川芎 3g	白蒺藜 10g
白芍 6g	菊花 10g	枸杞子 10g	天竺黄 6g
夏枯草 10g	石决明 20g		7 剂煎服

案三

姚某,女,44 岁。1993 年 2 月 19 日初诊。江都市。

向来两耳有憋气,哄响。去年年底陡然两耳哄响加重,出现眩晕,一动作呕。当时诊断为"美尼尔氏综合征"。经过治疗,逐渐改善。刻下右耳失听,伴以鸣响,鸣声乍大乍小,阵发性憋气,能接受外来噪音。

检查:外耳道及鼓膜正常。舌薄苔,脉细。

医案:眩晕虽除,鸣聋尚在,虚也。常规补肾,求效崇脾。同时清阳失举之象,略事提升。初诊前医裁方,殊合逻辑。今后取药,竟可随证。

柴胡 3g	升麻 3g	黄芪 10g	党参 10g
山药 10g	百合 10g	白术 6g	茯苓 10g
破故纸 10g	甘草 3g		7 剂煎服

二诊,1993 年 3 月 16 日诊。

药进 21 剂,耳中憋气消失。鸣响之声依然不绝于耳,曾有一个时期中减轻一点。舌薄苔,脉细。

医案:方已对证,效出迟迟者,症之顽也。步原旨深入。

黄芪 10g	党参 10g	山药 10g	山萸肉 10g
当归 10g	葛根 6g	白术 6g	破故纸 10g
茯苓 10g	丹皮 6g	甘草 3g	7 剂煎服

案四

刘某,女,45 岁。1993 年 3 月 2 日初诊。光学仪器厂。

眩晕一月有余,过去也曾有过,但为时短暂。今作不愈,左耳鸣叫。能接收外来噪音,有时突有沉重感,伴以泛恶。

检查:有轻度眼球震颤。舌白腻苔,脉细而弦。

医案:痰浊久困,未得一清。方取化浊消痰一法。

陈胆星 3g	陈皮 6g	藿香 10g	佩兰 10g
姜半夏 6g	苏子 10g	菖蒲 3g	枳实 6g
焦苡仁 10g	甘草 3g		7 剂煎服

二诊,1993 年 3 月 10 日诊。

药进 7 剂,眩晕明显减轻,耳鸣缓解,泛恶接近消失。头顶部出现紧张感,两腿乏力无劲。

检查:测血压 125/90mmHg。眼球震颤消失。舌薄苔,脉左平右细。

医案:痰浊渐清,虚象似露端倪。裁方逐渐向扶正靠近。

太子参 10g	白术 6g	茯苓 10g	陈皮 6g
法半夏 6g	蝉衣 3g	菖蒲 3g	料豆衣 10g
夏枯草 10g	罗布麻 10g		7 剂煎服

三诊,1993 年 3 月 30 日诊。

又进 21 剂,血压已正常,眩晕还有偶然一作,常呈闪电性。右耳哄哄而鸣,量不大,调不高。两腿已有力一些。现以百会为中心头痛,如重物压着感。

检查:眼球震颤已没有。舌薄苔,脉细弦。

医案:曩昔以内伏湿浊,只能醒脾中扶正。刻下残邪告清,可以取潜阳育阴矣。

桑叶 6g	菊花 10g	白蒺藜 10g	熟地 10g
山药 10g	茯苓 10g	建泽泻 6g	丹皮 6g
当归 10g	川芎 3g		7 剂煎服

小　　结

耳源性眩晕症,多与膜迷路积水有关,为一种内耳的非炎性疾病。临床表现为眩晕,觉四周什物旋转,一侧耳鸣,听力下降,眼球震颤,恶心呕吐,不稳定感(不平衡),发病突然。

干师对本病的治疗,从"痰、肝、肾"三者论治。痰有痰火与痰湿之分。痰火以半夏天麻白术汤合龙胆泻肝汤化裁,常用天麻、法半夏、陈皮、茯苓、竹茹、黄芩、夏枯草、龙胆草等。痰湿,与脾的关系较密切,治之常用药有党参、白术、茯苓、山药、苡仁、陈皮、半夏、六曲等。肝阳者,宜平肝熄风、滋阴潜阳,用天麻钩藤饮加减,常用药有天麻、钩藤、石决明、桑寄生、黄芩、夏枯草、怀牛膝、杜仲等。偏于肝风者加龙骨、龙齿、牡蛎;偏于肝火者加龙胆草、丹皮。肾虚者,常用杞菊地黄丸或大补阴丸加减。

干师治疗本病的另一绝招,那就是验方。该方从归脾汤衍变而来,主要用于轻型眩晕症。药物组成为山药、当归、五味子、酸枣仁、桂圆肉等,其效甚佳。已被上海眼耳鼻喉科医院作为美尼尔氏病的常用有效药。

耳 部 杂 病

耳 闭 气

案一

周某,男,50岁。1991年7月2日初诊。民航局。

两耳堵塞,右重左轻,已有半年。听力无异常,自声增强。鼻亦欠通畅。

检查:两鼓膜俱有疤痕收缩样改变。舌薄苔,脉细。

医案:听宫阻塞,查无异常,脉舌相参,诚恐气怯阳借而致。取益气升阳法。好在血压偏低,更觉合式。

柴胡 3g	升麻 3g	菖蒲 3g	路路通 10g
党参 10g	白术 6g	山药 10g	益智仁 10g
百合 10g	丹参 10g		7 剂煎服

二诊,1991年7月16日诊。

进药10剂,两耳憋气,仍在半塞之中。头昏沉及头皮发麻,自声增强,两目迷糊等症,依然踟蹰不去。而且口中作苦而干,多饮喜凉。舌薄黄苔,脉平。者番裁方,强调化浊。

藿香 10g	佩兰 10g	白术 6g	茯苓 10g
升麻 3g	葛根 6g	菖蒲 3g	车前子 10g
防己 6g	六一散 15g		7 剂煎服

三诊,1991年7月23日诊。

又进7剂,仍然无效,一切症状依然。舌薄黄苔有腻感,脉细。

医案：初诊益气升清以"无效"定论；复诊升清化浊亦以"败北"告终。如此时令，如此脉苔，如此症情，尚难以常规（指益肾法）应付。再宗《杂病广要·诸气论》之"唯在一气耳"应付。再作一次周旋。

乌药 6g	木香 3g	菖蒲 3g	枳壳 6g
青皮 6g	防己 6g	蝉衣 3g	大腹皮 10g
路路通 10g	六一散 15g		7 剂煎服

案二

秦某，女，34 岁。1991 年 10 月 22 日初诊。金湖县。

两耳憋气，两鬓作胀，两眶胀而视物模糊，头脑昏沉，齿龈作胀且衄，共有两个多月。纳谷不香，失眠主在上床入睡之时，多梦，胸闷失畅，经来退后，全身疲乏无力，畏寒多汗。舌薄白苔，舌质有紫气，脉来沉细而弦。

医案：肝阳上亢，脾气中衰。《临证指南医案》中叶天士所谓"木乘土"迹近于斯。治当柔肝益脾。至于齿衄与失眠，不必另作处理，盖脾土一健，摄血有权而自安也。

柴胡 3g	白芍 6g	白蒺藜 10g	菊花 10g
茯苓 10g	山药 10g	太子参 10g	六曲 10g
陈皮 6g	甘草 3g		7 剂煎服

案三

魏某，男，40 岁。1991 年 8 月 27 日初诊。南汽。

为时两月右耳憋气、耳鸣，起于俄顷之间。作自我吹张及鼓膜按摩，作用不大。诊断为"卡他性中耳炎"，用抗菌素治疗后似乎好些，憋气改善，但听力下降，自声增强。20 天前，鼓膜反下陷为膨胀。同时呼吸声可以听到，并有风箱样的呼声。有血压高病史。

检查：左右鼓膜菲薄，能随鼓气而内外扇动。舌薄苔，脉细。

医案:症状显于耳窍,病灶出于咽鼓管(即咽鼓管开口调节失常),古无方药,唯天真丸似可试用。

天门冬 10g	黄芪 10g	党参 10g	白术 6g
肉苁蓉 10g	茯苓 10g	百合 10g	当归 10g
益母草 10g	山药 10g		7 剂煎服

二诊,1991 年 9 月 10 日诊。

药进 14 剂,自诉大有好转。表现为风箱声消失,憋气畅通。但还有两症存在,第一,鼓膜仍然随鼓室之盈虚而或鼓或陷。第二,听力依然无回升迹象。舌薄苔,脉平。

医案:崇耳咽管异常开放症处理,幸而顽疾低头,事非易易,方既获效,当应乘胜追击。

黄芪 10g	党参 10g	天门冬 10g	肉苁蓉 10g
白术 6g	茯苓 10g	紫河车 10g	覆盆子 10g
当归 10g	百合 10g	山药 10g	7 剂煎服

先天性耳瘘管继发感染

案四

杭某,男,8 岁。1991 年 7 月 16 日初诊。南京。

右耳以久病而于今春手术,同时将先天性耳瘘管也手术切除。从此经常以瘘管作俑,再三复发。刻下最近一次复发脓泄而敛。

检查:右侧外耳道潮润,瘘管泄脓后的疤痕隆起而潮红,耳轮满布湿疹,充血、渗液。右颈扪到黄豆大淋巴结二三枚,无压痛。舌薄苔,脉实。

医案:中耳炎,病之源也;瘘管频频急发,症之本也;耳外湿疹,症之标也。炎暑已届,正是剧发之令。事可标本之症、新旧之恙同时兼顾。

| 山栀 10g | 黄芩 3g | 白鲜皮 10g | 豨莶草 10g |

白术 6g   碧玉散 12g   7 剂煎服

黄柏粉蜜调,外敷局部。

二诊,1991 年 7 月 30 日诊。

右耳瘘管之患初告结束。但耳中尚在渗脓,肌表浅在性糜烂渗液。舌净,脉平。

医案:耳脓未涸,皮蛀正酣,当此酷暑时令病也,从清化为治。

金银花 10g   菊花 10g   豨莶草 10g   白鲜皮 10g

青蒿 10g   苍术 5g   地肤子 10g   绿豆衣 10g

六一散 12g   5 剂煎服

黄柏滴耳液,滴耳。

三诊,1991 年 8 月 9 日诊。

瘘管外口,又见隆起,轻度充血。舌薄苔,脉平。

医案:瘘管又在鼓脓,但脓量奇多,傍无炎势。拟予清解以观察。

川黄连 3g   川黄柏 3g   大贝母 10g   白芷 6g

陈皮 6g   天花粉 10g   半枝莲 10g   甘草 3g

                           5 剂煎服

青黛散,麻油调敷。

案五

毛某,女,10 岁。1991 年 8 月 5 日初诊。南京。

右耳先天性瘘管,经常急性发作。两年前做过手术,一度平稳。两月前又化脓发作。

检查:右耳轮脚处有一珠子样突起,光透有阴影。舌薄苔,脉平。

医案:瘘管本非炎症,藏垢纳污之后,则成疡矣。一度开刀,恨未根治。今取中医"充正以祛邪"手法,冀其管在而不炎。如其再度发炎,则不能不乞灵于操刀之一割。

生黄芪 10g   太子参 10g   金银花 10g   白芷 6g

大贝母 10g　　　白术 6g　　　　甘草 3g　　　　7 剂煎服

耳　廓　炎

案六

王某,女,28 岁。1991 年 6 月 25 日初诊。省保险公司。

右耳廓厚肿发热,触痛者已半年。起因可能由眼镜架过紧受压导致,在此期间一直在病态中度过。刻为发作之际,疼痛减轻,新添作痒.余无不适,稍感疲劳。

检查:右耳轮肥厚,皮肤红赤,有灼热感,柔软,透光清澈,无阴影。舌薄苔,脉实。

医案:败津腐液,渗潴耳轮,浆液性耳软骨膜炎,病逾半载。刻下肌表作痒且红,殊恐转化为化脓性耳软骨膜炎。急于消炎,希其免于破溃。

川黄柏 3g　　　苡仁 10g　　　苍术 6g　　　　白芷 6g
防风 6g　　　　陈皮 6g　　　　金银花 10g　　半枝莲 10g
蚤休 10g　　　大贝母 10g　　　　　　　　　　3 剂煎服
玄明粉 30g,水溶后湿敷局部。

二诊,1991 年 6 月 28 日诊。

药进 3 剂,红肿热痛明显减轻及消失。

检查:右耳肿退红消,但与健侧对比尚感较厚一些。舌薄苔,脉平。

医案:诸邪外泄,刻下情况乃系《内经》所谓"营气不从,逆于肉理",当然疏和气血为是。清解之品仍宜续取。但以耳轮为人身气血罕到之处,不能再取苦寒。

金银花 10g　　地丁 10g　　　菊花 10g　　　大贝母 10g
当归 10g　　　川芎 3g　　　　陈皮 6g　　　　炒苡仁 10g
白芷 6g　　　　六一散 12g　　　　　　　　　5 剂煎服
玄明粉,继续溶水湿敷。

案七

陈某,女,58 岁。1991 年 6 月 27 日初诊。浙江。

去年中秋,右耳耳轮红赤肥厚,疼痛灼热,偶有针刺样感觉,用抗菌素而平复。当时无全身症状,时逾一周,再度发作,其红肿热痛四大症一如前者,也用各种抗菌素,而逐渐告痊。后又多次复发,处理反应及后果一如前者。但右侧也有波及,此后至今常常乍轻乍重。刻下常感耳胀而木然,似乎有一股"气"在里面流窜。伴有萎缩性胃炎(轻度)。大便偏干;血压偏低;入冬有些畏寒。

检查:两外耳道(-),耳轮轻度肥厚、充血(晦黯型),尚柔软,透光未见异常。颈部未扪及淋巴结。划测试验(-)。舌薄苔映黄,舌下静脉轻度郁血,舌质偏胖,脉平偏细。

医案:诸症表现,事非丹毒,更非过敏。即以耳软骨膜炎而言,浆液无浆液,化脓无溃破,更难冠以斯名。证则显然,女子七七绝经已逾多年,营衰血怯,事在意中;加之当时风热屡扰,络血瘀滞于近四末之端、气血罕至之处的耳轮。治当养营活血,参以清热,但切忌苦寒以致"血遇寒则泣"之流弊。

红花 6g	桃仁 10g	归尾 10g	大贝母 10g
赤芍 6g	丹皮 6g	丹参 10g	紫地丁 10g
金银花 10g	白芷 6g		5 剂煎服

玄明粉 30g,水溶后湿敷局部。

二诊,1991 年 7 月 21 日(信函诊治)。

顷接来翰,谓"红肿程度有所减轻,充血淡化,气肿亦有收敛缩小感觉"。纵然五诊不全,诉难倾意。唯初见疗效,反应较佳,则事可肯定。中医治"证"不治病,似难凭意悬臆。顽疴奇症,初获转机,对于有效之方,大有"施朱嫌赤,施墨嫌黑"之慨。唯以根据"乍轻乍重"一言,是否久病气虚?拟原方中酌加生黄芪10g,以探进止。

玄明粉如前续用。亦可取太乙紫金锭(为小儿腹泻的内服药)用水磨浓液,外敷。如嫌片刻即干者,加些稀释的蜂蜜即可。

外 耳 道 炎

案八

沈某,女,38 岁。1992 年 11 月 3 日初诊。省财政厅。

右耳外道霉菌感染已 3 年,作痒及分泌粘液。1 个月前右耳剧痛,呈跳跃性,流脓之后疼痛即止。但脓由多渐少,听力下降,自声由增强而到现在消失。向有慢性咽炎,昨起干痛而有粗糙感,痒而致咳。

检查:右外耳道有脓性分泌物存在,鼓膜穿孔不明显,骨部及软骨部皮肤角化。咽峡充血红艳。舌薄苔,脉细。

医案:中耳之炎进入式微阶段,霉菌感染尚无向愈倾向,今也并而治之。

川黄柏 3g	苍术 6g	夏枯草 10g	金银花 10g
蚤休 10g	地丁 10g	豨莶草 10g	白鲜皮 10g
地肤子 10g	苦丁茶 10g		7 剂煎服

加味黄连油膏,外用涂耳道。

二诊,1993 年 1 月 8 日诊。

时逾两月又五天,进药 10 剂。自感稍有好转。右耳疼痛消失,但分泌物仍有,已很少。仍有痒感,听力自诉"稍有提高"。咽干狂饮,不择温凉。大便偏干,咽痒而咳者俱消失。

检查:右耳外道欠干燥,充血已无。咽部充血消失。舌薄苔,质胖,脉细。

医案:纵然进药一曝十寒,但诸症确大有好转。再拟扶正祛邪治法,药可采取维持之量,即隔日 1 剂。

升麻 3g	党参 10g	白术 6g	白扁豆 10g
茯苓 10g	山药 10g	百合 10g	夏枯草 10g
玄参 10g	甘草 3g		7 剂煎服

医案

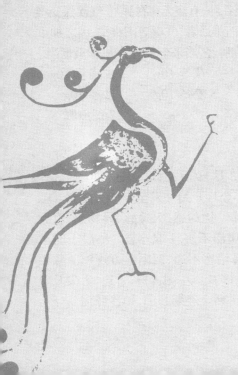

慢 性 咽 炎

案一

张某,女,39 岁,1991 年 7 月 12 日初诊。台湾。

咽部干痛,波及环唇起燥,有时两目也感干而痒,左重右轻,已历 3 年。在疲乏及天气骤变时或多言之后倍形严重。干时思饮以润,水求温者。痒甚而干咳,有痰液能咯,鼻腔右侧时难通气,在平卧时重些,左耳有时憋气或钝痛。

检查:咽后壁轻度污红,咽峡小血管树枝样显露。舌薄苔,脉弦而细。

医案:绛帐传经,势必多言,言多则损气,气损则伤津,津伤则干,于是柔痒致咳,痰潴喉头。考津伤有三:在肺在肾在脾,今也饮而求温水,有痰,古训"有声无痰在肺,有痰无声在脾"。气候骤变难以适应者,脾虚连锁卫虚;鼻塞而难通者,气虚清阳难举,因之加重者,阴盛而阳气更衰,等等。主在脾经,当采李东垣手法,似最惬当。

党参 10g	白术 6g	茯苓 10g	白扁豆 10g
山药 10g	石斛 10g	麦冬 10g	沙参 10g
桔梗 6g	甘草 3g		7 剂煎服

案二

何某,女,44 岁。1990 年 8 月 29 日初诊。南京油嘴厂。

咽头不适已多年。从去年今日开始一发至今即无痊意。咽部、鼻腔、鼻咽部一片干燥疼痛。烧灼感、火辣感、异物感,直到近来难咽干食及频频清嗓。痰涕不多且难外豁。早晨干时求饮,中午虽干拒饮,喜温。右鼻堵塞不通,两眶上方疼痛。频频打呃,清晨脘胃作胀睡眠很差,多梦。左侧舌根、舌边、舌尖及上腭也疼痛,以言语作痛而不想讲话。经期超前,怕冷膝痛。

检查:咽峡充血不明显,小血管扩张。咽后壁向前凸出,鼻咽腔未见病变。舌薄苔,质胖而嫩,中央有纵行裂痕一条,长1.5cm,作痛。脉细弦。

医案:质禀藜藿之体,肝旺脾衰,脘胀作于寅卯,东方木旺而然。叶天士认为肝木一旺,势必侮土,土被侮而衰,则宗气难充卫气难固,故而畏冷不温。脾土一衰,则升化精微无权,当然咽鼻干燥。考一般干燥必求水润而今则拒饮,可知已有别于真正津液之枯。再求鉴于舌象,质胖而嫩,脾虚无疑,中有沟裂,事属脾阴不足。总之证情复杂,只能宗李东垣治土手法。仿叶天士柔肝扶土理论裁方,姑拟参苓白术散合逍遥散,未知效否?

白术 6g	柴胡 3g	白芍 6g	白扁豆 10g
丹皮 6g	党参 10g	茯苓 10g	怀山药 10g
佛手 6g	甘草 3g		7 剂煎服

二诊,1991 年 8 月 3 日诊。

去年方药间断服用,自感很好。现在主症,从鼻咽为重点,旁及舌根、耳、目、环唇,奇干如裂,伴以疼痛及烧灼感。

检查:咽(−)。鼻(−)。两耳鼓膜严重下陷。舌薄苔,脉细。

医案:旱魃作祟两年,日趋严重,前者颥顸疯狂之际,即稍稍苟安。刻以水退火来,再度严重,治以填坎益水。

生地 10g	熟地 10g	山药 10g	女贞子 10g
泽泻 6g	茯苓 10g	丹皮 6g	旱莲草 10g
乌梅 10g	知母 10g		7 剂煎服

案三

赵某,男,60 岁。1991 年 8 月 21 日初诊。本院。

咽干狂饮,独甚于子夜,喜热饮,已有 9 个月。有时作痛,喉间如有异物,诚如《巢氏病源》所谓"吞之不下,吐之不出"。多稠痰难咯。

检查:咽峡弥漫性充血(红艳型),小血管扩张。舌薄白苔,舌质红,脉细。

医案:痰为火之标,火为痰之本。加之赋体丰腴重湿,更是易于生痰,治当清火化痰。但既谓是火,何以饮独求热,此陈远公所谓"同类相亲"之故。

生地 10g	木通 3g	竹叶 10g	天竺黄 6g
灯心草 3g	白茅根 10g	桔梗 6g	川贝母 10g
瓜蒌仁 12g	玉泉散 20g		7 剂煎服

二诊,1991 年 8 月 28 日诊。

咽干已润多多,疼痛极微,唯异物感总难消失。稠痰亦少。

检查:咽峡充血已淡,小血管扩张依然。舌薄苔,脉平偏细。

医案:痰火一清,诸恙悉减,余威尚在,再步原旨。唯以药后半小时中脘有不舒之感,稍稍调整一二。

原方去玉泉散,加芦根 30g,7 剂煎服。

案四

杨某,女,43 岁。1991 年 9 月 11 日初诊。铁路局。

病咽喉者已七八年之久。6 年前两度言而无声,经本科治愈。刻下主症为咽喉奇干,甚至有撕裂感,口水下咽不利,水亦难润,呈进行性发展。皮肤也有干燥感及痒感。

检查:咽后壁淋巴滤泡散在性增生,少津。舌薄苔,脉细。

医案:喉需液养,咽赖津濡。咽而奇干,津液之失养可知,同时肌肤干燥而痒,亦为营血失其灌溉而然。津血同源,同荣共辱,病似两宗,证出一源。取培土生金,金旺生水,水源一充,津血向荣矣。

太子参 10g	茯苓 10g	山药 10g	当归 10g
白扁豆 10g	沙参 10g	麦冬 10g	玉竹 10g
绿豆衣 10g	黄精 10g		7 剂煎服

二诊,1992 年 4 月 8 日诊。

去年进药 35 剂,诸症俱除。刻下咽又有干感。裂痛感已没有,饮水可润。偶有痒感,一痒即咳,咳而无痰。

检查:咽后壁淋巴滤泡散在性增生。舌薄苔,边有齿痕,脉细。

医案:多年慢喉痹,宗《内经》"喉咽干燥,病在脾土"处治,以四君作核心,增液汤作辅翼。

党参 10g	白术 6g	茯苓 10g	沙参 10g
麦冬 10g	玄参 10g	川黄柏 3g	知母 10g
玉竹 10g	甘草 3g		7 剂煎服

三诊,1992 年 4 月 24 日诊。

咽部干燥善饮,作痒不显,幸咳也不多。咽部异物感存在。

检查:咽壁稍润。舌薄苔,脉平。

医案:津枯液竭,失养于咽,取六君加增液作标本兼顾之计。

太子参 10g	茯苓 10g	山药 10g	百合 10g
白扁豆 10g	麦冬 10g	沙参 10g	生地 10g
天花粉 10g	玄参 10g	芦根 30g	7 剂煎服

案五

贡某,男,59 岁。1991 年 6 月 28 日初诊。扬州。

经服清心润喉中药 8 剂,咽头干涩明显缓解,但仍不能疲劳与多言,故而清晨最为舒适,两侧颌下区与颈侧的紧张也更减轻,痰仍不多,精神仍有疲怠感。

检查:咽后壁粘膜感滋润一些,小血管仍然暴露。舌苔稍化一些,脉平。

医案:彷徨于治脾治肾途中,取用张聿青轻清轻养手法,大有所持者狭,而所得者奢之慨。殊感满意,当然踊进。

生地 10g	竹叶 10g	白茅根 10g	石斛 10g
沙参 10g	麦冬 10g	山药 10g	白扁豆 10g
玄参 10g	芦根 30g	甘草 3g	7 剂煎服

二诊,1991 年 8 月 14 日诊。

在此期间二度高潮又起,四日前入院治疗。当时以时感之扰,予以轻清宣化之剂,反应良好。刻下仍然以干燥为主。但不急于求饮,两侧扁桃体有胀感,无痰,晨时上午较轻,下午加重,不耐多言。12日纤维喉镜检查:"会厌无水肿,喉面稍充血。声带肥厚,闭合尚可。室带超越,披裂表面小血管扩张"。

医案:咽喉骈病,主在于干,干来于燥,燥以津液失养失濡所致。治当培土补脾,以助其精微生化之源,惜乎时临泽国与暑季之因,故而先以清化徘徊周旋。刻下时临金秋,已可凭辨证裁方。取培土手法,但以血管暴露严重,不能不参以清心。

生地 10g	木通 3g	丹皮 6g	太子参 10g
赤芍 6g	茯苓 10g	山药 10g	白扁豆 10g
桔梗 6g	佩兰 10g	甘草 3g	5 剂煎服

三诊,1991 年 8 月 21 日诊。

发音仍枯涩而低,喉头干燥及紧张感,但不思饮。

检查:软腭,咽后壁小血管网布而红艳;声门除前连合之前未暴露,所见声带肥厚欠清白,运动可,闭合尚佳;室带增生,充血(晦黯型);披裂轻度肥大。舌薄苔,质紫,脉平。

医案:脾失坤德之厚载,且心火较旺,上诊取方以导赤作核心,但进步姗姗,殊难惬意。看来治干途径仍需振作戊土,以冀生化精微,上供灌溉之需,但"喉关情同海棠叶背"(引《喉科指掌》语,即小血管扩张),则清心之品尚未可撤除。

太子参 10g	白术 6g	茯苓 10g	山药 10g
白扁豆 10g	木通 3g	丹皮 6g	赤芍 6g
金银花 10g	仙茅 6g		5 剂煎服

四诊,1991 年 8 月 27 日诊。

说话轻松一些,吞咽时的异物感仍有些,干燥变化不大,两颌下颈部紧张感依然。

检查:咽后壁污红,软腭小血管严重增生。舌根部厚腻苔,前薄腻苔,脉平偏软。

医案:心火偏旺依然,湿浊又来干扰,再从清心,旁及化浊。所谓化浊,寓之于脾土一健其浊自除。

太子参 10g	白术 6g	茯苓 10g	木通 3g
白茅根 10g	赤芍 6g	藿香 10g	佩兰 10g
金银花 10g	六曲 10g		5 剂煎服

五诊,1991 年 10 月 12 日诊。

上方共进 17 剂,经过平稳。干涩、不适感明显改善,发音也有轻松之感,音调尚可,音量奇小,音色、音域接近正常。每值多言、疲劳则加重。

检查:咽后壁淋巴滤泡增生,大部分粘膜萎缩无改善现象,干而少津(方才多讲几句话)。声带肥厚,室带尚有增生感,闭合佳,运动佳。舌薄腻苔,脉右平左细。

医案:"士别三日"喉恙进步殊佳,咽则驻足不前。刻下裁方,主在生津养血,当以生化精微。盖精微化津,事属治本,一也;音量卑微,中气内怯,非振脾气不可,二也;舌有薄腻苔,则忌滋粘厚补,三也。

太子参 10g	黄芪 10g	白术 6g	茯苓 10g
白扁豆 10g	山药 10g	石斛 10g	沙参 10g
麦冬 10g	桔梗 6g	六曲 10g	7 剂煎服

案六

史某,女,41 岁。1991 年 7 月 19 日初诊。电视台。

咽部觉有"肿""胀"及异物感。口唇经常脱皮,有时刷牙时泛恶。

检查:咽后壁粘膜萎缩、污红,右扁桃腺窝中有潴留的脏物。舌薄苔,脉细。

医案:禀赋迹近藜藿,情绪缺乏稳定,加之阴津内枯,咽喉失其濡养,致咽头不舒、喉有鲠介。治当缓肝之急,润咽养阴。

甘草 3g	小麦 12g	大枣 5 枚	生地 10g

玄参 10g	麦冬 10g	沙参 10g	金银花 10g
芦根 30g	桔梗 6g		5 剂煎服

二诊,1991 年 8 月 27 日诊。

异物感已似有似无,胀感消失,环唇干裂剥皮者改善良多。但近又再度有蠢然之态,手心灼热。

检查:咽后壁淋巴滤泡增生,已收敛一些,萎缩者也潮润一些。舌薄苔,脉细弦。

医案:累进中药 28 剂,疗效满意。唯近来又有环唇之恙蠢然再来之感。良以立秋已临,金气一旺而然。原旨难改,再添一润。

甘草 3g	小麦 12g	大枣 5 枚	生地 10g
川黄柏 3g	知母 10g	麦冬 10g	乌梅 10g
沙参 10g	芦根 30g		7 剂煎服

案七

谢某,男,80 岁。1991 年 7 月 13 日初诊。

咽病半月,主为疼痛,至今稍有减轻,虽伴干燥,而不严重。求饮以润,水喜温。偶有痒感,幸不致咳,有痰而量少,能外咯。伴有颈椎综合征及轻度萎缩性胃炎。

检查:咽后壁及软腭部小血管严重怒张暴露,其色红艳,两侧索轻度肥大。鼻咽部后端似有萎缩感。舌前半无苔,后半厚腻,脉细濡。

医案:高龄杖朝耋耄,阴津之内槁可知。匝月泽国梅天,湿浊之重亦不言可喻。内侧津枯生燥,燥甚化热;外则阴霾困束,伏热难宣,蛰邪难撤而咽痛当然。久久难愈,正以内火之旺。哥窑纹(注:中医术语,指小血管扩张而言)红而且多,疼而且干,同时外湿充斥,故证兼虚实。治当养阴清火,但碍于湿,如予理湿必伤于津。矛盾枘凿之处,只能化湿而不伤津,养阴而不助湿之中以求。

藿香 10g	佩兰 10g	车前草 10g	木通 3g

白茅根 10g	竹叶 10g	绿豆衣 10g	灯心草 3g
桔梗 6g	金银花 10g	六一散 12g（荷叶包刺洞）	

5 剂煎服

二诊,1991 年 7 月 17 日诊。

药进 5 剂,咽干及痛俱已减轻,在此期间未作过痒,咳亦告息。

检查:咽后壁严重的小血管扩张暴露,明显改善,充血消退,两侧索在隐约中,后半舌苔在化,前半由无苔而转有苔。脉左平右细。

医案:取轻清轻养,淡渗保津中取得疗效,尚称满意。者番裁方,稍稍倾向于养。

太子参 10g	白术 6g	茯苓 10g	六曲 10g
白扁豆 10g	木通 3g	竹叶 10g	山楂 10g
绿豆衣 10g	六一散 12g（荷叶包刺孔）		

5 剂煎服

三诊,1991 年 7 月 22 日诊。

又进 5 剂,疼痛已接近消失,干燥之感基本得润,咳亦不复重来,腹已知饥。

检查:咽后壁小血管已不明显,充血全部消失。舌厚苔全化,微有薄苔,脉细。

医案:诸般不适,药进告除。以时临酷暑,例应扫尽残邪,所谓“去疾务尽”之意。此外每当进餐之际,经常清涕滂沱,良以人到高年。今取药不宜过补、过敛,只能轻描淡写求之。

太子参 10g	白术 6g	茯苓 10g	山药 10g
白扁豆 10g	玄参 10g	山楂 10g	六曲 10g
绿豆衣 10g	木通 3g	六一散 12g	10 剂煎服

案八

张某,男,36 岁。1991 年 7 月 23 日初诊。地矿所。

两年多来咽头疼痛,有时伴烧灼感,近两三个月来一切加重,清嗓频频,作干而多饮求润,喜温饮。

检查:咽后壁淋巴滤泡团状增生,部份粘膜已萎缩,以致污红十分严重,充血呈弥漫性红艳型。舌薄苔映黄,脉实。

医案:《喉科心法》指重症慢性喉痹之"喉如网油"者,即指此而言。其所以然者,因循病久使然。刻下虽非急发,良以水乡泽国之灾,湿困于前;人暑高温之热,火逼于后,终成离火炎炎,坎水更枯而然。取用刘河间手法,重恃清火。

黄芩 3g	山栀 10g	金银花 10g	青蒿 10g
佩兰 10g	藿香 10g	菊花 10g	芦根 30g
白茅根 10g	玉泉散 20g		7 剂煎服

二诊,1991 年 7 月 30 日诊。

药进 7 剂,疼痛及烧灼感明显减轻,干燥也滋润多多。近来矢气多。

检查:咽后壁充血依然较甚,其它无变化。舌薄苔,脉大。

医案:纵然明显改善,实则不过症状减轻,而非"疾病"之愈。原方尚可续用 1 周。

原方加六曲 10g,7 剂煎服。

案九

杜某,男,34 岁。1991 年 7 月 26 日初诊。五十五中。

病起一月前感冒之后,从此即痰多,有时附丽难咯之感,稍感疼痛及干燥感,不耐多言。

检查:咽峡慢性轻度充血而红艳,小血管扩张,后壁淋巴滤泡增生。舌薄苔,舌体胖边缘有齿痕,脉细。

医案:病固仅仅匝月之久,但发轫之初,正当涝霉水湿之际,邪被湿困,难泄难清。病至后期,酷暑无情,汞柱临高难降,炎炎之火,烁此内伏湿邪,那得人能康健及咽病告失?证属实火及伏邪交炽而致。对伏邪用疏;对离火用清。

桑叶 6g	薄荷 5g	金银花 10g	黄芩 3g
菊花 10g	连翘 6g	白茅根 10g	天竺黄 6g
芦根 30g	桔梗 6g	甘草 3g	西瓜翠 30g
			7 剂煎服

二诊,1991 年 8 月 6 日诊。

药进 14 剂,痰量减少,疼痛减轻,豁痰亦爽。唯干燥仍然,而且不耐多言。

检查:咽后壁淋巴滤泡变化不大。但充血消失,暴露的小血管轻淡一些。舌少苔,胖意仍有,脉细。

医案:一疏一清于先,今也邪将云去,轻清轻养紧随,既扫残邪而资康复。

太子参 10g	茯苓 10g	生地 10g	玄参 10g
绿豆衣 10g	百合 10g	麦冬 10g	沙参 10g
芦根 30g	甘草 3g		7 剂煎服

三诊,1991 年 8 月 30 日诊。

一度多言诸症陡然加重。刻下主症,咽左有些疼痛与堵塞,虽然明显减轻而尚有干燥,异物感始终存在,不耐多言。

检查:咽后壁淋巴滤泡极度增生,小血管暴露。舌薄苔,脉细。

医案:宗气之不充,故而不耐多语;精微之难化,当然咽喉失舒。所谓药者正是矫正诸弊。

党参 10g	白术 6g	茯苓 10g	白扁豆 10g
黄芪 10g	山药 10g	麦冬 10g	玄参 10g
白茅根 10g	甘草 3g		7 剂煎服

四诊,1991 年 9 月 13 日诊。

咽痛基本上已没有,干燥日趋滋润,异物感残存一些,但在多言之后可增加。

检查:咽部充血及小血管暴露已全部消失,咽后壁淋巴滤泡增生尚未平复。舌薄苔,脉细。

医案:始取除邪,终崇益气,慢性咽炎已登瘥门。不过临秋开学,春风育人,必然多言多语,只能自控节劳。至于裁方,步踵原法。如能认真进药,复杯在即。

黄芪 10g	党参 10g	白术 6g	茯苓 10g
百合 10g	山药 10g	石斛 10g	麦冬 10g
知母 10g	甘草 3g		7 剂煎服

案十

吴某,男,43 岁。1991 年 8 月 2 日初诊。南京。

去年 4 月急喉风,进仙方活命饮而告痊。从此即经常疼痛,有些干与痰,每次高峰时即有发烧等等。今天在平稳阶段。

检查:咽峡弥漫性充血艳红,两侧索肥大。舌薄苔,脉平。

医案:咽峡飞丹,长期存在,五志之火内燔。喉咽之恙长在,取河间手法,清之。

川黄柏 3g	知母 10g	黄芩 3g	金银花 10g
菊花 10g	芦根 30g	白茅根 10g	玄参 10g
桔梗 6g	甘中黄 3g		7 剂煎服

二诊,1991 年 8 月 20 日诊。

药进 20 剂,疼能得减,干燥潮润,较为满意,唯有时还有干与痛出现,总之症已好转,但难于稳定。舌薄,脉象同前。

医案:祝融旱魃,以清火之剂而俯首,当然踵进原旨。唯有为病时久,无坎水之后盾,清亦难图全功。者番裁方,拟取河间清火,再参丹溪滋阴,所谓借助于军稚。

川黄柏 3g	知母 10g	黄芩 3g	生石膏 30g
金银花 10g	麦冬 10g	生地 10g	女贞子 10g
白茅根 10g	旱莲草 10g	甘中黄 3g	7 剂煎服

案十一

黄某,男,33 岁。1991 年 8 月 4 日初诊。丹阳吕城。

10 年前摘除扁桃体后，经过良好。今年 3 月急性咽喉炎后，即疼痛至今未歇。伴以两侧发胀，干燥而不思水润。稍有烧灼感，偶有痒感。频频清嗓运动。两侧耳根有时沁痛。

检查：咽后壁淋巴滤泡增生，部分粘膜萎缩少液，污红充血。舌薄腻苔，脉弦。

医案：烁土熔金，六淫之热外伤；心烦肝郁，七情之火内燔。内外之火互焚，津液之水告槁，槁则干，干则燥，燥更助火之威。宗刘河间学说处理。唯今有轻微感冒，待告痊后进服此方。

生地 10g	竹叶 10g	白茅根 10g	夏枯草 10g
菊花 10g	金银花 10g	川黄柏 3g	绿豆衣 10g
知母 10g	芦根 30g	西瓜翠一团（自加）	

7 剂煎服

二诊，1991 年 8 月 16 日诊。

干燥烧灼感及耳根沁痛，有所改善。咽痛伴胀依然，痒已消失。在甲状软骨部很不舒服，予以揉抚似可好些。

检查：咽后壁粘膜萎缩，充血已轻。舌薄苔映黄，脉平。

医案：浮邪已去，清火已不必需。再予轻清轻养作以补益之桥梁。

生地 10g	玄参 10g	天花粉 10g	芦根 30g
茅根 10g	沙参 10g	陈皮 6g	僵蚕 10g
桔梗 6g	甘草 3g		7 剂煎服

三诊，1991 年 9 月 13 日诊。

药进 14 剂，干燥异物感已消失。但咽痛咽胀及耳根仍痛，甲状软骨部不舒服也依然未消失，加抚揉即舒服一些。

检查：咽后壁大面积萎缩仍然，充血消失。舌薄苔映黄，脉平。

医案：漫漫征途，初见进步。仍宜清养，并需坚持。

| 生地 10g | 玄参 10g | 天花粉 10g | 络石藤 10g |
| 芦根 30g | 沙参 10g | 麦冬 10g | 丹参 10g |

桔梗 6g　　　　甘草 3g　　　　　　　　　　7 剂煎服

四诊,1991 年 11 月 5 日诊。

诸恙在上午若失,晚上以一日劳累而又有些。

检查:咽后壁大面积萎缩,稍稍滋润一些,已不充血。舌薄苔,脉细。

医案:虽然痊途遥远,久药总可覆杯。盖舍药治之外,一无他径可走。如嫌进药麻烦,或可取用维持之量,即隔天进药。

生地 10g　　　熟地 10g　　　川黄柏 3g　　　知母 10g
乌梅 10g　　　麦冬 10g　　　沙参 10g　　　芦根 30g
黛蛤散 20g　　甘草 3g　　　　　　　　　　7 剂煎服

案十二

吴某,男,44 岁。1991 年 8 月 14 日初诊。省级机关。

咽头作干已两年,时重时轻,求饮可润,水喜温热,疼痛也由干燥引起,有时发音失泽。受凉、多言、疲乏时加重。容易疲劳,多饱呃,大便稀薄,已有数年之久,便中有食物残渣。耳鸣阵发性,对噪音无所畏。今天适为急性期第 4 天。

检查:右侧扁桃腺上有两个潴积性囊肿,咽后壁粘膜严重萎缩,充血红艳。舌薄腻映黄苔,脉平偏细。

医案:津亏无液而燥气生,此病之证也。第今值急性之期,只能舍本而求标。

桑叶 10g　　　菊花 10g　　　金银花 10g　　连翘 6g
蝉衣 3g　　　白茅根 10g　　桔梗 6g　　　甘草 3g
大青叶 10g　　　　　　　　　　　　　　　　5 剂煎服

二诊,1991 年 8 月 23 日诊。

急性高潮幸已消失,素向顽症一如上述。补诉疲劳后睾丸下垂。

检查:声带肥厚,右侧活动欠佳。两室带严重增生,右侧已覆盖于声带上 2/3,左侧前半声带、室带及披裂一片充血较严重,色晦黯。舌薄腻苔,脉平。

医案:喉、咽同病,俱非细芥之恙,来之以渐,去更迟迟。拟取理气化瘀,佐以培土益气。至于干燥、疼痛,虽然未予药物之治,但正以瘀去气顺而连锁改善。

三棱 6g	莪术 6g	桃仁 10g	乌药 6g
当归尾 10g	枳壳 6g	泽兰 6g	党参 10g
赤芍 6g	落得打 10g		7 剂煎服

三诊,1991 年 11 月 1 日诊。

八月处方连进 21 剂,当时似乎有所好转,因而辍药 20 天,幸而未见倒退回潮。

检查:右声带活动已正常,但出现梭缝,而且隙裂颇宽。室带增生有所收敛。一片充血稍稍减轻。舌薄腻苔,脉平。

医案:效方中断,殊感遗憾。尚无回潮,可庆幸。检查所见诸症减轻,而出现梭缝,多少有以暴易暴之叹。治法踵上原旨。

三棱 6g	莪术 6g	桃仁 10g	鸟不宿 10g
当归尾 10g	枳实 6g	泽兰 6g	天竺黄 6g
赤芍 6g	蝉衣 3g		7 剂煎服

案十三

夏某,男,68 岁。1991 年 8 月 23 日初诊。南京客车厂。

微痛在咽喉,一讲话更加重。干燥善饮喜温。常作清嗓,已一年半,四季皆然。

检查:咽峡咽后壁小血管扩张网布。舌薄苔,中央剥脱,脉小弦。

医案:身告退休,心更操劳,终至心阴暗怯,心火上炎。取清心益心骈治。

生地 10g	竹叶 10g	木通 3g	灯心草 3g
连翘 10g	金银花 10g	玄参 10g	麦冬 10g

　　白茅根 10g　　柏子仁 10g　　　　　　　　7 剂煎服

　　二诊，1991 年 9 月 3 日诊。

　　药进 7 剂，疼痛在不讲话时已没有，干燥依然。

　　检查：咽峡潮红减轻，余如上诊。舌薄苔，中央斑剥处已不平滑，脉小弦。

　　医案：纵然进步蹒跚，但以区区药力而赢得改善，反应不能不称速。上方益心阴，泻离火，看来尚属中的之矢，紧步原旨。

　　柏子仁 10g　　莲子肉 10g　　生地 10g　　木通 3g
　　白茅根 10g　　芦根 30g　　　麦冬 10g　　玄参 10g
　　知母 10g　　　竹叶 10g　　　　　　　　　7 剂煎服

　　三诊，1991 年 11 月 5 日诊。

　　上方累进 28 剂，疼痛消失殆尽，残存无几。已不干燥，不耐多言者也已稍稍延长一些。

　　检查：咽峡及后壁还有轻微的充血。舌薄苔，脉平。

　　医案：重恃清心，离火之炎始告式微。但其去迟迟，再步原旨。

　　生地 10g　　　木通 3g　　　竹叶 10g　　　白茅根 10g
　　芦根 30g　　　知母 10g　　　川黄柏 3g　　　桔梗 6g
　　甘草 3g　　　　柏子仁 10g　　　　　　　　　7 剂煎服

　　四诊，1991 年 11 月 15 日诊。

　　又进 7 剂，残痛告失，干亦接近滋润。唯昨撄感冒，故而咽病又受激惹。

　　检查：咽峡轻度充血（红艳型）。舌薄映黄苔，脉平。

　　医案：帆顺痊途，横遭感冒。但以邪不严重，而加之于正气渐充之体，谅来即可覆杯。先进今朝方药，5 剂后再进原方。

　　桑叶 6g　　　菊花 10g　　　金银花 10g　　薄荷 5g
　　连翘 6g　　　杏仁 10g　　　桔梗 6g　　　　甘草 3g
　　板蓝根 10g　　　　　　　　　　　　　　　　5 剂煎服

案十四

蒋某,男,25 岁。1991 年 10 月 21 日初诊。南京纺织。

1 年前以感冒受凉而后遗咽炎。干燥并不求饮,伴以难用词语表达的不舒服,有时有异物感。清嗓,胸闷失畅,叹息始安片刻。怕冷,容易感冒,入冬鼻塞。

检查:扁桃腺(双)Ⅱ度,咽峡充血,右颌下区扪到指头大淋巴结 1 个。舌薄苔,舌体瘦但有齿痕,脉细。

医案:张元素所谓"满坐皆君子,小人自无容身之地",宗此而裁方。

党参 10g	白术 6g	茯苓 10g	白扁豆 10g
山药 10g	玄参 10g	金银花 10g	百合 10g
枳壳 6g	甘草 3g		7 剂煎服

二诊,1991 年 11 月 5 日诊。

药进 14 剂,基本上无所进步,怕冷好些。─┼─4 齿酸楚。

检查:咽峡充血已无,扁桃腺Ⅱ度。─┼─4 齿叩痛。舌薄苔,脉平。

医案:正气一充,诸邪逊色,咽部效益似不明显,但内科症状似较占先,原旨再进。如扁桃腺巍然不动者,可考虑摘除。异功散主之。

党参 10g	白术 6g	茯苓 10g	陈皮 6g
百合 10g	山药 10g	昆布 10g	桔梗 6g
海蛤粉 15g	甘草 3g		7 剂煎服

三诊,1991 年 11 月 21 日诊。

药累进 28 剂,咽干明显缓解,不舒服感也有所减轻,清嗓动作基本上已没有,胸膺闷感所存极微。─┼─4 齿酸感未除,畏寒情况已改善很多。

检查:扁桃体(右)Ⅱ(左)Ⅰ度,咽峡充血减轻。舌薄苔,脉平。

医案：初投异功散，见效平平，非药无效，量未及也。继服原方（稍事增损），其效颇著，乃药力达病灶矣。效方不更，古有明训。

党参 10g	白术 6g	茯苓 10g	白扁豆 10g
山药 10g	麦冬 10g	沙参 10g	山豆根 5g
芦根 30g	甘草 3g		7 剂煎服

案十五

石某，女，38 岁。1991 年 11 月 15 日初诊。南京工艺厂。

自扁桃体摘除后，经常嘶哑，经治之后，已两年未发作。刻下初冬又以寒冷之袭，而喉头奇冷，匝颈不温，疼痛如刀刺，嘶哑，咳嗽，痰一般而清。下肢寒冷，大便最近有干结，鼻咽口咽部作干，求饮喜热，腰部也胀下坠，多汗。以上症状过去也有，但不若现在明显。

检查：咽后壁干枯，粘膜有萎缩感；淋巴滤泡散在性增生。声带肥厚，欠清白。舌薄苔，脉大。

医案：气怯于中，寒袭于外，同时正以中虚寒贼而伴以感冒。温养扶正事属亟需，但刻下则先宜清彻浮邪，盖"标"证急于"本"证。

防风 6g	荆芥 6g	前胡 3g	柴胡 3g
杏仁 10g	独活 6g	桂枝 3g	象贝 10g
甘草 3g	生姜 2 片		5 剂煎服

二诊，1991 年 11 月 19 日诊。

奇冷缓解，咳嗽仍然，颜颡之干稍润，发音转亮朗，但不耐多言。汗已少，有疲乏感。

检查：咽后壁如上诊，感到滋润一些。声带肥厚，稍有几处轻度充血，运动好，闭合好。舌薄苔，脉细。

医案：治标以获效而终止；治本已时届而开端。取参苓白术散加减。

党参 10g	白术 6g	茯苓 10g	白扁豆 10g
山药 10g	杏仁 10g	陈皮 6g	仙鹤草 10g
百合 10g	甘草 3g		7 剂煎服

三诊,1991 年 12 月 3 日诊。

奇冷稍解,在活动时仍然多汗。颃颡干涩已在下午方作。多言之后即导致痒与咳。发音已正常,但下午差些,疲乏未能振作,多瞌睡,下肢冷加重。

检查:咽后壁仍然粘膜萎缩,不充血。声带仍感肥厚、充血仅仅左侧尚有残留,闭合好。两室带活跃。舌薄滑腻苔,边有齿痕,脉细。

医案:藜藿之质,荏弱之躯。气怯而阳衰,中虚而坤德难厚。幸药不嫌补,性不拒温,总有图强之日。

黄芪 10g	党参 10g	白术 6g	绿豆衣 10g
茯苓 10g	山药 10g	赤芍 6g	仙灵脾 10g
仙茅 6g	百合 10g	甘草 3g	7 剂煎服

四诊,1991 年 12 月 10 日诊。

药进 7 剂,奇冷渐温,下肢亦温些。汗出一症仍然。颃颡干涩,有所改善。但依然还要出现瞌睡,较前改善。精神稍有振作。

检查:咽后壁粘膜稍稍滋润一些。舌薄白苔,质胖嫩淡红,脉细。

医案:取用温补,诸恙俱获效益,或谓咽头干燥,滋阴之不暇,用温求润,是否为抱薪之救火?非也。干出津枯,津从精微化生而来。脾不生化,津从何来?所以滋阴为浇枝润叶,培土乃灌根溉柢,原方踵进。

黄芪 10g	党参 10g	白术 6g	白扁豆 10g
茯苓 10g	山药 10g	仙茅 6g	仙灵脾 10g
百合 10g	甘草 3g		7 剂煎服

五诊,1991 年 12 月 27 日诊。

药进 33 剂,自发性冷感已好些,但一遇寒冷背部又失舒下坠,两膝凉冷。颠颡干燥得进一步缓解,痰在晨起有些,出汗仅在活动之下有些。

检查:发言正常,咽后壁萎缩正在恢复、红润中。舌薄苔,舌体胖嫩,边有齿痕,脉细。

医案:治途平坦,效果亦较满意,例应加重温阳之品,惜乎咽干而又不敢提颖。再宗前旨,力求进展而稳健。

黄芪 10g	党参 10g	白术 6g	白扁豆 10g
茯苓 10g	山药 10g	麦冬 10g	紫河车 10g
仙茅 6g	甘草 3g		7 剂煎服

案十六

范某,男,30 岁。1991 年 11 月 26 日初诊。南湖。

喉头异物感已 5 个月,近来加重,口腔、咽喉干燥异常,求水以润,喜凉,而且愈冷愈舒服。鼻子与齿龈出血,反复发作已 4 个月,出血时量多。入秋之后鼻孔中烧灼如冒火。以喉头不舒而导致枕部为中心的头痛,睡眠不佳由于咽鼻的病痛而导致。

检查:鼻粘膜干而轻度充血,中隔右侧有崎突。咽后壁小血管扩张。舌薄腻苔,脉平。

医案:鼻塞头痛,出血而中隔有突起,当然考虑为崎突之为患,但毕竟崎非庞然,毋事重点着眼。退析诸症,殊有肺经伏火,火旺劫津则干,干甚则清道失濡而难以滑润则介介然鲠矣。火旺逼血,则衄作。治当清金清肺,作射马擒王之策。

黄芩 3g	桑白皮 10g	金银花 10g	丹皮 6g
赤芍 6g	白茅根 10g	芦根 30g	玄参 10g
沙参 10g	麦冬 10g		7 剂煎服

二诊,1991 年 12 月 3 日诊。

药进 7 剂,喉头异物感已消失,唇燥已润,口干减轻。齿鼻两衄已无,鼻中冒火减轻。但鼻塞继来,清涕也增多。枕部之痛依然。除在鼻子通气好时,睡眠可改善。

检查:鼻腔干燥少液。舌薄苔,脉平。

医案:一药而诸证霍然,但欲知"药来神效,必有反复"。总之,焰然之火式微,清火养阴之法紧随,方为得策之治。

桑白皮 10g	黄芩 3g	生地 10g	玄参 10g
路路通 10g	百合 10g	麦冬 10g	菖蒲 3g
北沙参 10g	菊花 10g		7 剂煎服

案十七

蔡某,男,18 岁。1991 年 11 月 26 日初诊。中山陵。

咽部起于童年,扁桃腺已摘除,但从此急性咽炎发作频繁,每次急发病程较长,非 1 个月难愈。这次发作于 9 月份而仍无向愈迹象,表现为疼痛肿胀,有痰,咳嗽。鼻翼经常肿胀,不红不痛,鼻腔内干燥。两耳偶然阵发,深部疼痛,右多左少。

检查:咽后壁淋巴滤泡团块状增生,咽峡弥漫性充血、艳红。耳(-)。鼻(-)。舌薄腻罩黄苔,脉平偏细。

医案:耳疼似乎由咽痛导致(舌咽神经痛);鼻病怀疑"风注"(巨型荨麻疹)之流,暂姑不加关注。咽病淹缠,良以正怯于中,浮邪一贼而难御使然。方以扶正中寓以解毒。

党参 10g	白术 6g	茯苓 10g	白扁豆 10g
山药 10g	金银花 10g	桔梗 6g	板蓝根 10g
玄参 10g	土牛膝 10g	甘草 3g	7 剂煎服

二诊,1992 年 2 月 14 日诊。

药累进 21 剂,咽痛一度消失,两耳深部之疼,亦随之告失,近 3 天又出现咽部作痛,幸而无异感。但两眼不舒,睑有胀感,无全身症状。

检查:咽后壁淋巴滤泡的增生迹近消失,咽峡轻度弥漫性充血。舌薄苔,脉平。

医案:病情平稳,日趋好境,唯以春旺于木,木气蠢动而祸延开窍之目也。治宜疏泄。

桑叶 6g	菊花 10g	金银花 10g	蝉衣 3g
桔梗 6g	蚤休 10g	连翘 6g	苍耳子 10g
甘草 3g			7 剂煎服

案十八

常某,男,36 岁。1991 年 12 月 10 日初诊。安装公司。

胆囊炎已六七年,幸发作不频繁,表现为右胁针刺感,今天不痛。支气管扩张已 10 年,客岁今年未发过。咽痛已半年,同时耳痛伴随,右侧轻左侧重。现在前两病已平稳无发作迹象,后两病乍轻乍重。

检查:咽后壁轻度污红,双外耳道(-)。舌薄苔,脉小弦。

医案:咽主地气而属阳明,阳明伏热,当然循经上犯,于是干也痛也俱来;厥阴、少阳之脉环耳。肝失条达,在郁结之下,痛亦阵作。治当疏肝清胃。其所以咽痛耳痛相随者,可能与舌咽神经有关。

柴胡 3g	夏枯草 10g	菊花 10g	白茅根 10g
芦根 30g	玄参 10g	蚤休 10g	延胡索 10g
没药 3g	枳壳 6g		7 剂煎服

二诊,1991 年 12 月 20 日诊。

药进 10 剂,到第 8 剂开始疼痛明显减轻,现痛感还有一些,唯新增耳中胀感与痒感,咽头之干无改善,喉头似有痰样物潴积。

检查:咽后壁粘膜出现萎缩现象,耳(-)。舌薄苔,脉平有弦意。

医案:求润咽嗌之干,固属当务之急,但止耳中之痛,依然不能轻弃。法取原旨,稍稍倾侧于养津。

柴胡 3g	延胡索 10g	没药 3g	佛手 5g
天花粉 10g	玄参 10g	麦冬 10g	沙参 10g

桔梗 6g　　　　甘草 3g　　　　　　　　　7 剂煎服

三诊,1992 年 1 月 3 日诊。

疼痛基本消失,偶有一痛则两耳深部作胀。唯喉头奇干,而且似有粘痰附丽,食甜咸食则制干最有效。

检查:咽后壁粘膜萎缩。舌薄苔,脉平而细。

医案:主诉则痛去十之三四,但检查则仅去十之一二而已。来日方长,求其根治决难一索即得。

生地 10g　　　　玄参 10g　　　麦冬 10g　　　沙参 10g

乌梅 10g　　　　没药 3g　　　延胡索 10g　　　知母 10g

甘草 3g　　　　陈香橼 6g　　　　　　　　7 剂煎服

四诊,1992 年 1 月 17 日诊。

咽干缓解,但有异物感,清嗓频频。耳痛仅仅左侧偶一有之。药后脘胃部作胀,大便干结难解。

检查:咽后壁萎缩的粘膜稍有润意。舌薄苔,脉平。

医案:求荣萎缩之粘膜,乞灵生津之方药,事属正规之法。唯药后脘胀,大便干结,则改取"虚补其母"手法,方用白术,陶弘景目为生津之品。虽然有"二术不入喉门"之说,事可作为别论。津液一充,润之肺胃则咽干得润,润之大肠则大便正常。盖肺与大肠表里相关也。

太子参 10g　　　白术 6g　　　茯苓 10g　　　山药 10g

白扁豆 10g　　　山楂 10g　　　六曲 10g　　　麦冬 10g

天花粉 10g　　　沙参 10g　　　　　　　　7 剂煎服

五诊,1992 年 1 月 24 日诊。

刻下咽干,喉咽部告轻,而鼻咽部加重,剧痛之下左耳作痒作痛。异物感明显改善,脘胀消失,代之以嘈杂感。难解之大便稍感润滑一些。

检查:咽后壁已滋润一些。舌薄苔,脉平。

医案:旱魃踩躏之处,由喉咽上迁鼻咽,虽似以暴易暴,但毕竟趋向好转,不见乎萎缩之处日渐红活乎。其所以有烧灼之感,亦属由燥致火而然。《内经》谓:诸痛痒疮,皆属于心(火),耳之痛痒情出于斯。治再培土生金。金旺水沛。

白术 6g	党参 10g	茯苓 10g	白扁豆 10g
山药 10g	沙参 10g	麦冬 10g	荆芥炭 6g
芦根 30g	玉竹 10g		7 剂煎服

六诊,1992 年 1 月 31 日诊。

干燥感方面,不若初期处方有效。痰多,食欲反而激增,常有饥感。咽部烧灼感仍较严重。

检查:咽后壁粘膜萎缩,又较上诊严重。舌薄苔映黄,脉平。

医案:奇干不润,少阴之水难充,食欲反增,阳明之火偏旺。治则前方取培土生金,多少有迂回曲折,而远水难求之嫌,今取大补阴丸合玉女煎,作直捣黄龙之策。

川黄柏 3g	知母 10g	生石膏 30g	熟地 10g
生地 10g	麦冬 10g	甘中黄 3g	芦根 30g
乌梅 10g	玉竹 10g		7 剂煎服

案十九

陆某,男,42 岁。1991 年 12 月 31 日初诊。三十七中。

3 年以来,咽部有痛感,今年 8 月咽痛激增,咽头不舒,痰多,作干较甚,善饮不计温冷,稍有烧灼感频频急性发作,急发与稳定期的界限很模糊。近几天服用中药已缓解一些。

检查:咽后壁淋巴滤泡增生,部分粘膜萎缩。舌薄苔,脉平偏细。

医案:绛帐传经,谆谆之训更倍多于常人。前医取药,入情合理而效亦桴随。效不更方,古有常训。但在健脾方面,似可予以偏重,俾既顾荣枝茂叶而进一步灌溉根柢。

党参 10g	白术 6g	白扁豆 10g	山药 10g
青果 10g	玄参 10g	天竺黄 6g	沙参 10g
茯苓 10g	甘草 3g		7 剂煎服

案二十

张某,男,26 岁。1992 年 1 月 17 日初诊。南通。

咽病发轫于 1988 年之际,逮 1990 年之秋特别加重。从此乍轻乍重,偶亦"最佳状态"者可以苟安。平时主症,咽头失舒,偶有干燥。一经急发之际,疼痛激增。时有烧灼感。今天为这次急性发作的第 3 天。近来两次的发作,自觉由受凉所致。

检查:咽峡弥漫性充血,小血管扩张暴露。咽后壁部分粘膜萎缩。舌薄苔,脉平有弦意。

医案:慢性咽炎,病也;急性发作,又一病也;发作频繁,更一病也。处理此病,序分 3 步:第一清利咽喉;第二生津养液;第三力求巩固。病似啰唆,治却不难。唯治程较长,主在坚持耳。

桑叶 10g	菊花 10g	金银花 10g	连翘 10g
芦根 30g	白茅根 10g	玄参 10g	桔梗 6g
甘草 3g			7 剂煎服

二诊,1992 年 1 月 31 日诊。

药进 13 剂,急性症状消失殆尽。慢性的干燥,有时作痒,右侧有些疼痛感已趋主位。

检查:咽峡充血已减轻,小血管暴露减少,后壁污红。舌薄苔,脉平。

医案:第一步左券已操;第二步循序以进。唯时临春来,应顾及条达一等,渗透于生津养液之中。

荆芥炭 6g	生地 10g	玄参 10g	麦冬 10g
肥知母 10g	沙参 10g	桑叶 6g	桔梗 6g
炒川柏 3g	甘草 3g		7 剂煎服

三诊,1992 年 5 月 12 日诊。

上药进服至今未辍,干燥者已润,痒亦消失,颈左侧(咽部)稍微疼痛残存。但有时也能毫无感觉。

检查:咽后壁淋巴滤泡之增生存在而干涩,轻度充血(晦黯型）。舌薄苔,脉平。

医案:所欲之求,幸能尽得所获,不过查诊对照,远不若问诊之满意。者番裁方,志在扫尾,故而药量退守维持。

生地 10g	玄参 10g	麦冬 10g	川黄柏 3g
知母 10g	沙参 10g	桔梗 6g	天竺黄 6g
天花粉 10g	甘草 3g		7 剂煎服

四诊,1992 年 6 月 23 日诊。

取隔日一剂维持量,进药至今未辍,现在残存咽头左侧还有一些不舒服,干燥未能完全消失,故而饮水较多,水喜温烫。

检查:咽后壁干燥少液,稍有充血。舌苔薄腻,脉细。

医案:上已经治三诊,进药未辍,故而咽症日趋好转。治再宗步原旨,补脾阳与益胃阴熔于一炉。

党参 10g	茯苓 10g	白扁豆 10g	生地 10g
川黄柏 3g	知母 10g	南沙参 10g	麦冬 10g
乌梅 10g	甘草 3g		7 剂煎服

案二十一

黄某,女,43 岁。1992 年 1 月 24 日初诊。江宁县。

咽痛近 3 个月,始则咽部不适,不用劲吞咽时,有不流利之感,但进食正常。续之上腭作干口苦,得饮则解,喜温。现在不痛不痒,维持原状,新添异物感。涕多,往往逆吸而出。前几天涕中夹有血丝,刻已没有。

检查:咽后壁淋巴滤泡增生、污红,扁桃体(双)Ⅰ度。鼻中隔肥厚。舌薄苔,质胖,舌边有齿痕,脉细弦。

医案:《内经》有"咽喉干燥,病在土脾"和"心在味为苦"之语。前者坤德中衰,后者离火偏旺。取异功合导赤。

党参 10g	白术 6g	茯苓 10g	白扁豆 10g
山药 10g	陈皮 6g	竹叶 3g	灯心草 3g
生地 10g	甘草 3g		7 剂煎服

二诊,1992 年 3 月 20 日诊。

50 余天中进药 14 剂后,口苦消失,干亦好些,自以为痊愈而停药。唯不舒感至今存在。主为咽头有异物感,进食顺利。涕常逆吸而出与痰混合难分。

检查:咽后壁淋巴滤泡增生。舌薄苔,脉细。

医案:典型职业(教师),典型疾病,咽头失健,事在意中。凭诊凭察,取补中益气,旁佐滋养胃阴。

党参 10g	白术 6g	茯苓 10g	白扁豆 10g
山药 10g	百合 10g	苏子 10g	天竺黄 6g
桔梗 6g	甘草 3g		7 剂煎服

案二十二

马某,女,38 岁。1992 年 2 月 28 日初诊。奇芳阁饭店。

慢性咽炎已 10 多年,咽干狂饮。喜凉饮,有阻塞感,清嗓频频,有时喉作痒,痰多如涌,吐之不已,胸闷多嗳气。在疲乏、受凉、工作烦时,倍形严重,容易感冒。

检查:咽后壁粘膜已萎缩。舌薄苔,脉平偏细。

医案:脾气不升,阴霾上僭,则胃气不降而上逆,当然喉头鲠介。脾为生痰之本,脾阳不振,痰亦必多。脾主生化,失健则生化无权,津焉能充,液焉得沛。喉失所养,咽失所濡,哪得不干。宗《内经》"喉咽干燥,病在脾土"取治。

太子参 10g	白术 6g	茯苓 10g	山药 10g
白扁豆 10g	玄参 10g	麦冬 10g	花粉 10g
天竺黄 6g	桔梗 6g	甘草 3g	7 剂煎服

二诊,1992 年 3 月 17 日诊。

药进 14 剂,阻塞感缓解一些,痒亦改善一些。干则未有润意,唯嗳气反多。这几天奇寒,但没有感冒。

检查:咽后壁粘膜稍稍红润。舌薄苔,脉平。

医案:药进 14 剂,稍有效。例应原方踵进,唯者番干咳频频,不能不另加关注。

太子参 10g	白术 6g	茯苓 10g	陈皮 6g
天竺黄 6g	杏仁 10g	天花粉 10g	桔梗 6g
金佛草 10g	枇杷叶 10g	甘草 3g	7 剂煎服

案二十三

张某,男,49 岁。1992 年 2 月 28 日初诊。南京。

咽病史时逾 30 春秋,长期疼痛、干涩,有稀白痰,容易急发,而且一发即难愈。冬天必然加重,夏季平安。这次冬季循例发作,疼痛加重,稍有烧灼感,干燥不太求润于饮,作痒频繁,而干咳亦因之日作多次,稍有异物感。近来似有低烧。经常容易感冒,大便偏干,入冬怕冷。

检查:咽部后壁淋巴滤泡轻度增生,污红充血而干。舌薄黄腻苔粗糙而厚,脉细。

医案:本则脾衰土弱,运化精微无权,难充津液以濡养喉咽。标则痰浊内困,虽届升发之春,仍难外泄。刻下裁方,当然格守遗训,舍本而求标。

蝉衣 3g	桑叶 6g	薄荷 5g	荆芥炭 6g
藿香 10g	佩兰 10g	陈皮 6g	象贝母 10g
桔梗 6g	甘草 3g		7 剂煎服

二诊,1992 年 4 月 14 日诊。

药进 28 剂,诸症俱告衰退,即痒感也减少、减轻,舌苔化为薄净。饱食仍有些脘胃部气胀(比过去轻),低烧已清澈。

检查:咽后壁污红减轻,干者已润,舌薄白腻,脉平。

医案:匝月之药与病周旋,幸已湿浊渐清;治本之机荏临,取培土生金以益水。

太子参 10g	白术 6g	茯苓 10g	百合 10g
焦苡仁 10g	藿香 10g	玄参 10g	桔梗 6g
白扁豆 10g	甘草 3g		7 剂煎服

案二十四

姚某,男,50岁。1992年3月6日初诊。省煤炭物资供销公司。

咽病10多年,初发时剧痛难以入睡,后即愈而不正常。从此经常发作,屡作屡治,屡治屡作。这次发作已两个多月,主症为痛及异物感,进食正常,痰多色白,口不干。疲乏受凉可以加重。常有盗汗。

检查:咽峡充血(红艳型),后壁粘膜部分萎缩,舌根乳头肥大,声带肥厚不清白。舌薄白苔,边有齿痕,脉细。

医案:运筹十一,日理千机,心火必旺,故而喉咽充血而艳;汗为心液,多亦离火之焰。治从清泻心火入手,佐以益水更有制其火熄而再燃。

生地 10g	竹叶 10g	灯心草 3g	女贞子 10g
白茅根 10g	芦根 30g	麦冬 10g	墨旱莲 10g
玄参 10g	甘中黄 3g		7剂煎服

二诊,1992年3月13日诊。

痰已少些,疼痛轻些,异物感仍无改善,睡眠以疼痛减轻少扰而改善许多,汗已少。唯药后引起泛恶。

检查:咽部所见同上诊,声门所见同上诊。舌薄苔,边有齿痕,脉细。

医案:诸症悉减,唯添泛恶,查看诸药,似乎无致泛之品,可能胃气单薄故欤?清心益水之法,坚持不改,取药稍稍调整。

生地 10g	竹叶 10g	姜竹茹 10g	灯心草 3g
苏子 10g	山楂 10g	六曲 10g	陈皮 6g
桔梗 6g	甘草 3g		7剂煎服

三诊,1992年3月20日诊。

咽痛多痰进一步减轻与减少,汗已敛,偶然尚能一见。刻下所苦,厥为咽头的异物感,如有炙窝,浮悬难去,唯吞咽进食顺利,睡眠改善之后至今很稳定。

检查:咽部充血还有残存,萎缩者稍有润意,声带(−),舌根乳头肥大。舌薄苔,根部较厚,脉平。

医案:诸恙俱减或失,唯异物感巍然不撼。方承前旨,参以利气化痰。

生地 10g	白茅根 10g	竹叶 10g	天竺黄 6g
乌药 6g	苏梗 10g	佛手 5g	海蛤壳 30g
山楂 10g	六曲 10g	柏子仁 10g	7剂煎服

案二十五

周某,女,44岁。1992年3月17日初诊。江都市。

一向勤于感冒,在1987年淋大雨后发作更频。咽头干燥,求饮以润,喜热饮。咽痒、干咳频频,俱由喉痒所导致。大便偏稀。入冬重裘难温,自感寒从中起。多清涕,自淌难敛。1988年起两耳齐鸣,长期如蝉鸣,阵发性有音量较大的鸣声。

检查:两鼓膜下陷严重,咽后壁淋巴滤泡散在性增生严重。舌薄苔,脉细。

医案:病也咽炎、善感(冒),证也肺怯金寒,因为脾失温煊坤德之载。故治咽、治感,不如温肺益金,但温肺益金更不如培土而健脾。

黄芪 10g	白术 6g	防风 6g	炒党参 10g
茯苓 10g	山药 10g	麦冬 10g	白扁豆 10g
沙参 10g	射干 3g	甘草 3g	7剂煎服

二诊,1992年4月10日诊。

药后明显舒服,咽干改善,但陡然血压增高,头有晕感,急于停药,头晕减轻,而且药后大便向不干而更致清稀。近来又撄感冒,已第5天。

检查:咽同上诊,舌薄苔,舌质淡、嫩、胖,脉细。

医案:方取培土健脾,矢已中的。至于陡然高血压来临,事出偶然。大便稀更为饮食所伤。效不更方,稍稍关注血压之高。

黄芪 10g	白术 6g	防风 6g	白扁豆 10g
党参 10g	茯苓 10g	山药 10g	夏枯草 10g
百合 10g	罗布麻 10g	甘草 3g	7剂煎服

案二十六

郭某,男,22岁。1992年3月17日初诊。南京制药厂。

咽病一年半,主症为干燥及异物感较严重。干而不求饮,伴以烧灼感。近来痰多,色白不稠。常以异物感之严重而导致泛恶,刷牙时必作。晨起颈部有牵掣感。

检查:咽后壁严重淋巴滤泡增生,间隙处粘膜萎缩。舌薄苔,脉细。

医案:咽炎周旋年余,阴津之暗耗殆尽。津血同源,同荣共辱,津亏则咽失其养而枯干;血亏则难以荣经而颈部牵掣。胃阴之源在津,一耗则泛恶踵来。治法所宗,主在生津养液。求本则培土生金,求速则益阴生津。今从求本与求速裁方。

太子参 10g	茯苓 10g	山药 10g	沙参 10g
白扁豆 10g	麦冬 10g	生地 10g	玄参 10g
墨旱莲 10g	天花粉 10g		7剂煎服

二诊,1992年7月17日诊。

现在异物感接近消失。其它症状改善无多。咽头干燥依然十分严重,烧灼感仍厉害,泛恶也较严重。脘胃及胸膺痞闷,凡言语高声诸症更明显,在"火气"大时,鼻子容易出血。

检查:咽峡充血(红艳型),后壁为重点,右扁桃体Ⅰ度。舌薄黄苔,脉平。

医案:刻下咽峡飞丹,彤红一片,显然火旺而热盛。当崇刘河间治火手法。

生地 10g	竹叶 10g	白茅根 10g	金银花 10g

| 芦根 30g | 蚤休 10g | 竹茹 10g | 穿心莲 10g |
| 山栀 10g | 荷叶一角 | | 7 剂煎服 |

案二十七

张某,女,40 岁。1992 年 4 月 17 日初诊。南京。

咽病 8 年,右喉头似被异物卡住,在此期间难得一段时间没有。干燥饮水难解,阵痒频作,一痒即咳,有时鼻衄。上述诸证日趋严重。最后一次鼻血在前天,通气也差,多言即清涕滂沱,清嗓频频。

检查:咽后壁干枯少液。左下鼻甲前端有 0.2×0.2cm 大小出血斑点。舌薄苔,脉小弦。

医案:病源责于一"干"。干乃失润于喉,则产生鲠介;失润于鼻,则粘膜破碎而渗血。不过"干"之形成良以内火偏重,旦旦而烁之使然。治当清润。

桑白皮 10g	黄芩 3g	金银花 10g	丹皮 6g
天花粉 10g	赤芍 6g	生地 10g	苏梗 10g
天竺黄 6g	乌梅 6g		7 剂煎服

二诊,1992 年 5 月 12 日诊。

上方共进药 14 剂,喉头鲠介之感已轻,有时已可以没有。干燥也已缓解,作痒已止。在此期间未见血衄,通气正常,多言而流涕者仍有一些。

检查:鼻(−)。咽后壁淋巴滤泡增生,干枯者已润。舌薄苔,脉细。

医案:14 剂草木之汤,虽非摧枯扫烂,但总有披靡之感。步迹原法,再扫残邪。

桑白皮 10g	杏仁 10g	苏梗 10g	佛手 5g
天竺黄 6g	乌梅 10g	天花粉 10g	芦根 30g
象贝母 10g	桔梗 6g		7 剂煎服

三诊,1992 年 6 月 2 日诊。

喉头鲠介,又进一步减轻,但右侧较明显,干涩也又滋润一些。言多流涕症状消失。

检查:鼻(-)。咽粘膜已滋润。舌薄苔,脉细。

医案:药已中的,效也显然,无事奢求,原方续进,至痊而覆杯。

原方7剂煎服。

案二十八

朱某,男,34岁。1992年5月26日初诊。南航。

去年之秋,喉头鲠介感未治而愈。今年2月感冒用抗菌素而告痊。但之后喉头干燥而难受,狂饮喜温水,伴以有鲠介之感,而且异物感很明显,饮食正常。痰多而药后已少。在天气骤变、多言、疲乏之后,倍形严重,有烧灼感。入冬畏寒,大便偏稀,腰酸。

检查:咽后壁干涩,严重污红。舌薄苔,质胖嫩,有朱点,脉细。

医案:杏坛久执教鞭,当然多言损气,气损及脾,脾怯则难化精微,遑谈布输,而且舌布朱点,显然心火更有助桀之嫌。治当培补中州,稍佐清心之品。

太子参 10g	白术 6g	茯苓 10g	山药 10g
白扁豆 10g	生地 10g	白茅根 10g	竹叶 10g
麦冬 10g	狗脊 10g		7剂煎服

二诊,1992年6月19日诊。

上诊处方十分有效,但因疲乏而患急性会厌炎,经治获愈。刻下咽干为甚,鲠介仍有。

检查:咽后壁粘膜较干而有萎缩感,有些充血(晦黯型)。舌薄苔,舌稍胖,脉平。

医案:痊途坎坷,会厌炎一斫之下,虽非全功尽弃,但总有伤害之叹,今予清化养津。

生地 10g   玄参 10g   山药 10g   白扁豆 10g

沙参 10g   白茅根 10g   芦根 30g   绿豆衣 10g

金银花 10g   桔梗 6g   藿香 10g   7 剂煎服

三诊，1992 年 7 月 3 日诊。

药进 16 剂，痰已少而接近正常。烧灼感在声休后明显减轻，但多讲之后仍有。干燥感似无改善，求饮喜凉。

检查：咽后壁淋巴滤泡增生，但干枯已滋润一些，充血消失。舌薄苔，质胖，边有齿痕，脉平偏细。

医案：步迹前旨，从养津深入，亦谁曰不宜。但舌诊提示，主在坤德失其厚载之象，则不妨取振作土脾而再养胃液。

党参 10g   白术 6g   茯苓 10g   白扁豆 10g

山药 10g   百合 10g   沙参 10g   麦冬 10g

玄参 10g   甘草 3g   7 剂煎服

四诊，1992 年 7 月 21 日诊。

上药始服之际，有效尚显，但继续再进效即漠然。刻下所苦咽头干燥，严重时有烧灼感，如其安静休息及久不讲话则尚感舒服。但一加劳累、多言，则诸恙蠢然而出。

检查：咽后壁已潮润，干枯感消失，唯有些淋巴滤泡增生，舌薄苔，脉平偏细。

医案：方取补益脾土，滋养胃阴，矢已中鹄，当然原旨深入，稍稍加重扶正，作锦上添花之计。

黄芪 10g   党参 10g   白术 6g   茯苓 10g

山药 10g   百合 10g   玉竹 10g   石斛 10g

沙参 10g   甘草 3g   7 剂煎服

五诊，1992 年 8 月 18 日诊。

累进 21 剂，干燥感显然缓解，烧灼感也有所减轻，唯近来咽头异物感有所抬头而且呼吸时似乎"气"难上承。大便每天至少二围，一贯如此。

检查：咽后壁已滋润，唯淋巴滤泡仍然增生。舌薄白苔，质嫩胖淡,脉平偏细。

医案:万变不离其宗,脾虚始终属于主证。方固可以损益,法则坚守难更。

党参 10g	白术 6g	茯苓 10g	白扁豆 10g
山药 10g	百合 10g	陈皮 6g	炒枳壳 6g
桔梗 6g	甘草 3g		7 剂煎服

六诊,1992 年 10 月 22 日诊。

慢性咽炎,进药 70 余剂,得庆覆杯,近以感冒 1 周,引动宿恙又作。现在作干不痛,有些鱼刺样的鲠介感,痰多色白,易吐。自感发音也有改变。大便已正常。

检查:咽后壁淋巴滤泡轻度增生,咽峡稍有充血,声门轻度充血。舌薄苔,脉平。

医案:坎坷途中,求得一痊。又来感冒一扰,幸局部提示尚无大碍,只需稍予清养足矣。

桑叶 6g	菊花 10g	金银花 10g	绿豆衣 10g
杏仁 10g	玄参 10g	桔梗 6g	象贝母 10g
甘草 3g			7 剂煎服

案二十九

夏某,女,45 岁。1992 年 5 月 15 日初诊。市农资公司。

童年以扁桃体经常发炎而摘除,但咽炎至今难愈,急性发作也频频不歇。一经感冒必然发作,有低烧,疼痛干裂,伴以烧灼感。这次已一个半月而无愈意,有痰较多能咯,平时容易感冒。大便干结,入冬畏寒。

检查:咽后壁淋巴滤泡增生,部分粘膜萎缩充血(红艳型)。舌薄苔,质透紫意,脉细。

医案:纵病自童年而得,而且粘膜枯槁萎缩,但仍难以虚证绳之,先取清化,今后据情以择攻补。

| 桑叶 6g | 菊花 10g | 金银花 10g | 蚤休 10g |

玄参 10g	白茅根 10g	芦根 30g	全瓜蒌 10g
桔梗 6g	甘草 3g		7 剂煎服

二诊,1992 年 6 月 19 日诊。

上方累进 14 剂,口干缓解一些,痰已少。但胀与痛(咽喉)仍然明显,大便偏干。

检查:咽后壁淋巴滤泡增生及粘膜萎缩如上诊,但充血明显减轻,少液。舌薄苔,舌质紫,脉小。

医案:痊途进展纵然鹅步鸭行,但毕竟距痊之日日近。再宗《内经》之"咽喉干燥,病在脾土"裁方,但清化之品尚难蔽屣之弃。

太子参 10g	白术 6g	茯苓 10g	山药 10g
白扁豆 10g	金银花 10g	玄参 10g	芦根 30g
全瓜蒌 10g	蝉衣 3g	甘草 3g	7 剂煎服

案三十

梁某,女,36 岁。1992 年 5 月 24 日初诊。新加坡。

喉头长期干涩不舒,最近又出鼻血。

检查:咽后壁淋巴滤泡散在性增生,部分粘膜萎缩,鼻左侧立氏区粘膜充血,有一个芝麻大出血斑,现在无活动性出血。舌薄白苔,脉细弦。

医案:三病证出三宗,循例急则治标,当以鼻衄为重点。良以风热上扰化火迫血而逆行。治当清熄。

桑白皮 10g	黄芩 3g	菊花 10g	竹叶 10g
藕节炭 10g	芦根 30g	丹皮 6g	赤芍 6g
茜草 10g	紫草 10g		7 剂煎服

注:鼻衄愈后,服以下方药,治慢性咽炎。

太子参 10g	山药 10g	百合 10g	沙参 10g
玄参 10g	白术 6g	茯苓 10g	石斛 10g
麦冬 10g	甘草 3g		7 剂煎服

案三十一

谭某,男,41 岁。1992 年 6 月 19 日初诊。河海大学。

咽病一月多,经过治疗后无明显好转,曾用过西瓜霜、六神丸、金果饮等亦无效。主在口干求饮,不择温凉,稍有异物感,多痰能豁。

检查:咽后壁淋巴滤泡增生,部分粘膜萎缩,舌滑腻苔,脉平。

医案:浮邪失表于前,取药盲投于后。人为之疾,只须再取宣解,作桑榆之收。

桑叶 10g	薄荷 6g	板蓝根 10g	防风 6g
玄参 10g	苏叶 10g	天竺黄 6g	桔梗 6g
大贝母 10g	甘草 3g		7 剂煎服

二诊,1992 年 6 月 26 日诊。

药后奇干缓解,疼痛基本消失,但难得还有一些。在甲状软骨部还感不舒,左耳前缘已舒服,右侧肩部牵制感消失,痰已少。但口有甜味。

检查:咽后壁同上诊,但已有滋润感。舌根腻苔,脉平。

医案:从宣从泄,困邪得解而未清,步原旨深入。

藿香 10g	佩兰 10g	六一散 12g	桑叶 6g
菊花 10g	金银花 10g	天竺黄 6g	连翘 6g
白茅根 10g	桔梗 6g		7 剂煎服

三诊,1992 年 7 月 10 日诊。

干燥明显缓解,左侧尚残留一些,而且吞咽时有痛感。口中亦甜亦淡。

检查:咽后壁淋巴滤泡增生。萎缩而干枯者改善许多。舌薄苔,脉平。

医案:邪去殆尽,刻应滋养为前提,至于肩肘手不适,可考虑颈椎病,不妨再参养血。

生地 10g	玄参 10g	麦冬 10g	苏梗 10g
六曲 10g	当归 10g	白芍 6g	沙参 10g
芦根 30g	鸡血藤 10g		7 剂煎服

四诊，1992 年 7 月 17 日诊。

又进药 7 剂，干燥感又滋润了一些，吞咽时疼痛已消失，口中甜味消失。

检查：粘膜已滋润、红润，但还有些充血。舌薄苔，脉平。

医案：日近痊境，始终一帆风顺，再予养津滋阴，估计指日覆杯矣。

生地 10g	玄参 10g	沙参 10g	女贞子 10g
麦冬 10g	苏梗 10g	山楂 10g	墨旱莲 10g
六曲 10g	芦根 30g		7 剂煎服

案三十二

马某，女，31 岁。1992 年 6 月 23 日初诊。南京新百。

平素不断感冒，今天为感冒初瘥，咽干依然不润，狂饮喜温。粘痰特多，能咯，胸膺痞闷，有咳嗽及轻度异物感。

检查：咽后壁大片粘膜萎缩，干枯。舌薄苔，脉细。

医案：频频感冒，以卫气失其藩篱之固；咽壁奇干，缘于脾虚难化精微。痰多液少，乃脾阳失振乏力制止，津液浊化为痰。胸闷泛恶为脾气难升，胃气不降而然。纵然病恙多端，但万变不离其宗，病在脾上也。故宗旨裁方。

党参 10g	白术 6g	茯苓 10g	白扁豆 10g
山药 10g	百合 10g	杏仁 10g	天竺黄 10g
大贝母 10g	甘草 3g		7 剂煎服

二诊，1992 年 7 月 7 日诊。

药进 14 剂，干燥稍稍好些，求饮也少些，痰量亦减少，胸闷消失。尚有频频叹息，喉头异物感残留。喉不痒而作咳者如前。晨起时口中有异味。

检查:咽后壁粘膜萎缩较前有所滋润。舌薄少苔,脉细。

医案:进步似乎蹒跚,但该病而获此效,尚属满意。慢性病求愈殊无费长房缩地之术,效方不更。

原方加射干 3g,7 剂煎服。

案三十三

薛某,男,66 岁。1992 年 6 月 30 日初诊。社科院。

咽痛已四五年之久,主症为干,狂饮求润,偏喜热饮,有痰而清嗓频频,作痒即咳(不痒不咳)。半年前产生鼻病,感冒后导致不通气,右重左轻,交替而作,得暖及运动之后可以缓解一些,夜重于昼,有干燥感,擤涕用力后有血夹在涕中。

检查:咽后壁淋巴滤泡极轻度增生,充血呈斑状,两侧索潮红。鼻中隔弯曲,左侧有下嵴突。鼻下甲肥大,收缩右迟钝、左尚可。鼻咽部未见异常。舌薄黄苔,脉平。

医案:水衰火旺,四五年来一直徘徊于此情此境中。水衰则干涩、喉痒(咳是痒的后果)。火旺则鼻塞涕血。同时中隔嵴突、下甲肥大更是鼻塞之助桀作伥者。治先养阴与清火骈投。

生地 10g	白茅根 10g	金银花 10g	天竺黄 6g
玄参 10g	川黄柏 3g	知母 10g	侧柏叶 10g
芦根 30g	天花粉 10g	丹皮 6g	7 剂煎服

二诊,1992 年 7 月 21 日诊。

上方进 14 剂,诸症俱告式微而好转。在此期间有过两度高潮,主症为鼻干,甚至出现烧灼感,波及咽喉,鼻塞亦随干燥感而加重或减轻。涕中血丝已没有,喉痒作咳已轻。

检查:鼻咽部充血已淡,鼻腔同上诊。舌黄腻苔,脉平。

医案:驱除旱魃,必赖军稚。原方深入。

知母 10g	川黄柏 3g	生地 10g	玄参 10g
石斛 10g	黄芩 3g	玉竹 10g	天花粉 10g
芦根 30g	麦冬 10g		7 剂煎服

案三十四

邱某,女,38 岁。1992 年 6 月 30 日初诊。无锡。

多时以来咽头干涩→瘙痒→干咳,咳甚泛恶而不呕吐,近 3 个月加重。干涩时水不能解,只能甜糖可止。胸闷痰不多,饮水求热。鼻腔里也干燥,伴以过敏,有时作痒。

检查:鼻腔(-),咽后壁淋巴滤泡散在性增生,大部分粘膜萎缩,污红严重,伴以充血。舌薄白腻苔,少液。脉细。

医案:典型慢性咽炎,典型诸般症状。证之本为土脾失健,难出精微;证之标心火内炽,助桀作伥。治取健脾醒土,参以清心除热。

太子参 10g	茯苓 10g	芦根 30g	白茅根 10g
白扁豆 10g	蚤休 10g	金银花 10g	玄参 10g
麦冬 10g	桔梗 6g	甘草 3g	7 剂煎服

二诊,1992 年 7 月 7 日诊。

药后咽头干、痒、咳稍事减轻。鼻痒依然而波及两耳,即使耳中作痒,也能导致咳嗽,胸闷稍有缓解。

检查:鼻(-)。咽后壁充血已无,萎缩似乎好转一些。划测试验(-)。两耳道皮肤角化粗糙。舌薄苔,脉细。

医案:7 剂健脾之药,已获小效,谅上方已对证,处方仍崇原旨。至于耳中作痒,本来心寄窍于耳,清心之品,早已及之矣。

党参 10g	白术 6g	茯苓 10g	白扁豆 10g
山药 10g	竹叶 10g	灯心草 3g	干地龙 10g
玄参 10g	甘草 3g		7 剂煎服

加味黄连膏 1 盒,外涂耳道。

案三十五

李某,男,53 岁。1992 年 7 月 3 日初诊。太平门外樱村 5 号。

半个月前,素不吸烟而吸了几支,翌日即痰中夹血,色艳而溶解。多言之后局部有些痛感。吞咽唾沫时有些异物感。有痰潴积感,大便干。

检查:咽后壁淋巴滤泡增生,充血(红艳型)。喉咽部、鼻咽部(-),稍有充血。舌薄苔,脉平。

医案:《顾松园医镜》认为"烟为诸火之魁",肺热吸烟者,经此一激一诱,则见血矣,当以清肺凉营。

生地 10g	桑白皮 10g	杏仁 10g	茜草 10g
紫草 10g	白茅根 10g	丹皮 6g	赤芍 6g
藕节炭 2 个			7 剂煎服

二诊,1992 年 8 月 7 日诊。

时逾匝月,药进 12 剂,痰中之血已无。疼痛亦在有无之中,异物感明显缓解,大便正常,但环境更换即干,以上诸症在疲劳、多言、进辣之后,俱可加重。

检查:咽后壁淋巴滤泡增生略有改善,充血已消失。舌薄苔,脉平。

医案:虽属"不内外因"之证,但情同"外因",病来速而其去亦快。再予扫尾,立待覆杯。

生地 10g	玄参 10g	太子参 10g	山药 10g
麦冬 10g	百合 10g	白扁豆 10g	桔梗 6g
苏梗 10g	甘草 3g		7 剂煎服

案三十六

杨某,女,48 岁。1992 年 8 月 21 日初诊。七一四厂。

咽喉及舌根作痛,已 10 个多月左右。自己感觉由疲劳所致,其程度逐渐加重。干燥明显,狂饮而偏喜凉。咽头似有痰样物附丽,鼻腔也有干燥感;两眼外眦也有失润之感。大便偏干得上清丸可以正常。

检查:咽后壁淋巴滤泡增生,伴充血红艳。舌根乳头肥大充血亦红艳。舌薄苔偏腻,脉平。

医案:阳明经胃热熏蒸;少阴经心火助桀。治宗凉胃清心入手。

生地 10g	白茅根 10g	竹叶 10g	芦根 30g
金银花 10g	连翘 6g	黄芩 3g	玄参 10g
瓜蒌仁 10g	甘中黄 3g		7 剂煎服

二诊,1992 年 9 月 8 日诊。

上药以出差,仅进 7 剂。舌根及咽喉痛已减轻一些,但不适感依然较严重。干燥无明显改善,痰样物附丽之感已式微。大便逐渐趋向正常。

检查:两处充血明显减轻。舌薄腻苔,脉干偏细。

医案:从循序以进而论,玉女煎是其时矣,第以舌苔污腻,熟地焉敢粘唇。仍取前法,以策平稳。

生地 10g	生石膏 30g	知母 10g	白茅根 10g
竹叶 10g	金银花 10g	玄参 10g	芦根 30g
藿香 10g	佩兰 10g		7 剂煎服

三诊,1992 年 9 月 15 日诊。

咽喉疼痛明显减轻,舌根痛也有缓解。干燥已有润意,饮之"狂"者,刻已成"善"耳。大便已正常,舌体前半有辣感。

检查:咽充血消失。舌根两侧乳头轻度肥大,充血已退。舌薄苔,脉细。

医案:两诊裁方,俱获效益,当然再循序以求。

生地 10g	生石膏 30g	知母 10g	白茅根 10g
金银花 10g	穿心莲 10g	连翘 6g	芦根 30g
天花粉 10g	石上柏 10g		7 剂煎服

四诊,1992 年 9 月 22 日诊。

又进 7 剂,咽痛基本消失,舌根痛亦已缓解,干燥也转滋润。舌尖辣感近两日方才改善。唯不耐多言,一多即加重。

检查:咽、舌根已接近正常。舌薄苔,脉细。

医案:病情减灶,痊意添筹。步迹前旨,稳健以求,以冀勿药。

熟地 10g	生石膏 30g	知母 10g	白茅根 10g
菊花 10g	石上柏 10g	蚤休 10g	天花粉 10g
柏子仁 10g	穿心莲 10g		7 剂煎服

案三十七

姚某,男,41 岁。1992 年 9 月 22 日初诊。健康饭店。

喉头毛涩多年,进辣饮酒即加重,近两个月渐添异物感,进食顺利。痰不多。

检查:咽后壁污红,干涩无津。舌黄腻苔,脉小涩。

医案:中州湿浊,久郁不化,则循经上犯,咽喉首当其冲,哪有安宁之理。治当芳香化浊,佐以清火。

藿香 10g	佩兰 10g	川黄柏 3g	知母 10g
竹叶 10g	木通 3g	苏梗 10g	车前草 10g
白茅根 10g	芦根 30g		7 剂煎服

二诊,1992 年 10 月 13 日诊。

药进 14 剂,痞闷之感消失,喉头毛涩感消失,已能稍稍吃些辣物。但异物感反而更明显起来,痰仍然不多,恣食之后,即有泛胃。

检查:咽(-)。舌薄苔,脉平。

医案:主症药后稍除,兼病之喉鲠介已潜居主位,加之胃气不和,当然再拟新方以应付。

香附 6g	川芎 3g	白术 6g	姜竹茹 10g
六曲 10g	山楂 10g	苏梗 10g	焦谷芽 10g
佛手 5g	甘草 3g		7 剂煎服

三诊,1992 年 12 月 29 日诊。

咽头异物感仍未消失,但新添轻咳,痰不多,咳前必痒(不痒不咳),稍有喘息,自己感觉由于喝了两次酒导致,咽干求饮喜温,口腔中发腻不舒。

检查:咽后壁仍然少液而干。舌苔白腻,质胖有紫意,脉平偏细。

医案:纵然症状有白云苍狗之变,但万变不离其宗,咽病也。

荆芥炭 6g	麻黄 3g	杏仁 10g	玄参 10g
象贝母 10g	六曲 10g	陈皮 6g	苏子 10g
桔梗 6g	甘草 3g		7 剂煎服

案三十八

薛某,女,50 岁。1992 年 2 月 22 日初诊,长虹无线电厂。

咽头异物感近两个月,从此又善于呃逆及嗳气,有酸味,分泌物呈白沫。喉部不舒,有压迫紧胀感。干咳都由咽痒所致,也将近两个月。

检查:咽后壁充血及小血管网布,右侧索肥大。舌薄苔,脉细弦。

医案:肝旺木火侮土,土伤则胃气难以下降,胃逆难安使然。取清肝降气,以抚胃气。

左金丸 3g	柴胡 3g	白芍 6g	苏子 10g
天竺黄 6g	苏梗 10g	橘叶 10g	佛手 5g
焦山楂 10g	六曲 10g		7 剂煎服

二诊,1992 年 1 月 8 日诊。

时逾半月,药仅 7 剂。善呃及嗳气明显改善,迹近正常。异物感亦减轻不少,唯在空咽时稍有感觉。喉头作干,频频作咳,有痰不能畅咯,故而清嗓频作。

检查:咽后壁充血稍减轻。舌薄苔,脉平。

医案:效方中辍,多少有遗憾之感。再予前方,稍事加减。

左金丸 3g	柴胡 3g	白芍 6g	苏梗 10g
黛蛤散 15g	杏仁 10g	桔梗 6g	香橼 6g
天竺黄 6g	甘草 3g		7 剂煎服

三诊,1993 年 2 月 9 日诊。

两叩医门,泛恶嗳气已无,喉头异物感及喉痒之咳只存一二,干燥之感则改善无多。

检查:咽峡充血残红尚有一些,小血管已不复见。舌薄苔,脉平。

医案:昔以疏肝抚胃为主以平胃气;今当培土生金之法宜于咽病。顽症求痊事属非易,深冀坚持药治。

太子参 10g	白术 6g	茯苓 10g	苏梗 10g
白扁豆 10g	山药 10g	射干 3g	沙参 10g
甘草 3g			7 剂煎服

四诊,1993 年 3 月 5 日诊。

近来咽头干燥,狂饮喜温,咽痒之后即咳,还有一些异物感。

检查:咽部未见异常。舌薄苔,脉平偏细。

医案:深思远虑,未必药到病除。随俗循规,亦多应手而愈。改取常用套方。

生地 10g	麦冬 10g	沙参 10g	苏梗 10g
陈皮 6g	芦根 30g	白茅根 10g	胖大海 2 个
桔梗 6g	甘草 3g		7 剂煎服

案三十九

穆某,男,32 岁。1993 年 3 月 23 日初诊。南京交通专校。

近 5 年来,每届冬季必然咽炎急性发作,约匝月而痊。这次在去年 11 月开始,至今未见痊愈。主症为咽头疼痛,有烧灼感,干燥,痰多易豁,频频清嗓,在受凉、疲乏、多言、欠睡眠之下,倍加严重。

检查:咽峡轻度充血,咽后壁淋巴滤泡呈团状增生,污红。舌薄苔,脉平。

医案:慢性咽炎,临冬即发,其它症状殊感典型。崇东垣手法应付,唯在此刻,先予清火作先导。

| 桑叶 6g | 菊花 10g | 金银花 10g | 天竺黄 6g |
| 连翘 6g | 芦根 30g | 白茅根 10g | 太子参 10g |

　　山药 10g　　　甘草 3g　　　　　　　　　7 剂煎服

二诊,1993 年 3 月 30 日诊。

药进 7 剂,开始十分舒服,诸恙若失。唯刻下有一些轻度反潮,稍感觉咽头轻微作痛,稍存干燥及烧灼感。饮水已减,痰一般,如一刺激即多。

检查:咽后壁急性充血已消失,代之以慢性充血(晦黯型),淋巴滤泡增生同上诊。舌薄苔,边缘有齿痕,脉平。

医案:治标之标,已有成效;治本之本,刻下开始。

太子参 10g	白术 6g	茯苓 10g	山药 10g
白扁豆 10g	蚤休 10g	苏梗 10g	桔梗 6g
天竺黄 6g	甘草 3g		7 剂煎服

三诊,1993 年 6 月 15 日诊。

辍药多时,当然病虽向愈,刻下仍然疼痛不舒,有烧灼感、异物感、麻辣感,干而求水润,喜温。常以工作紧张而失眠而加重,似乎有粘痰附丽难豁。

检查:咽后壁淋巴滤泡增生,充血污红,小血管扩张网布。舌薄苔,脉平。

医案:传经绛帐,十载杏坛,诲人愈勤,病喉愈烈。参证症脉,当从清心入手。不过全世界目为"难治难愈"之症,决非旦夕可瘳。

生地 10g	玄参 10g	竹叶 10g	灯心草 3g
白茅根 10g	芦根 30g	金银花 10g	蚤休 10g
天竺黄 6g	甘草 3g		7 剂煎服

参梅含片 5 支,含化。

四诊,1993 年 7 月 2 日诊。

纵然一曝十寒,亦感症状明显改善,疼痛减轻,干似稍润。引饮仍勤,异物感留恋难去。

检查:充血消失,污红及淋巴滤泡改善许多。舌薄苔,脉细。

医案:症状明显改善,病根未必言消,搬山虽难,愚公之志寄望。

党参 10g	白术 6g	茯苓 10g	白扁豆 10g
山药 10g	射干 3g	金银花 10g	夏枯草 10g
桔梗 6g	六一散 12g		7 剂煎服

案四十

应某,女,41 岁。1993 年 3 月 23 日初诊。雨花区。

一向咽部有干燥与辣感,去年 9 月以家人生病而心烦意急,于是咽头一切不舒陡然加重。主症为干燥严重,狂饮喜热,伴以异物感,似有稠痰附丽咽壁而难豁。偶然泛恶欲吐,脘胃部有胀感。

检查:咽后壁淋巴滤泡严重增生,充血呈艳红。舌薄腻苔,脉平。

医案:五志之火内燃,咽炎之作半载。第一步清化为治;第二步之后酌情定夺。

生地 10g	玄参 10g	沙参 10g	天竺黄 6g
蚤休 10g	竹茹 10g	金银花 10g	象贝母 10g
桔梗 6g	芦根 30g	甘草 3g	7 剂煎服

二诊,1993 年 4 月 13 日诊。

药进 14 剂,咽头干燥有辣感及泛恶三者缓解。喉头附丽之痰,似乎也有些改善,鲠介之感依然存在。脘胃部胀感改善无多。

检查:咽部充血消失,其它如上诊。舌薄苔,质胖,脉细弦。

医案:内火乍解,郁证之象升居主位。取越鞠丸加减。

香附 6g	山栀 10g	六曲 10g	山楂 10g
川芎 3g	苏梗 10g	佛手 6g	枳壳 6g
乌药 6g	陈皮 6g		7 剂煎服

案四十一

朱某,女,23 岁。1993 年 3 月 26 日初诊。军区后勤部设计所。

咽病匝年,主在鼻咽腔。咽部稠痰潴积,吐之不尽,作干,痰涕中有血迹及锈色分泌物。咽及环唇干燥多饮,水求温热。胸闷不畅,肠功能紊乱,乍泻乍闭,时作逆呃。

检查:咽后壁淋巴滤泡增生,污红。舌薄苔,脉平。

医案:肝旺脾虚,情非肾怯,不能仅斤斤于锈涕与咽干。第一步宗叶天士木侮土处理,第二步再拟对策。

柴胡 3g	白芍 6g	菊花 10g	丹皮 6g
白术 6g	茯苓 10g	六曲 10g	太子参 10g
枳壳 6g	甘草 3g		7剂煎服

二诊,1993年6月4日诊。

近来涕中血迹及锈痰已消失,肠功能紊乱已无。唯痰量则有增无减。前晚出现头痛,昨天腹泻一次,自服感冒剂后也有减轻之势。

检查:咽后壁淋巴滤泡增生,污红(情同初诊所见),充血(红艳型)。舌薄苔,脉细而浮。

医案:涕血一去,如释重负,痰难减少,良以未能认真进药耳。刻下小高潮,总是新感作祟,急标缓本,先撤新邪。

藿香 10g	佩兰 10g	桑叶 6g	象贝母 10g
菊花 10g	杏仁 10g	陈皮 6g	鸡苏散 12g
苏叶 10g	桔梗 6g		5剂煎服

三诊,1993年6月11日诊。

5剂汤剂服完,痰液稍感少些。涕血消失已久,而且稳定。头痛及泄泻已无,咽痛偶作而不勤,干燥已轻,不加水润亦能过去。

检查:咽后壁淋巴滤泡增生,污红,有充血感(红艳型)。舌薄苔,脉细。

医案:诸邪告撤,唯剩一虚。今以轻清轻养,作一时期之调理。

太子参 10g	白术 6g	茯苓 10g	山药 10g
白扁豆 10g	百合 10g	川贝母 10g	桔梗 6g
玄参 10g	甘草 3g		7 剂煎服

四诊,1993 年 9 月 21 日诊。

涕血早已消失多时,残存干燥未能真正得润,仍有稠痰附丽难咯,神疲乏力,长期怕冷。

检查:咽头轻度充血,舌薄苔,脉细。

医案:症晋后期,可取补益。

党参 10g	白术 6g	茯苓 10g	白扁豆 10g
山药 10g	桔梗 6g	仙茅 6g	仙灵脾 10g
仙鹤草 10g	天竺黄 6g	甘草 3g	7 剂煎服

案四十二

鲁某,女,47 岁。1994 年 4 月 17 日初诊。台湾。

病咽四五年之久,在伤风感冒恢复期间开始而病。喉头疼痛、痰多,常感有痰附丽于喉头难豁。近三年,潴痰之处上移于鼻咽腔,但排出仍以鼻腔为主,每值进食热食之际,即清涕自淋。一般在寒冷环境中较严重。鼻通气尚可,嗅觉正常。入冬畏寒。

检查:咽后壁淋巴滤泡散在增生。鼻腔(-)。舌薄苔,脉细。

医案:毋论肺液、脾液,总是痰涕同源。中州失健,痰浊易生。治当从健脾入手,稍佐收敛。

太子参 10g	白术 6g	茯苓 10g	山药 10g
益智仁 10g	乌药 6g	陈皮 6g	桔梗 6g
白扁豆 10g	甘草 3g		7 剂煎服

二诊,1994 年 5 月 3 日诊。

药进 14 剂,疼痛消失,涕痰两少,进热食之际难以控制清涕已没有。

检查:咽后壁污红,伴充血。鼻腔(-)。舌薄苔,脉细。

医案:5 年痼疾,覆杯于一旦,殊感满意。至于入冬畏寒,刻下无法验证。尚有咽壁充血,可能稍受轻邪所致。方取原旨,以冀巩固。

太子参 10g	白术 6g	茯苓 10g	山药 10g
白扁豆 10g	金银花 10g	玄参 10g	桔梗 6g
紫花地丁 10g	甘草 3g		7 剂煎服

萎缩性咽炎

案一

杨某,男,62 岁。1991 年 7 月 2 日初诊。化工学院。

春雪严寒,导致感冒,主为咽喉俱病,刻下急性症状逐渐消失。但咽头干痛严重。幸今天痛有减轻,而奇干难润,伴以烧灼感。狂饮不择温凉,鼻腔也有干感。今天在较平稳阶段。

检查:咽后壁干燥如纸,粘膜大片萎缩。舌苔根部有些,前半无苔,脉细。

医案:年开六秩,本已天癸竭而津液告怯之金秋,因此津液之先劫后耗,干燥之来事在意中。治当增液汤加味。

生地 10g	麦冬 10g	沙参 10g	黄精 10g
芦根 30g	玉竹 10g	白芍 6g	天花粉 10g
玄参 10g			7 剂煎服

二诊,1991 年 9 月 6 日诊。

时历两月,除齿痛辍药之外,基本上服上方无歇,总的情况改善良多。在此期间一度感冒,但程度、病期、恢复都大大轻于曩昔。今天以齿病之后,所以并非最佳状态。咽干不重,干中之痛已无。痰不多而粘稠。

检查:咽后壁大片萎缩的粘膜表面稍转滋润。舌薄苔,脉细。

医案:顽疴虽未言愈,但已平稳。好在慢症变化无多,可以裁订较长治程,方药取培土以生金,金旺而水生手法。

党参 10g	白术 6g	茯苓 10g	白扁豆 10g
山药 10g	麦冬 10g	沙参 10g	天竺黄 6g
玄参 10g	甘草 3g		7 剂煎服

案二

闻某,女,55 岁。1991 年 8 月 9 日初诊。机电学院。

两月前开始,咽喉疼痛,徘徊于甲状软骨之上,其痛游走不定,伴以异物感,进食顺利。痰量奇多,咯之不难。胃纳奇差,失眠也较重,这一周来下午有低热。

检查:咽后壁粘膜大部分萎缩,舌根乳头稍有充血感。舌薄腻苔,脉平有濡意。

医案:痰浊之证,生于气滞,滞从湿成,湿因久涝久雨而得。治从化浊消痰入手。

陈皮 6g	半夏 6g	天竺黄 6g	胆南星 10g
藿香 10g	佩兰 10g	焦苡仁 10g	六曲 10g
苏梗 6g	茯苓 10g		5 剂煎服

二诊,1991 年 8 月 13 日诊。

奇多之痰,明显减少。甲状软骨处不舒适也似乎缓解一些。异物感游走无定处。低热有减轻。失眠也有改善。

检查:咽后壁萎缩的粘膜有润感。小血管扩张充血。喉(-)。舌根部乳头肥大一些。舌薄苔映黄。脉平偏细。

医案:凭二陈香燥烈气,症状改善奇速,当然为中的之矢。但津枯之证只可一而不可再也。者番裁方,撤二陈,取甘麦。

天竺黄 6g	川贝母 10g	苏梗 10g	佛手 6g
地骨皮 10g	大枣 5 枚	小麦 12g	六曲 10g
藿香 10g	甘草 3g		7 剂煎服

三诊,1992 年 8 月 23 日诊。

药进 9 剂,低热消失,诸症在平稳中改善,食已有味。

检查:咽后壁粘膜萎缩者稍有润意。舌薄苔,脉平。

医案:"肝急脏躁,气怯痰多",经治之后,虽有好转,但脾虚生痰是其终产证也。治取异功散加甘麦大枣汤主之。但咽炎一症,亦不可"王顾左右"。

太子参 10g	茯苓 10g	陈皮 6g	天竺黄 6g
大枣 5 枚	小麦 12g	苏子 10g	女贞子 10g
旱莲草 10g	甘草 3g		7 剂煎服

案三

钱某,男,35 岁。1992 年 8 月 9 日初诊。南京。

慢性咽炎 10 多年,咽头微痛,主为异物感,常有痰样物附丽潴留,频频清嗓。干不严重,偶或出现发音失泽(多见于感冒时)。近 8 个月来口腔溃疡不断出现。

检查:咽后壁 70% 的粘膜已萎缩,淋巴滤泡增生,充血艳红。舌薄苔,脉平。

医案:病属萎缩性慢性咽炎,即中医所谓"慢喉痹"。年历10 年,伏根已久,但充血丹红。良以近来杂以暑热之火使然。古人俱投养阴法以生津,但事实上迹近"不灌根柢仅霖枝叶"而已。

太子参 10g	白术 6g	茯苓 10g	山药 10g
白扁豆 10g	麦冬 10g	玄参 10g	青蒿 10g
金银花 10g	白茅根 10g		7 剂煎服

二诊,1991 年 9 月 3 日诊。

上方进服 25 剂,左侧诸症明显减轻,右侧则巍然不动。咳出痰偶然夹有血迹,在此期中溃疡似乎没有出现。

检查:咽后壁所见同前,但似乎滋润一些,充血轻些。舌少苔,边有齿痕,脉细。

医案:慢性咽炎稍有改善,以顽症而言,已感来之不易。总之,漫漫长程,恨少费氏长房之缩地,姗姗进步全恃铁杵磨针以回天。裁方步迹前旨。

太子参 10g	白术 6g	茯苓 10g	山药 10g
白扁豆 10g	知母 10g	玉竹 10g	麦冬 10g
玄参 10g	甘草 3g		7 剂煎服

案四

王某,女,72 岁。1993 年 3 月 5 日初诊。南大。

鼻病咽病,作已多年。近来两个月喉部作胀及不舒服,偶有些疼痛、干燥,求饮不勤。痰多而稠,清嗓可咯。涕血多时,今天很多。咳嗽已两个月,吃药即止,停药又咳。

检查:两侧立氏区破碎。咽后壁粘膜萎缩,但不充血。舌薄苔,脉细。

医案:高龄津竭,肺燥金枯。时值初春木旺之际,故而夙恙中又加新病。治以益金为本,清火为标。

百合 10g	生地 10g	熟地 10g	桑白皮 10g
玄参 10g	沙参 10g	赤芍 6g	黄芩炭 3g
丹皮 6g	甘草 3g		7 剂煎服

黄芩油膏 1 盒,外用涂鼻腔。

二诊,1993 年 3 月 16 日诊。

药后咽干失舒缓解多多。唯偶然作痛之感依然未见改变。涕血已没有,咳嗽也很少。

检查:咽后壁粘膜仍有萎缩感,立氏区粗糙、充血,已无破碎。舌薄苔,脉细。

医案:一经轻清轻补,诸症日趋向愈,例当原方深入。

熟地 10g	生地 10g	百合 10g	桑白皮 10g
沙参 10g	麦冬 10g	佛手 6g	落得打 10g
丹皮 6g	甘草 3g		7 剂煎服

案五

唐某,男,40 岁。1993 年 2 月 16 日初诊。水产研究所。

咽头失舒,并有鲠介之感,进食顺利,为时已两年之多,偶有胸闷,咽部有阵发性疼痛奇干,外侵于上腭,求润而饮,喜热,难受时经常清嗓以求舒。

检查:咽后壁粘膜出现大片萎缩现象,伴以充血,喉咽(-)。舌根组织稍有肥大感。舌苔厚腻如付粉,舌质淡,脉平有涩意。

医案:脾失厚载之德,升化精微无权,因之理应润之而反有干感;脾主肌肉,咽后壁之萎缩,当然咎责于脾。脾气欠沛则清阳不升,而浊阴不降,故而查无病变而喉头鲠介两年。方取醒脾理湿。

厚朴花 3g	青皮 6g	藿香 10g	佩兰 10g
山楂 10g	六曲 10g	苏梗 10g	苍术 3g
桔梗 6g	六一散 12g		7 剂煎服

二诊,1993 年 2 月 23 日诊。

药进7剂,未见反应。自感白腻之厚苔有所改善,胸闷已舒。

检查:咽部充血消失,其它(萎缩)如上诊。舌薄腻白苔,脉平。

医案:症状虽改善无多,证则痊扉已启,弥漫之湿浊渐化,必须清肃后,再事健脾。

藿香 10g	佩兰 10g	厚朴花 3g	陈皮 6g
半夏 6g	六曲 10g	枳壳 6g	苏梗 10g
白术 6g	鸡苏散 12g		7 剂煎服

三诊,1993 年 3 月 2 日诊。

药后变化不大。

检查:萎缩的粘膜稍感红润。舌苔已净化,脉平。

医案:痊愈遥远,正在发轫之初。如能坚持进药,终不致失望。

太子参 10g	白术 6g	茯苓 10g	山药 10g
白扁豆 10g	百合 10g	沙参 10g	玄参 10g
桔梗 6g	甘草 3g		7 剂煎服

四诊,1993年3月16日诊。

咽头作鲠改善许多,胸不太闷,咽已不干燥,清嗓已没有。

检查:咽后壁稍感滋润,舌薄腻苔,脉平。

医案:病去大半而自诉"无变化",何其要求之奢耶。仍从醒脾裁方。

太子参 10g	山楂 10g	六曲 10g	焦苡仁 10g
白扁豆 10g	白术 6g	茯苓 10g	车前子 10g
六一散 12g	桔梗 6g		7 剂煎服

五诊,1993年3月30日诊。

咽头鲠介轻而仍难舒服,胸闷得畅,脘胃部有胀感,右侧有痛感。

检查:咽后壁已滋润,污红仍存在。舌薄白腻苔,脉有涩意。

医案:中州痰浊,再度重来,大有设障于喉科痊愈之途。欲求咽病之愈,必须扫除此障。

藿香 10g	佩兰 10g	山楂 10g	焦苡仁 10g
六曲 10g	枳壳 6g	茯苓 10g	六一散 12g
白术 6g	桔梗 6g		7 剂煎服

六诊,1993年4月13日诊。

胸闷脘胀伴痛明显减轻,咽头鲠介也式微。自感左侧软硬腭交替处肿痛。

检查:咽后壁同上诊。舌苔在化中,脉平偏细。

医案:胃气初醒,仍拒滋粘。暂取醒脾健土,以策平稳。

藿香 10g	佩兰 10g	山楂 10g	六曲 10g
茯苓 10g	白术 6g	陈皮 6g	玄参 10g
桔梗 6g	鸡苏散 12g		7 剂煎服

七诊,1993年7月6日诊。

经治百天,效不明显,咽头鲠介,比未治之前稍稍减轻,舌根两侧之羔,轻痛留恋难去,张口达三指时加重一些。睡时有干感,不引饮也可过去。

检查:咽后壁粘膜大片萎缩已明显改善,充血消失。舌根两假乳头轻度肥大。舌薄苔,质胖,脉平。

医案:弥漫充斥之粘滋湿浊之邪,总算苦战百天而幸告消彻。后期处理,健其脾以扫尾,理其气以息痛。

党参 10g　　白术 6g　　茯苓 10g　　焦苡仁 10g
山药 10g　　香附 6g　　陈皮 6g　　乌药 6g
桔梗 6g　　甘草 3g　　　　　　　7 剂煎服

八诊,1993 年 7 月 20 日诊。

药进 14 剂,干燥、异物感比以前轻些,疼痛基本上消失,但张口之际左颞下颌关节疼痛及牵制感毫无改善。

检查:咽后壁又见改善。舌薄腻苔,脉平。

医案:脾气一醒,诸恙次第式微,但踯躅左龂之风邪,仍然鞭长莫及,今则关注及之。

党参 10g　　白术 6g　　茯苓 10g　　桑寄生 10g
防风 6g　　独活 6g　　羌活 3g　　丝瓜络 10g
陈皮 6g　　油松节 2 个　　　　　7 剂煎服

九诊,1993 年 8 月 3 日诊。

现在主症之干基本解决,异物感已不明显。左颞之牵制疼痛仍较严重(过去有多发性关节炎)。

检查:咽后壁淋巴滤泡增生及粘膜萎缩显然减轻且已滋润。舌蒲苔,盾淡白,脉细。

医案:喉科之病,接近告痊,但左侧颞颌关节炎接踵而至,裁方取药,不能不转移重点。

羌活 3g　　独活 6g　　防风 6g　　太子参 10g
白术 6g　　茯苓 10g　　桔梗 6g　　功劳叶 10g
桑寄生 10g　　甘草 3g　　　　　　7 剂煎服

案六

王某,男,45 岁。1994 年 3 月 1 日初诊。南京轧钢厂。

咽病起于去夏,主症奇干泛恶,饮水求润,不择温凉,伴以异物感而难受。自感胃中有冷气,腹中抽搐;四肢关节畏寒。胸膺作闷,有时呼吸似有困难。在疲乏时倍形加重。

检查:咽后壁污红、干燥少液,粘膜开始萎缩,小血管扩张。舌中央少苔,两侧滑苔,脉偏细。

医案:咽炎达萎缩之症,津枯出于生化无源,取培土生金手法。

党参 10g	白术 6g	茯苓 10g	白扁豆 10g
百合 10g	山药 10g	沙参 10g	京玄参 10g
麦冬 10g	甘草 10g		7 剂煎服

二诊,1994 年 3 月 15 日诊。

以半年多咽炎来诊,取用培土生金方剂,14 剂后而刻下奇干已润许多,泛恶亦相应改善,异物感仍有,但减轻,腹部抽搐感接近消失,胸膺痞闷渐舒,呼吸亦无明显的困难。唯胃中冷气、四肢关节失温,依然故我。

检查:咽后壁淋巴滤泡仍然为散在性增生,斑状充血,萎缩的粘膜已呈滋润。舌薄苔,质有红意,脉平。

医案:培土生金一法有效。根据进程例应香砂六君,但后壁飞丹,舌露红意,多少有些枘凿。不过权衡之后尚须斗胆取用,稍有龃龉,谅无大碍。

木香 3g	砂仁 3g	党参 10g	白扁豆 10g
白术 6g	茯苓 10g	山药 10g	玄参 10g
百合 10g	甘草 3g		7 剂煎服

三诊,1994 年 3 月 29 日诊。

咽干程度轻而难以全润,有痰能豁,泛恶已不明显,胸闷渐舒,胃中冷气轻些,四肢关节失温现仅局限于两肩部。

检查:同上诊,舌薄苔,脉平。

医案:取用香砂六君,求温之胃,需凉之咽,尚能双双接受。处方纵然吹疵较多,但尚无枘凿之感。

木香 3g	砂仁 3g	党参 10g	白术 6g
茯苓 10g	山药 10g	沙参 10g	百合 10g
桔梗 6g	天竺黄 6g		7剂煎服

四诊,1994年4月12日诊。

药进14剂,咽干仍停留在进步之中,胸闷改善,胃中冷气也好多,肢节失温逐变转暖。

检查:咽后壁淋巴滤泡虽然有部分颗粒仍饱满,但枯槁情况改善。舌薄苔,脉平偏细。

医案:胃病咽痛骈作,不过标本显然有泾渭之分。当然治胃在先,治咽在后。

木香 3g	砂仁 3g	党参 10g	白术 6g
茯苓 10g	山药 10g	仙茅 6g	玄参 10g
桔梗 6g	甘草 3g		7剂煎服

咽 炎 小 结

慢性咽炎,中医称之为"虚火喉痹",历来中医书籍都认为系阴虚火旺之故,常以滋阴降火、养肺肾阴为治。而干师认为临床上"真正属阴虚者,十无二三,出于脾虚者,常居八九",故倡导从脾论治喉痹,有效率达98%。

干师认为脾虚的成因是饮食失节。随着生活水平的提高,烟、酒、辛辣、厚味成了人们的嗜好;热能摄入过多过盛,食用精谷、饱饮饱食而加重脾胃的负担;加之快节奏的工作方式,劳逸失当而伤脾。脾胃元气损伤,清阳之气下陷,生化乏源,精微不能上承,咽喉失去津液濡润而形成慢性咽炎。脾虚还会导致痰、滞、瘀、阴血不足等病理变化在虚火喉痹中产生。

干师对本病的治疗,分为三步曲。

第一步扫除残邪。本病多数是由急性期拖延或失治而成慢性,故余邪未尽。常先予以宣泄伏困之邪,用三拗汤或桑菊饮加减。

第二步辨证治疗,常用方法有伐离济坎、益水抑火,方以导赤散加减;清肺泻胃、养阴生津,方以玉女煎加减;增液润燥、濡养咽喉,方选增液汤加减;滋水涵木、降火利咽,方用知柏地黄汤加减;疏肝和血、理气化痰,方以越鞠丸加减;引火归原、温敛浮阳,方用右归丸加减;培土生金、益脾润脾,方以参苓白术丸加减;健脾助运、化痰利咽,方选六君子汤加减;醒脾化浊、助运和胃,方取不换金正气散加减;益气健脾、升举清阳,方用补中益气汤加减。

第三步是巩固治疗。待咽炎通过治疗,诸症消除后,改为两三天服药1剂,方以补中益气汤或参苓白术散加减,功在扶正,提高机体免疫力,控制其复发。

除此之外,戒断烟、酒、辛辣、炙煿、甜腻之品,也是减少咽炎复发的重要环节。

咽神经官能症(梅核气)

案一

夏某,女,47岁。1991年11月27日初诊。林业大学。

1988年起喉头异物感,幸一度缓解平安。今年9月份以疲劳而再度发作,喉头似有物堵塞,咽有干感。经临凌乱而淋漓难净。低烧,腰酸,胸膺痞闷,叹息苟安片刻。老年性失眠,纳便正常。

检查:咽(-)。舌薄苔,脉弦。

医案:更年疲乏,丧父情伤,麇集于一躯。六郁之证,哪得脱逃。取疏肝理气开郁一法。

柴胡 3g	青皮 6g	陈香橼 5g	香附 6g
六曲 10g	苏梗 10g	仙鹤草 10g	甘草 4g
小麦 12g	大枣 5 枚	合欢皮 10g	7 剂煎服

二诊,1991 年 12 月 6 日诊。

喉头堵塞明显缓解,残留不多。咽干未润,求饮时喜温。低烧已退,腰酸依然,胸闷稍稍舒服些,失眠俱在凌晨。消化不良,食后脘胃作胀,甚至泛酸不能进冷。

检查:咽(-)。舌薄苔,脉细。

医案:进越鞠,六郁虽开,但肝气未疏。一经侮土,脘胃难安,承原旨而开郁减灶,扶脾添筹。

柴胡 3g	青皮 6g	橘皮 10g	陈香橼 6g
木香 3g	苏梗 10g	白术 6g	合欢皮 6g
砂仁 3g	甘草 3g		7 剂煎服

三诊,1991 年 12 月 14 日诊。

又进 7 剂,喉头鲠介很轻,但添喉痒而咳,干亦未润,消化不良,有时脘部作胀。失眠已能酣睡,腰痛亦甚。舌薄苔,脉确弦意。

医案:诸症彼伏此起,可能期进更年,治再柔木和土。

柴胡 3g	白芍 6g	木香 3g	砂仁 3g
山楂 10g	六曲 10g	佛手 6g	苏梗 10g
桔梗 6g	甘草 3g		7 剂煎服

四诊,1992 年 1 月 9 日诊。

喉头异物感已稍改善,咽干极微,饮亦减少,胸闷还有一些。胃脘部有胀感,泛酸,背部游走性作痛,经常丘疹遍体出现。舌薄苔,脉有弦意。

医案:方取柔肝和胃,虽效不明显,但时值更年之扰,易辙更方,似无多大必须。

柴胡 3g	白芍 6g	苏梗 10g	六曲 10g
山楂 10g	佛手 5g	陈皮 6g	香橼 6g
枳壳 6g	木香 3g	焦谷芽 12g	7 剂煎服

案二

刘某,女,32 岁。1991 年 6 月 28 日初诊。南京。

喉病三四年来,频频急性发作,但骤发而骤愈者,者番在去年4月开始,咽头疼痛,痰多如涌,满口粘糊,之后渐减轻,但喉头有异物感,纳食正常,干燥求饮喜冷水。大便干结,三四天一圊。

检查:咽(-)。舌薄白苔,舌体胖,脉细。

医案:鲠介喉头,查无病变,梅核气也。理气化痰,开郁为治。

香附 10g	苍术 6g	川芎 3g	六曲 10g
苏梗 10g	山楂 10g	佛手 5g	陈皮 6g
瓜蒌仁 10g	柏子仁 10g		7 剂煎服

二诊,1991 年 7 月 16 日诊。

药进 14 剂,大便已正常,痰减少,口中粘糊消失,痛亦减轻。但异物感及难言的不舒服仍然存在。

检查:咽峡稍感渐红。舌薄苔,边有齿痕,脉细。

医案:凭越鞠而诸恙减削,但偏香偏燥,总嫌矫枉过正。者番裁方,取其旨而磨其棱角。

香附 6g	川芎 3g	苏梗 10g	广郁金 6g
山楂 10g	香橼 6g	六曲 10g	柏子仁 10g
玄参 10g	佛手 6g		7 剂煎服

三诊,1991 年 8 月 6 日诊。

咽痛轻而新添痒感。痰则已少,仅仅偶尔几口。咽部常感粗糙,而有时还有粘糊感,不能多言。大便尚正常。小溲偶有赤黄。

检查:咽(-)。舌薄苔,脉细。

医案:证已由实转虚;方须舍攻取养。唯溺有赤意,清火药应入一二。

生地 10g	竹叶 10g	玄参 10g	麦冬 10g
天花粉 10g	苏梗 10g	佛手 6g	天竺黄 6g
百合 10g	柏子仁 10g		7 剂煎服

四诊,1992 年 9 月 10 日诊。

服药未辍,痒感消失,痰量已正常,声音正常。但干燥较甚,求水以润,喜冷水。胸有闷感而不严重。饮食正常,唯多矢气。言多讲一些亦无妨。今天异物感很明显,溺仍黄。舌薄苔,脉平。

医案:纵然顽症,毕竟在稳步前进之中。者番处方,步迹原旨加重滋阴。

生地 10g	木通 3g	玄参 10g	竹叶 10g
麦冬 10g	芦根 30g	白茅根 10g	苏梗 6g
百合 10g	柏子仁 10g		7 剂煎服

五诊,1991 年 10 月 25 日诊。

此期中一度感冒,导致急性发作。刻下急发已痊,遗留咽头、口腔干燥。痰已无而日趋正常,但口中有粘腻之感。胸闷消失,言出其声不扬。

检查:咽(-)。舌薄苔,脉平偏细。

医案:口干、痰涌及不耐多言,三顽已除其二,尚堪称庆。刻下口干咽燥,主在养阴。

生地 10g	麦冬 10g	玄参 10g	石斛 10g
天花粉 10g	川黄柏 3g	知母 10g	桔梗 6g
芦根 30g	甘草 3g		7 剂煎服

六诊,1991 年 12 月 20 日诊。

在此期间没有感冒,10 多天没有吃药,干燥仍有,但较前改善。汗多,疼痛也远不及当初。痰已不多,但有稠粘感。唯大便干结,两三天一圊。多言之后也无多大影响。

检查:咽(-)。舌薄苔,脉细。

医案:来院六诊,时近半年,顽固之疾,已届覆杯时刻,虽近又失舒,辍药匝旬,固难辞其咎,但心理作用更不可排除。再予养阴,作扫尾之用。

| 生地 10g | 麦冬 10g | 玄参 10g | 郁李仁 10g |
| 石斛 10g | 天花粉 10g | 芦根 30g | 柏子仁 10g |

| 桔梗 6g | 太子参 10g | 甘草 3g | 7 剂煎服 |

案三

刘某,女,39 岁。1991 年 7 月 24 日初诊。江南水泥厂。

喉头有痰样物附丽不舒已两年,不痛少痰,纳食时有些不舒服,冬重夏轻。

检查:咽后壁淋巴滤泡轻度增生,污红。会厌溪两侧有囊肿各 1 个。舌薄白苔,脉平。

医案:气滞则痰生,痰生则气更滞。喉部肿物全从痰气而来。取越鞠丸而独崇化痰理气之功。

香附 6g	白术 6g	川芎 3g	天竺黄 6g
山栀 10g	六曲 10g	苏梗 10g	莱菔子 10g
麦冬 10g	白芥子 5g		5 剂煎服

二诊,1991 年 8 月 18 日诊。

药后痰样物附丽于喉部者已减轻。纳食时鲠介感变化不大。五六天前下糟牙齿疼胀,左侧还多一个"痛"。

检查:咽后壁充血消退,会厌溪中囊肿仍然。舌薄苔,脉细。

医案:咽症有所改变,但囊肿巍然不动。治当着重消痛。至于齿酸及双肩酸、颈掣者,良以贪凉而为贼风所侵耳。

香附 6g	白术 6g	川芎 3g	天竺黄 6g
苏梗 10g	陈皮 6g	防风 6g	莱菔子 10g
桑枝 10g	鸡苏散 12g		7 剂煎服

三诊,1991 年 12 月 10 日诊。

喉头痰样物附丽鲠介者明显减轻,但一遇寒凉,诸恙又卷土重来。左侧牙痛已止,稍有酸、麻、胀感。

检查:咽(-),会厌溪囊肿无变化。舌薄苔,脉细。

医案:药进而诸恙俱减者,属外来之病;受凉而夙恙再作者,乃机体之虚。故而前者治而除之,今也固本以求稳定。当然固本而毋忘去病。

黄芪 10g	白术 6g	茯苓 10g	绿豆衣 10g
陈皮 6g	苏子 10g	百合 10g	天竺黄 6g
桔梗 6g	甘草 3g		7剂煎服

四诊,1992年2月14日诊。

治后基本上接近痊愈。但近一旬又再度重来。左咽又作阻塞,左颈作酸及牵制感,风吹之后,左侧头面不舒作痛。痰多似乎也在左侧。

检查:咽(-),会厌溪丰满感已收缩些。舌薄苔,脉细有缓意。

医案:迎春疲劳,过节恣食,加之生活节奏之特殊,致喉头异物感卷土重来。仍取客岁治法。

香附 6g	川芎 3g	山楂 10g	六曲 10g
苏梗 10g	防风 6g	羌活 3g	天竺黄 6g
佛手 6g	桑叶 6g		7剂煎服

案四

罗某,女,40岁。1991年10月31日初诊。中山大厦。

两年以来,喉头及鼻咽部异物感,逆吸或清嗓后有成块粘痰咯出,咯出后可以苟安一时。

检查:咽后壁淋巴滤泡散在性增生,两侧索肥大。舌薄苔,有朱点,脉细。

医案:慢性咽炎,症之轻者;喉之鲠介,亦可冠以梅核。主为痰气之累。治当消其痰顺其气,但对尚不属目之咽炎,亦不能不加关注。

生地 10g	玄参 10g	天竺黄 6g	瓜蒌仁 10g
沙参 10g	麦冬 10g	光杏仁 10g	川贝母 10g
佛手 5g	苏子 10g		7剂煎服

附:简便方

天竺黄 6g,玄参 10g,焦麦芽 10g。每日按此量泡茶饮。

案五

熊某,男,32 岁。1992 年 9 月 4 日初诊。句容县。

喉头有堵塞感已 3 个多月。言语一多即有异物向上升起的感觉,无疼痛,纳食顺利,但大口吞咽则有些阻隔感。胸闷时作时休,钡透未见异常。平时无痰,每做重活、受凉、情绪不稳定时加重。肩、胛、胸等处有游走性疼痛。

检查:咽峡弥漫性轻度充血,喉咽(-)。颈(-)。舌薄苔,脉有弦意。

医案:六郁之证,杂以木失条达。同时更需考虑颈椎。暂取越鞠加逍遥。

柴胡 3g	白芍 6g	乌药 6g	香附 6g
川芎 3g	山楂 10g	六曲 10g	山栀 10g
枳壳 6g	佛手 5g		7 剂煎服

二诊,1992 年 9 月 28 日诊。

药进 12 剂,堵塞感明显改善,向上上冲之感也轻了。即使大口吞咽也已无阻隔之感。肩、胛、胸等处的游走性疼痛完全消失,代之以有疲劳感,形如干重活之后。

检查:咽峡充血淡化而近乎正常。舌黄腻苔,脉弦。

医案:肝疏郁解,尚称一槌定音。唯痰火之郁尚感迟迟难去耳。取原方,重痰火。

香附 6g	苍术 6g	山栀 10g	六曲 10g
山楂 10g	川芎 3g	枳壳 6g	柴胡 3g
苏梗 10g	香橼 5g	竹叶 10g	7 剂煎服

小　　结

梅核气类似西医的咽神经官能症。历代书籍论述颇多,总由寒气、风邪热气、痰气郁结、肝气、阴气不足、阴阳之气结、心理因素等所致。干师常从 4 个方面论治,一是治六郁,代表方为越鞠丸;二是痰气相凝,代表方为四七汤;三是治肝气,方用逍遥散;四是治肝急脏躁,方选甘麦大枣汤。

干师治疗本病,重在心理疏导。现在社会上恐癌者太多,一旦咽喉不适,有异物堵塞感,便怀疑自己患了癌症或食道癌。其实,咽喉异感症或慢性咽炎是以不进食时异物感、堵塞感明显,进食后诸症消失,甚至反而舒适为特征的。而食道癌是进食时有堵塞感,不进食时毫无感觉。把这些区别讲清楚了,病者即可消除顾虑。

再一方面,不开药给病人,以避免患者吃药时激发他老是想到病,反而使病者不易消除心理上的阴影。为此,干师常用焦麦芽、代代花取代茶叶,泡茶饮,效果尚佳。

鼻 咽 癌

案一

倪某,男,53 岁。1992 年 1 月 25 日初诊。高邮市。

去年 9 月发现右颈部有无痛性包块,11 月确诊为鼻咽腔癌。经过 30 多天光疗,包块明显缩小。口腔、鼻腔、鼻咽腔一向没有症状,所以也无明显反应。光疗后副作用为喉痛、奇干,有撕裂感,纳食及讲话时,倍增痛苦,胃纳很差,近有咳嗽。刻下七八天来有凛寒感,寒后有热感,同时出汗蒸蒸,一动即作,睡时没有。痰粘且多,咯之不易而清嗓不止。

检查:体温 37.6℃。咽峡水肿充血(红艳型),鼻咽部充血水肿。右颈侧扪到 5 分硬币大硬结 1 个,边缘不清楚。舌白腻滑润苔,舌胖边有齿痕。脉有弦意。

医案:病属"斯疾",放疗正在进行之中。唯引以为虑者,刻有感冒及痰浊内停。《孙氏兵法》"不攘其外,何以治内"。当然先以轻宣外感,重化痰浊为法。

桑叶 6g	菊花 10g	蝉衣 3g	大青叶 10g
苏子 10g	杏仁 10g	马勃 3g	莱菔子 10g
天竺黄 6g	焦米仁 10g		5 剂煎服

二诊,1992 年 4 月 10 日诊。

光疗结束于 2 月 17 日,当时诸恙告失,感冒很快而愈,在 50 天中很平稳,体重增加,饮食亦可,引以为难忍者,口干舌燥 (咽喉部感觉还好),多饮喜温。

检查:咽(-)。鼻咽腔有丰腴感,右轻左重。下颌下有水肿 现象,硬结不清楚。舌薄苔,质有红意而干,透有紫气,脉小有力。

医案:光疗之后,症情平稳,除口干舌燥之外,余无自觉之症。颌区、颏下有丰腴饱满感,但核块已无。治当抗癌与扶正并顾。

太子参 10g	白术 6g	茯苓 10g	石斛 10g
白扁豆 10g	马勃 3g	蚤休 10g	龙葵 10g
石上柏 10g	白花蛇舌草 10g		7 剂煎服

案二

史某,男,39 岁。1992 年 1 月 22 日初诊。淮阴市北京路64 号。

去年之秋,右颈部起有核子,从而发现为鼻咽腔癌,由活体 检查而确定。时在 8 月下旬。未发现前,并无一切症状,仅仅为 颈部肿块。经过两个月光疗,颈部核子消失,悬雍垂畸形也纠正。光疗前掌灼及光疗中耳鸣,以疗程结束后而消失。唯口干咽燥 则无法缓解,甚至有烧灼感产生。颏下两颌浮肿不退。

检查:鼻腔(-)。咽峡未见异常。唯软腭反射消失,鼻咽顶 部有丰满感,很光滑。喉咽部会厌呈儿童型,会厌溪丰满感。其 他无异常。颈部未扪到硬结,唯颏下颌下轻度肿胀。舌薄苔,后 1/3 有刺,质胖而红,脉平有数意(92 次 / 分)。

医案:病名纵然难听,症状十分平稳。宗常规扶正抗癌。但 凭脉论证,刻下先宜退肿与清心养阴。

太子参 10g　　石斛 10g　　　麦冬 10g　　　沙参 10g

石上柏 10g　　知母 10g　　　马勃 3g　　　蚤休 10g

柏子仁 10g　　白芷 6g　　　　大贝母 10g　　7 剂煎服

医嘱：①上方进 14~21 剂复诊。如肿热一退，则即来。②忌大葱、大蒜、韭菜、辣椒、胡椒、雪里红、芥菜、咖哩、柞菜等。

二诊，1992 年 3 月 4 日诊。

今天西医复查，核子比出院时更形缩小。颈部肺部无淋巴结肿胀者见到。局部所见有稠厚分泌附丽难脱。西医认为在平稳中趋向好转。上诊处方累进 20 剂，干燥依然存在，无点滴唾沫，时时乞灵于水润，且有烧灼感。偶然作痛，亦由干燥所导致。在正常起居情况下，睡眠一般。体力上似乎衰弱乏劲，尤其是多运动之后，下肢疲累更甚，跟部有些隐痛。

检查：咽后壁干燥无液。鼻咽部大体如上诊。会厌溪丰满者，已收敛，颈外同上诊。舌少苔，舌背之刺已减去 1/2，质红，脉细数。

医案：诸症平稳，倾向式微。唯脉象较前为细。总之正气以持久而渐虚，事实亦属合理发展，无足为虑。者番处方，以重剂养阴生津为是。

西洋参 3g（另煎）　　石斛 10g　　　麦冬 10g

石上柏 10g　　　　　玄参 10g　　　知母 10g

川黄柏 3g　　　　　　熟地 10g　　　马勃 3g

乌梅 10g　　　　　　蚤休 10g　　　7 剂煎服

案三

赵某，女，37 岁。1991 年 9 月 3 日初诊。省测绘局。

头痛鼻塞，耳中憋气，鼻中亦有憋气与烧灼。咽头奇干，干甚即疼痛。干的程度甚至口腔无液，非水难润，时历两三年。今年 6 月初加重。CT 证明为鼻咽癌；活检为组织增生。

检查：咽后壁淋巴滤泡增生、充血；两侧索肥大、充血。鼻咽部两侧组织隆起丰腴,但未见粗糙,仅轻度充血。舌薄苔映黄,脉小弦。

医案:痰、瘀、疠麇集于喉隘,阳货孔子一时尚难明确,但化痰破瘀抗疠之剂,总无柄凿之虞。西医的进一步诊查仍占首位。

石见穿 10g	石上柏 10g	蚤休 10g	马勃 3g
天竺黄 6g	落得打 10g	当归尾 10g	赤芍 6g
苏子 10g	泽兰 10g		7 剂煎服

二诊,1991 年 10 月 25 日诊。

药进 28 剂,头痛程度减轻而时间拖长。憋气消失,偶有暂时性耳鸣。鼻中烧灼感改变不大,咽干稍稍缓解,口干接近滋润。

检查:咽后壁淋巴滤泡增生,两侧索肥大,有充血感。鼻咽腔丰满块磊,已不充血。舌薄苔,脉细弦。

医案:西医检查虽无明显改善,但已得到控制无疑。服中药后症状大多改善。考痰气之凝,虽然存在;疠气之断,似尚不能定论。不过得能症状减轻,总是大好趋势。可踪原旨,取药深入一层。

煅牡蛎 20g	川贝母 10g	昆布 10g	海藻 10g
莱菔子 10g	石见穿 10g	泽兰 6g	马勃 3g
石上柏 10g	蚤休 10g	玄参 10g	7 剂煎服

医属:平时多吃荸荠。

三诊,1991 年 12 月 6 日诊。

累进服药已 28 剂,西医检查认为进步满意。局部包括干燥在内的不适感也逐渐迭减。唯在临经前感到明显一些。鼻塞也已通畅。偶有鬓部牵掣感。

检查:鼻咽腔丰满者已收敛许多。舌薄苔,脉平。

医案:药已生效,功在方裁。化痰攻坚、破瘀抗疠之法,逐渐转移于扶正。

党参 10g	白术 6g	茯苓 10g	川贝母 10g
昆布 10g	海藻 10g	马勃 3g	石见穿 10g

石上柏 10g　　　煅牡蛎 20g　　　　　　　　　7 剂煎服

案四

诸某,男,47 岁。1991 年 10 月 31 日初诊。南京中央门。

鼻咽腔肿瘤,发现于上月,经过西医治疗(^{60}Co)颇见成效,肿块缩小。刻下为无痛性(右)颈肿块,口干,咽部吞咽不流利。平时大便干结,现亦如此。

检查:咽峡充血艳红、水肿,扁桃体双侧Ⅱ度肿大,表面有些溃疡。右颈部有鸡卵大肿块,中度硬而不能移动。鼻咽腔查诊不合作。舌薄苔,边有齿痕,脉细。

医案:《疡科心得集》目为四症(舌癌、乳腺癌、阴茎癌、喉癌)者,今已确诊。现下阶段以攻为主,但脉来细弱,扶正亦属必需。

太子参 10g　　茯苓 10g　　　陈皮 6g　　　沙参 10g

石上柏 10g　　昆布 10g　　　海藻 10g　　　马勃 3g

石见穿 10g　　白花蛇舌草 10g　　　　　　7 剂煎服

二诊,1992 年 1 月 14 日诊。

光疗治程初告结束,喉痛基本消失。咽干、口燥、唇皱,胃不思纳,舌不辨味。以骶部髋关节为重点的肌肉关节疼痛。大便难解。睡眠以喉痛之消失而改善。

检查:咽峡接近正常,仅轻度充血。右颈侧包块已难扪到。舌苔形同敷粉,舌质淡,脉细。

医案:霹雳雷霆,群魔敛迹,但正气明显不充,同时痰浊起于中州,胃气因之更怯。治当扶正而不庇痰浊,抗癌而毋伤正气。

太子参 10g　　白术 6g　　　茯苓 10g　　　陈皮 6g

姜半夏 6g　　　山楂 10g　　　六曲 10g　　　蚤休 10g

石上柏 10g　　白花蛇舌草 10g　　　　　　7 剂煎服

案五

韩某,男,31 岁。1992 年 3 月 14 日初诊。南京汽轮厂。

鼻咽癌于春节时确诊,以颈部起核子而去医院。确诊后有一次涕中夹血。现用 ^{60}Co 治疗已 21 次,肿块已缩小到有无之间。口干唾液稠厚,稍有咳嗽。舌薄苔,脉弦。

医案: ^{60}Co 力挽狂澜,中药草佐襄绿叶。刻下裁方,抗癌多于扶正。

蚤休 10g	石上柏 10g	马勃 3g	麦冬 10g
沙参 10g	六曲 10g	芦根 30g	玄参 10g
山楂 10g	白花蛇舌草 10g		7 剂煎服

二诊,1992 年 5 月 15 日诊。

光疗已结束,刻下主症为鼻、口、咽干燥,干燥严重时有鼻出血,但日趋减少。口腔中有粘糊感。右上肢无力伴酸感。舌薄腻映黄苔,脉细。

医案:攻城之战结束,保卫之守来临。例应扶正与祛邪兼顾。又以右臂小恙,稍参养血。

太子参 10g	茯苓 10g	山药 10g	白扁豆 10g
石上柏 10g	马勃 3g	蚤休 10g	鸡血藤 10g
功劳叶 10g	丹参 10g		7 剂煎服

案六

刘某,女,30 岁。1992 年 3 月 27 日初诊。铁医附院。

确诊为鼻咽癌,初以颈淋巴结肿而发现。现为光疗第 4 天,有泛恶口干。

检查:咽峡充血,重点在后壁。鼻咽顶部组织充血右重左轻并隆起,且左右各有 1 块粘膜粗糙。舌薄腻苔,脉细。

医案:既谓癌症,理应抗癌;主在光疗,辅以药治。

石上柏 10g	石见穿 10g	蚤休 10g	马勃 3g
姜竹茹 10g	天竺黄 6g	沙参 10g	麦冬 10g
白花蛇舌草 10g	六曲 10g		7 剂煎服

二诊,1992 年 5 月 22 日诊。

近来咽头干燥,疼痛也甚,出现烧灼感,痛及左耳。伴以盗汗,齿龈也作痛。

检查:鼻咽部丰腴,粘膜惨白,会厌水肿。左侧舌面充血,有浅在性溃疡,右重左轻两侧智齿部有溃疡。舌薄苔,脉细。

医案:在癌症基础上感染,而且炎热方兴未艾。不予大剂清化,难遏燎原。取犀角地黄汤加味。

牛地 10g	丹皮 6g	赤芍 6g	水牛角 30g(先煎)
金银花 10g	黄芩 3g	山栀 10g	石上柏 10g
蚤休 10g	白花蛇舌草 10g		5 剂煎服

三诊,1992 年 5 月 26 日诊。

药进 3 剂,炎炎之势已退。现咽头仍疼痛,耳痛及龈痛轻些,盗汗减少很明显,鼻塞加重而涕出亦多。

检查:咽后壁左侧有隆起感及局限性充血,鼻咽腔组织肿胀充血,伴有粘膜破碎渗血。舌薄苔,脉细。

医案:续发感染,高潮已越而难言清肃,再从清化,同时毕竟本病存在,决非一般炎症而坦然。

生地 10g	金银花 10g	蚤休 10g	半枝莲 10g
地丁 10g	山栀 10g	马勃 3g	石上柏 10g
芦根 30g	白花蛇舌草 10g		7 剂煎服

以通用消肿散*,外用吹于口腔患处。

四诊,1992 年 6 月 2 日诊。

急性炎炎之势幸已趋向平稳,昨日在小舌旁有小溃疡疼痛,干甚而有烧灼感。

检查:悬雍垂两侧粘膜有剥脱现象,鼻咽部水肿收敛,充血消失。舌薄苔,脉细。

---

* 通用消肿散
　组成:枯矾、月石、生蒲黄、雄黄、黄柏、白芷、冰片等。
　功效:清热消肿。
　主治:化脓性扁桃体炎、口腔溃疡等。

医案：主症平稳，标症炎势亦衰。再从清化与养阴兼顾。

生地 10g	金银花 10g	地丁 10g	石上柏 10g
蚤休 10g	马勃 3g	白茅根 10g	半枝莲 10g
玄参 10g	白花蛇舌草 10g		7 剂煎服

养阴生肌散 5g，外用。

案七

张某，男，51 岁。1992 年 6 月 19 日初诊。电力自动设备厂。

本年 4 月 17 日活检确诊为鼻咽腔癌，做过光疗，经过良好。刻下咽痛口干，吞咽尚可，进半流，大便偏干。

检查：咽后壁轻度充血。舌薄苔质紫，脉细弦。

医案：病出颅颡，治经光疗，表现正常。中医治癌，不出两法，即扶正与抗癌而已，不过两法之取舍之间，全恃病证而择，刻下当以抗癌为主，扶正辅之。

白花蛇舌草 10g	黄芩 3g	蚤休 10g	桑白皮 10g
石上柏 10g	马勃 3g	太子参 10g	玄参 10g
麦冬 10g	藿香 10g	佩兰 10g	7 剂煎服

二诊，1992 年 7 月 14 日诊。

上药 14 剂后，一切比较平稳，反增鼻塞严重，常乞灵于收缩剂。活动时可稍予缓解，静止时加重，涕中有少量血丝。口腔、咽喉、鼻腔干燥，水润仅能苟安于片刻。睡难入寐，都由鼻塞所扰。

检查：右下甲肥大，少分泌物（滴药后 30 分钟）。咽峡轻度充血。舌薄白苔，脉平有涩意。

医案：诸症平稳，奇干难忍。亦事出必然。同时鼻塞严重似为并不常见。前方攻邪之法，依然适用于今朝。唯以鼻常塞，不能不稍加增损。

| 生地 10g | 玄参 10g | 石斛 g | 石上柏 10g |
| 马勃 3g | 蚤休 10g | 菖蒲 3g | 路路通 10g |

麦冬 10g　　　芦根 30g　　　　　　　　　7 剂煎服

小　结

干师对鼻咽癌的治疗,主张西医放疗,而后中医药调治。常以扶正解毒(石上柏、蚤休、白花蛇舌草、半枝莲、马勃)对症三者合参诊治,对调节机体平衡、增强体质、改善口干等症状取得良好的效果。

咽 部 杂 病

咽、喉溃疡

案一

常某,女,38 岁。1991 年 7 月 30 日初诊。通信工程学院。

咽病三越月,由受凉感冒导致。刻下主症每日中午发烧(37.5℃),晚间更高。全身烦躁灼热,咽头疼痛,纳食失利,咽痛可以沁及两耳深部。咽干口燥,即水亦难使润。有痰伴咳,难以外豁。夜寐难酣,纳食较差,小便色黄。

检查:咽后壁有地图形一大片义膜,擦之不易剥离,会厌边缘也有糜烂感。舌苔后半黄腻,前半薄苔,脉细数。

医案:禀藜藿之体,遇湿浊之时,本已中州失健而内湿自生,加以外湿之困,充斥中焦,上蒸清道,致咽喉白腐丛生。湿邪久则化热,体温上高连锁而致。拟予清化湿浊,以奠今后治疗之基。同时建议活检及涂片,以辨孔子阳货。

藿香 10g　　　佩兰 10g　　　青蒿 10g　　　六曲 10g
蛇蜕 3g　　　　竹叶 10g　　　白茅根 10g　　芦根 30g
金银花 10g　　砂仁 2g　　　　六一散 12g

西瓜翠一团(自加)　　　　　　　　5 剂煎服

扁桃体周围脓肿

案二

朱某,女,34 岁。1991 年 10 月 25 日初诊。江宁县。

近两个月,扁桃腺周围脓肿几度发作,此起彼伏。现左侧肿胀在第 7 天,局部疼痛,有烧而不高,呼吸及吞咽时有些妨碍。已输液、用抗菌素 6 天。

检查:扁桃腺(双)Ⅱ度肿大,左右尚对称。左侧颈外轻度丰腴。舌薄苔,脉弦。

医案:营气不从,逆于肉理,又夹痰火,发作于咽。仙方活命饮主之。

金银花 10g	没药 3g	白芷 6g	防风 6g
穿山甲 10g	当归尾 10g	赤芍 6g	丹皮 6g
僵蚕 10g	大贝母 10g		3 剂煎服

以通用消肿散,外用吹喉。忌腥荤食品。

二诊,1991 年 10 月 30 日诊。

药进 3 剂,重点从右侧迁移到左侧,疼痛减轻,僵硬变软,吞咽防碍改善多多,痰不太多,有异物感,舌尖痛,环唇燥痛。

检查:扁桃腺稍较前收敛而不明显,左侧充血。舌薄苔,脉细弦。

医案:取用外科第一方,确实不辱使命。再当清热化痰消肿。作追踪之击。

桑叶 10g	金银花 10g	天竺黄 6g	玄参 10g
僵蚕 10g	连翘 6g	象贝母 10g	天花粉 10g
桔梗 6g	甘草 3g		5 剂煎服

三诊,1991 年 11 月 5 日诊。

现在两侧相持胀感尚有,疼痛已轻,工作下班后又加重,咽唾沫时有鲠痛。

检查:左侧扁桃体近乎正常;右扁桃体周围残肿未消。舌薄苔,边有齿痕,脉平。

医案:残邪不撤,肿痛难除,用半首仙方活命饮应付。

防风 10g	白芷 6g	金银花 10g	乳香 3g
没药 3g	天花粉 10g	陈皮 6g	大贝母 10g
挂金灯 10g	穿心莲 10g		7 剂煎服

四诊,1991 年 11 月 12 日诊。

两侧扁桃体作胀、作肿而痛,右侧可出了一些脓而舒服一些,左侧倍形严重。

检查:两侧扁桃体及其周围,高肿凸出,粘膜未见充血。舌薄苔,脉细。

医案:喉痛左右对峙漫肿,拖延两月,或左或右,乍重乍轻,偶亦稍泄脓液而苟安,已至"散既不能,成亦不易"之局面。如此顽症,套方常药似已难于应付。取《外科精要》之托里散合《外科正宗》之仙方活命饮作背城借一之举。

生黄芪 10g	金银花 10g	当归 10g	炮山甲 10g
大贝母 10g	白芷 6g	防风 10g	天竺黄 6g
皂角刺 6g	陈皮 6g	甘草 3g	7 剂煎服

五诊,1991 年 12 月 3 日诊。

上方进服 14 剂,中辍 7 日,无甚明显反应,症状较前好些,辍药 3 天后有些疼痛。

检查:已收敛部分,触诊韧硬。舌薄苔,脉平。

医案:背城借一,竟然焚舟而得胜。当然原方难撤。但坚韧木然,更需攻坚之品。

三棱 6g	莪术 6g	生黄芪 10g	金银花 10g
当归 10g	甘草 3g	大贝母 10g	乳香 3g
没药 3g	挂金灯 6g		7 剂煎服

以通用消肿散,外用吹喉,每日 4 次。

慢性扁桃体炎

案三

方某,男,45 岁。1992 年 2 月 22 日初诊。省侨联。

11 天前高烧(38~39℃),伴以喉痛,痛在左侧,沁及左耳,当时诊断为化脓性扁桃体炎,取用抗菌素,主病 3 天而逐渐恢复。但至今疼痛不息,波及左颞头皮。还有些怕冷、疲乏无劲,胃纳不香。

检查:左扁桃体肿胀,隐窝内尚有分泌物。舌薄苔,脉弦。

医案:病情在于后期,但邪伏兽困,无宣泄之机而因循经久难痊。再予清解,大有东隅已失之叹。

白芷 6g	防风 6g	山豆根 10g	薄荷 5g
马勃 3g	荆芥 6g	天竺黄 6g	桔梗 6g
大贝母 10g	甘草 3g		5 剂煎服

二诊,1992 年 2 月 28 日诊。

药进 5 剂,疼痛明显减轻,左颈头皮及耳深部之痛残存无几,胃纳稍增,乏力无劲者仍然。有些咳嗽,由痒而作。

检查:左扁桃腺肿已退,分泌物已无。舌薄苔,脉平。

医案:暴雨易霁,稍事扫尾足矣。

桑叶 6g	菊花 10g	山豆根 6g	金银花 10g
连翘 6g	玄参 10g	象贝母 10g	桔梗 6g
甘草 3g			5 剂煎服

增殖体肥大症

案四

薛某,男,5 岁。1992 年 2 月 4 日初诊。南京。

从小开始夜多大鼾,每逢感冒,呼吸困难,平卧之际,倍加严重。

检查:右侧扁桃体Ⅲ度肿大,悬雍垂正常。鼻腔无异常,增殖体丰腴。舌薄苔,脉平。

医案:腺体丰腴,气道阻封,良以痰气之凝,由无形而转成有质。刻下医学条件,当然首推手术,但孩童胆怯,先试药治。

昆布 10g	海藻 10g	胆南星 3g	枳壳 6g
天竺黄 6g	象贝母 10g	海蛤粉 20g	挂金灯 6g
			7 剂煎服

医嘱:平时多吃荸荠与海蜇;服上方 20 剂,无效即行手术治疗。

二诊,1992 年 3 月 10 日诊。

药进 21 剂,鼾声小些,急走后仍然喉鸣气促。检查同上诊。药已生效,手术与否,事可观察缓待一时,原法原方踵进。

案五

陶某,男,8 岁。1992 年 7 月 21 日初诊。南京。

鼻塞不通已 3 年,四季皆然,夜寐鼾声如雷,失嗅。一揉鼻翼即衄血。

检查:鼻腔未见异常,两立氏区粘膜粗糙,增殖体丰满。舌薄苔,脉未诊。

医案:病出颃颡,痰浊内停。治以消痰退肿,必要时手术处理。

| 昆布 10g | 海藻 10g | 天竺黄 6g | 苏子 10g |
| 枳壳 6g | 大贝母 10g | 挂金灯 5g | 7 剂煎服 |

二诊,1992 年 8 月 11 日诊。

药进 14 剂,通气改善,鼾音大减,嗅觉也提高一些,能闻到臭蛋之味。辍药三五天后又在出血。

检查:立氏区粗糙仍在,干燥。鼻咽部触诊,增殖体仍然触到。舌白腻苔,脉未诊。

医案:效来神速,事出意外。本应原方续进,唯以衄血而再参清营。

原方加白茅根 10g、丹皮 6g,7 剂煎服。

黄芩膏 1 盒,外用涂鼻腔。

喉门

医案

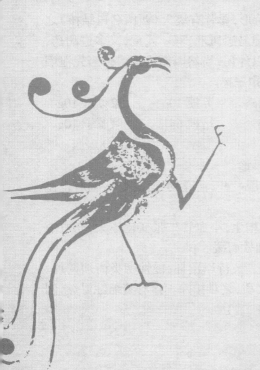

喉源性咳嗽

案一

吴某,女,55岁。1991年6月17日初诊。省委。

咳已多年,其间一度告愈。第2次作咳在1985年,发轫于着凉感冒之后,有时可以间歇,但去年临夏已痊愈。治疗经过主要为甜性药物为多。刻下咳嗽清嗓频频,咽干求饮,喜热汤(愈热愈舒服),前胸有痞塞感,严重时有些胸膺闷痛,痰液殊少,色白。

检查:咽后壁淋巴滤泡稍有增生,呈散在性颗粒状散布,轻度小血管扩张,充血在有无隐约之间。舌薄苔,舌体胖,边有齿痕,脉细软。

医案:禀质偏薄,案牍劳形,曩昔有痰火(西医名曰结核)之恙,可知坤德失其厚戴,卫虚易感风邪,邪一入侵,又多进甜药,而生痰遏邪,困顿于中,难以外泻,当然因循难痊。治当先泄困邪,以奠今后补益之基。首拟三拗。

麻黄 3g	杏仁 10g	苏梗 10g	象贝母 10g
川贝母 10g	陈皮 6g	桔梗 6g	莱菔子 10g
白术 6g	甘草 3g		5 剂煎服

二诊,1991年6月24日诊。

药进5剂,喉部感觉舒服一些,清嗓动作已减少,胸膺也比较通畅一些。求饮仍然。

检查:咽后壁淋巴滤泡增生,小血管扩张变化不大,充血消失。舌薄苔,舌体稍胖,脉细软而缓。

医案:困邪渐泄,急性之恙,待以覆杯;慢性咽炎尚须调理。诊来舌胖,脉细而缓,藜藿之质,终难排除。伴有萎缩性胃炎,例当兼顾关注。取原旨修润一二。

党参 10g	麦冬 10g	五味子 10g	沙参 10g
山药 10g	石斛 10g	白扁豆 10g	桔梗 6g
玄参 10g	甘草 3g		7 剂煎服

案二

杨某,女,50 岁。1991 年 6 月 28 日初诊。本院。

多年以来,咽喉干涩,思饮求润,不择温凉。因痒即咳,同时有粘痰附丽、难咯,频频清嗓不歇。不耐多言,多则嗄哑。胸有闷感,下午手心灼热。

检查:咽后壁淋巴滤泡散在性严重增生,小血管纵横网布,伴以充血艳红。舌薄苔,脉细而有劲。

医案:病因多年,未能全属于虚。良以五志之火内燃,上熏咽嗌。此症取刘河间手法最为适宜。

生地 10g	竹叶 10g	玄参 10g	白茅根 10g
金银花 10g	芦根 30g	桔梗 6g	青蒿 10g
			5 剂煎服

二诊,1992 年 2 月 11 日诊。

客岁之方服后,咽痒即咳者而愈。多年来喉头有球状物卡住,吞之不下,吐之不出。近半个月特别严重,作干不思饮,泛恶,多粘痰。去年 3 月份喉检有小结。胸闷叹息可安片刻。

检查:咽(-),双侧声带小结仅存残余痕迹。舌薄苔,脉细弦。

医案:痰气相凝,痰因气滞而生,气以痰生而更滞。治当利气化痰。

乌药 6g	木香 3g	枳壳 6g	广郁金 10g
苏梗 10g	青皮 6g	竹茹 10g	陈香橼 10g
六曲 10g	焦麦芽 10g		7 剂煎服

三诊,1992 年 2 月 25 日诊。

药进 14 剂,喉头球状物消失,但异物感的鲠介依然存在。

泛恶及作干已改善,但粘痰仍然很多,鼻中干燥。在进第5剂后,舌头麻木,以后即消。

检查:声带小结尚有些残迹,咽(-)。舌薄苔,脉细弦。

医案:投以理气化痰之剂,反应良好,至于第5剂后出现舌麻,此乃《尚书》所谓"若药不眩瞑,厥疾不瘳"之"眩瞑",情出正常。以有胃病,在原方中调整一二。

乌药 6g	广郁金 6g	木香 3g	苏梗 10g
山楂 10g	天竺黄 6g	佛手 5g	天花粉 10g
陈皮 6g	海蛤壳 20g		7剂煎服

案三

左某,男,90岁。1991年7月23日初诊。住院会诊病人。

发音失泽粗糙,伴喉痹,痰尚易豁。

检查:声带欠瓷白色。咽后壁粘膜欠滋润,周围小血管暴露。

建议:乾坤酷热,斗室奇寒(空调病房),此情此境,可多音嘶哑。故而声带欠瓷白之色。发音失流水之声者,亦属常事,况期颐之老人。内科之方合式,焉敢施朱施墨。建议可添蝉衣3g,西瓜翠一团足矣。未知然否,希胡主任政之。

二诊,1991年8月6日会诊。

咽头作痒,总难消失。痰很少,以喝水较多而未觉有干燥感。

检查:咽峡无充血,小血管暴露,喉(-)。

医案:痒作而非风非火,而且舌质偏红,不能不考虑相火为祟。建议:方中可加川黄柏3g、知母10g。整个方药还须上承原旨。

案四

刘某,男,10岁。1992年1月3日初诊。南京。

去年10月中浣陡来高烧达41℃,经治而愈。从此痰多而咽干,并作奇痒,痒后而咳。

检查:咽峡不充血而正常,后壁淋巴滤泡团块状增生,部分粘膜萎缩。舌薄白苔,脉细。

医案:浮邪失表于当时,困邪内蕴到今日,为时将 80 天之久。解铃还须系铃人,再取宣邪解表,作桑榆之收。

荆芥炭 6g	麻黄 3g	天竺黄 6g	苏子 10g
象贝母 10g	杏仁 10g	白果 7 个	甘草 3g
			7 剂煎服

二诊,1992 年 1 月 10 日诊。

药进 7 剂,喉痒明显减轻,咳亦因之而少痰则仍然较多,口有干感。

检查:咽峡所见基本上同上诊。舌薄苔,脉细。

医案:久困之邪,大半已驱而散矣,唯咽部表现迹近慢咽,再予轻疏化痰。

荆芥炭 6g	天竺黄 6g	杏仁 10g	苏子 10g
川贝母 10g	白果七个	桔梗 6g	甘草 3g
			7 剂煎服

案五

刘某,男,55 岁。1992 年 2 月 14 日初诊。市政公司。

10 多年咽痒作咳,有粘痰难豁难咯,而且日作数十阵,同时清嗓不歇,幸无干燥。嗜酒而烟不多吸。近来感冒。

检查:咽后壁粘膜部分萎缩现象。舌薄苔,舌质淡,脉细。

医案:肺怯金枯,宿邪伏困,近撄感冒,大有"屋漏又遭连夜雨"之慨。初步裁方,以宣为事,今后处理益脾生金。

麻黄 3g	杏仁 10g	苏子 10g	薄荷 6g
桑叶 6g	桔梗 6g	大贝母 10g	甘草 3g
天竺黄 6g			7 剂煎服

二诊,1992 年 2 月 25 日诊。

药进 7 剂,痒与咳稍缓解,但出现粘痰附丽于咽峡及喉头,幸尚易咯,胸闷较前减轻。

检查:咽峡所见,情同上诊。舌薄腻苔,脉细。

医案:久困手太阴之伏邪,稍有解悬之象。去疾务尽,莫嫌矫枉之过正,再步原旨,以冀黄龙之直抵。

原方除薄荷、桑叶,加莱菔子 10g、天花粉 10g,7 剂煎服。

三诊,1992 年 3 月 3 日诊。

最近一星期喉头作痒加重,咳亦加重。鼻有阻塞感,痰涕又多起来,难于外豁,常有附丽于粘膜之感。胸闷在一度舒畅后,再度作闷。

检查:咽峡充血不明显,小血管暴露网布。舌薄苔,脉平而细。

医案:纵然邪困难宣,但 14 剂加味三拗汤绝非无力。脉舌提示亦无新邪之再侵。探取六君,以观进止。

太子参 10g	白术 6g	茯苓 10g	陈皮 6g
姜半夏 6g	杏仁 10g	桔梗 6g	苏子 10g
甘草 3g			7 剂煎服

案六

何某,女,52 岁。1992 年 2 月 28 日初诊。南京。

两月前以感冒发轫,继之干咳,每咳必由喉头干涩作痒而来,痰少而稠。吃不少糖质的止咳药,但无效。

检查:咽峡稍感潮红,小血管扩张。舌薄苔,脉细。

医案:浮邪外感不宣而遏,加之补敛之剂乱投,致伏困于手太阴之邪,重重困束,只有网开一面,疏而散之。

麻黄 3g	杏仁 10g	天竺黄 6g	薄荷 5g
桔梗 6g	苏子 10g	象贝母 10g	苏叶 6g
甘草 3g			7 剂煎服

二诊,1992 年 3 月 6 日诊。

药后咳嗽明显好转,接近消失。对异味、异气的刺激敏感也已能接受。一度咽头作痛,刻已缓解。

检查:咽峡接近正常。舌薄苔映黄,脉平。

医案:久困之邪已作元薮之解围,后期处理,可用常规。

生地 10g	玄参 10g	麦冬 10g	天竺黄 6g
天花粉 10g	杏仁 10g	苏子 10g	象贝母 10g
桔梗 6g	沙参 10g	甘草 3g	7 剂煎服

案七

周某,男,66 岁。1992 年 2 月 28 日初诊。南京。

去年秋季,着寒感冒,从此干咳咽疼,拖延至今。咽干痛不太求饮,干咳必因咽痒而作,伴以异物感。大便以稀为多。

检查:咽后壁粘膜萎缩成片,充血,尚滋润,小血管暴露。舌薄苔,脉浮。

医案:金寒秋冷,直捣肺经,伏邪困遏,始终失其外泄。治当先肃伏邪,再求益金。

麻黄 3g	杏仁 10g	象贝母 10g	陈皮 6g
蝉衣 3g	射干 3g	天竺黄 6g	桔梗 6g
甘草 3g			7 剂煎服

二诊,1992 年 3 月 6 日诊。

进药 7 剂,咽痒干咳和异物感明显俱减,干痛偶有一作。

检查:咽后壁粘膜萎缩仍然,充血消失。舌薄苔,脉平。

医案:凭“欲扬先抑”之理而三拗汤去疾之得以满意,盖伏困之邪去而无后顾之变矣。再取益气润肺手法,冀萎缩的粘膜再求红润,不过进步迟迟。

百合 10g	熟地 10g	生地 10g	白扁豆 10g
玄参 10g	桔梗 6g	山药 10g	太子参 10g
沙参 10g	甘草 3g		7 剂煎服

案八

胡某,男 62 岁。1992 年 3 月 13 日初诊。建邺区。

去年年底由感冒导致咳嗽,而且由喉痒致咳。现在主症为喉头疼痛,伴以烧灼感,偶然有些异物感。咳有白痰能咯出,近4天痰中带血丝。口干求饮喜热水。两颈侧有牵制感。

检查:咽后壁淋巴滤泡增生,伴以污红充血。舌薄苔,根部微腻,脉平。

医案:去年岁余外感,未能清澈而残留,至今未宣而兽困于中,此病之本也。春寒料峭,玄府应开而不开,更难宣泄,此病之标也。治从疏泄与清化。

荆芥炭 6g	桑叶 6g	薄荷 6g	杏仁 10g
苏子 10g	菊花 10g	金银花 10g	玄参 10g
桔梗 6g	甘草 3g		7剂煎服

二诊,1992年3月20日诊。

药后咽痛已减,咳亦轻松一些,痰量稍见少些,喉痒次数减少,血丝已无。两颈侧牵掣感亦好得多。

检查:咽后壁淋巴滤泡增生仍然,充血消失殆尽。舌后半腻苔尚存,但面积缩小,脉平。

医案:浮邪乍泄,但未到"洞泄"之境,仍宜穷追其寇。

荆芥炭 6g	桑叶 6g	菊花 10g	象贝母 10g
金沸草 10g	杏仁 10g	苏子 10g	桔梗 6g
天竺黄 6g	甘草 3g		7剂煎服

案九

徐某,女,38岁。1992年3月3日初诊。金陵石化。

1975年摘除扁桃体后,咽病至今难痊。一月前加重。咽痒(起于去年8月份),回溯去年8月感冒,以用西药治疗而痊。但从此喉痒而作咳至今。狂咳时可作恶心。局部干而痛,狂饮求润喜热沸水。胸透示肺纹理增粗。

检查:咽峡基本上未见异常。舌薄苔,脉细。

医案:狂咳今朝,病撄客岁,良以中秋外感未解,兽困半年于肺经。再用三拗,所谓亡羊而补牢。

麻黄 3g　　　　杏仁 10g　　　　大贝母 10g　　　　薄荷 6g

苏梗 10g　　　　苏子 10g　　　　天竺黄 6g　　　　桔梗 6g

甘草 3g　　　　　　　　　　　　　　　　　　　　7 剂煎服

二诊,1992 年 3 月 10 日诊。咳已明显减少减轻,但喉干奇重,正以其干而"导致"头脑与舌体亦痛。无痰,作痒,有冒烟感,狂饮求润,喜热。

检查:咽(-),舌根右侧轻度充血。舌薄苔,脉细。

医案:困邪乍解,难言肃清,邪解以后之津亏,确已早早来临。治当肃残邪而毋忘养液。

麻黄 3g　　　　杏仁 10g　　　　大贝母 10g　　　　天花粉 10g

苏子 10g　　　　玄参 10g　　　　天竺黄 6g　　　　玉竹 10g

白果 7 枚　　　　甘草 3g　　　　　　　　　　　　7 剂煎服

案十

巫某,女,76 岁。1992 年 6 月 2 日初诊。水西门。

多年之前的咽喉病经治而愈。最近两三个月以感冒而引起咽头十分不适,感有疼痛、瘙痒、干燥,甚至干裂样感觉。咳嗽痰难咯,胸闷。纤维喉镜检查:声带轻度肥厚及充血,闭合不密。室带增生肿胀呈球状。舌薄苔尖少苔,质有红意,脉平。

医案:湿浊弥漫,痰体痰证,复加风热之扰。故而以慢性病之症而以急性姿态出之。拟取疏风清热消痰化浊之法。

荆芥炭 6g　　　　蝉衣 3g　　　　僵蚕 10g　　　　天竺黄 6g

大贝母 10g　　　藿香 10g　　　佩兰 10g　　　毛慈姑 10g

六一散 15g　　　陈皮 6g　　　　　　　　　　　　7 剂煎服

二诊,1992 年 12 月 22 日诊。

上药服后,百症皆除。近来咽痒而咳又作,已经服用疏风利咽之药而好些,干稍得润,发音也亮朗许多。一向清涕滂沱者,刻下量稍少而质较浓。

检查:咽后壁严重污红充血,稠痰附丽潴积。双侧假声带肥肿,右侧超越。鼻腔(-)。舌尖少苔,中部薄苔,脉平。

医案:清肺化痰之剂,已获大效,总之痰浊之扰依然缠绕难除,仍步原旨。

太子参 10g	杏仁 10g	苏子 10g	蝉衣 3g
大贝母 10g	射干 3g	陈皮 6g	芦根 30g
天竺黄 6g	甘草 3g		7剂煎服

案十一

沈某,男,28岁。1992年6月19日初诊。铁路段。

病咽13年,主症为咽干而痒,痒则狂咳,甚至狂咳而使呼吸困难,虽非日日如此,但经常难歇,清嗓频频,不思求饮。

检查:咽后壁淋巴滤泡增生,间隙间粘膜萎缩。舌薄白腻苔,脉平。

医案:肺经兽困之邪,历久无法外泄,故而多年之咳,势必愈咳而愈甚。宜先宣泄清肃困邪,也即欲扬先抑之意也。

麻黄 3g	杏仁 10g	薄荷 6g	大贝母 10g
玄参 10g	射干 3g	蝉衣 3g	天竺黄 6g
天花粉 10g	甘草 3g		7剂煎服

二诊,1992年7月21日诊。

一月以来上方之药续进未辍,咽头痒、咳、干燥初觉舒服一点,后依然无进退。入冬畏冷,四末冰凉无温。

检查:咽后壁所见同上诊,但萎缩者已滋润一些。舌薄苔,脉平。

医案:三拗汤仅作短期之治,当7剂之后稍感舒服一些,之后则如同嚼蜡矣。因之已有虚搠之象。考咳由于痒,痒由干生,可证始作俑者,厥唯一干。禀质坤德不充,脾土失健而精微生化失常,此干之主因。兹应擒王射马,先健脾土,以充精微。

太子参 10g	白术 6g	茯苓 10g	山药 10g
白扁豆 10g	沙参 10g	麦冬 10g	玉竹 10g
京玄参 10g	芦根 30g		7 剂煎服

三诊,1992 年 8 月 14 日诊。

上药又进 14 剂,咽痒干咳巍然不减。辍药多天也无加重之感。

检查:咽后壁污红仍在,萎缩有进一步改善。舌薄苔,边有明显齿印,脉平。

医案:治脾药纵然获效不明,但以舌诊而谈,仍然未走歧途。者番取药,改针对脾阳及脾阴。

太子参 10g	山药 10g	麦冬 10g	生地 10g
白扁豆 10g	沙参 10g	乌梅 10g	白茅根 10g
枇杷叶 10g	百部 10g		7 剂煎服

四诊,1992 年 9 月 4 日诊。

痒与咳的间歇期长些,次数减少减轻,痰不多,咽干已轻。

检查:咽后壁萎缩日渐改善,但有充血艳红。舌薄苔,质有红意,边有齿印,脉平。

医案:从脾处理,在平稳中得有进步。唯以后壁反添红意充血,不能不予以损益。

太子参 10g	白扁豆 10g	杏仁 10g	桔梗 6g
大贝母 10g	天竺黄 6g	白茅根 10g	蚤休 10g
金沸草 10g	枇杷叶 10g		7 剂煎服。

五诊,1992 年 9 月 18 日诊。

咽痒与干咳,在第三诊时为最佳状态阶段。但近又动荡起来,可能与停药 1 星期有关。盖动荡回潮是在停药之时。

检查:咽后壁粘膜萎缩,现在已消失,但有充血,为弥漫性。舌薄苔,脉平。

医案:又见反复,以其局部充血,可知症结当在于火,《内经》所谓“诸痛痒疮俱属心火”。再从清火中化痰制咳。

生地 10g	白茅根 10g	杏仁 10g	大贝母 10g
麻黄 3g	苏子 10g	射干 3g	百部 10g
甘草 3g			7 剂煎服

六诊,1992 年 10 月 6 日诊。

喉头痒与咳仍有,但觉舒适一些。干则稍有一些缓解。

检查:咽后壁充血消失,萎缩也未见,唯感有些干感。舌薄苔,边有齿痕如锯,脉平。

医案:诸症中作痒仍难平息,仍宜轻清与轻养兼顾。

生地 10g	玄参 10g	杏仁 10g	荆芥炭 6g
麻黄 3g	百部 10g	射干 3g	天竺黄 6g
紫菀 10g	大贝母 10g	甘草 3g	7 剂煎服

七诊,1992 年 10 月 23 日诊。

痒与咳已改善与缓解许多,同时过去之咳后更难受而转变为咳后稍舒,痰不多。

检查:咽后壁粘膜充血、干涩、萎缩三者俱去。唯淋巴滤泡出现散在性增生。舌薄腻白苔,边有齿痕,脉平偏细。

医案:从宣泄、清肺至清养,纵然进展姗姗,毕竟有顽症低头之慨,痊门乍启,再求入室登堂。

生地 10g	玄参 10g	黄芩炭 3g	杏仁 10g
百部 10g	大贝母 10g	蜜炙麻黄 3g	射干 3g
桑白皮 10g	甘草 3g		7 剂煎服

案十二

夏某,女,46 岁。1992 年 8 月 4 日初诊。南京。

1 个月前感冒后期引起咳嗽,至今未止。至咳之因,主为喉头作痒,但少数可由风袭、热气而致。痰不多,频频清嗓不止。舌感破碎而疼痛 1 个月,鼻塞不通,清涕或脓涕较多,口干而燥,求饮喜冷。

检查:右鼻下甲肥大。咽峡、上腭小血管网布。喉(-)。舌薄苔,中央无苔,脉平偏细。

医案:肺系留邪,失宣于清。当予清泄肺经。

黄芩 3g	马兜铃 10g	杏仁 10g	象贝母 10g
玄参 10g	金沸草 10g	桔梗 6g	天竺黄 6g
山栀 10g	甘草 3g		7 剂煎服

二诊,1992 年 8 月 11 日诊。

7 剂之后,痒轻而咳明显减少,而且已有痰涎,能咯能豁,咽部还有些不舒服。口干缓解,鼻塞改善。

检查:咽峡轻度充血。舌薄苔,脉细。

医案:肺一清宣,诸邪得泄,再步原旨深入。

黄芩 3g	桑白皮 10g	山栀 10g	杏仁 10g
天花粉 10g	天竺黄 6g	玄参 10g	射干 3g
桔梗 6g	枇杷叶 10g		7 剂煎服

案十三

韩某,男,67 岁。1992 年 6 月 23 日初诊。白下区三轮车大队。

咽痒即咳,咳亦痰不多已半年,同时伴以咽部异物感,饮食正常。

检查:咽峡弥漫性充血(红艳型),会厌溪两侧各有囊肿 1 个,会厌舌面右侧也有 1 个。舌薄腻苔,脉平。

医案:会厌、会厌溪囊肿与喉源性咳嗽,两病同时存在。"鱼与熊掌"势难两取,先治咳嗽。

麻黄 3g	杏仁 10g	天竺黄 6g	象贝母 10g
桔梗 6g	射干 3g	桑白皮 10g	蝉衣 3g
甘草 3g			7 剂煎服

二诊,1992 年 6 月 30 日诊。

药后咳已逐渐制止,甚至已有不咳之境,但今天半夜排队挂号着凉而又咳嗽起来。总之效果较满意,喉头痒还存在一点。异物感消失殆尽。

检查:咽后壁充血(红艳型),会厌溪囊肿同上诊。舌薄苔,脉平。

医案:囊肿尚无能顾及,但冀咳嗽覆杯,虽然又着新凉,谅无大碍。

麻黄 3g	杏仁 10g	象贝母 10g	桔梗 6g
紫菀 10g	百部 10g	天竺黄 6g	射干 3g
苏子 10g	甘草 3g		7 剂煎服

三诊,1992 年 8 月 11 日诊。

初诊之方,20 剂后,即痒止咳息。饮冷而复作。二诊之方,药后咳少,但辍药之后,痒咳又来,喉虽痒、咳仍然,但比未药之前有所减轻。有痰难豁,咳多即干。

检查:咽后壁淋巴滤泡增生、充血(红艳型),小血管扩张。会厌溪囊肿左侧较小,右侧很大。舌薄苔,脉平。

医案:囊肿崎生,暂时无急治之需。干咳频频,止止作作几度徘徊,根据充血难消,红丝(小血管扩张)网布者,应以热证目之。不过既然属热,为何饮雪碧而复发?此乃陈士铎在《辨证录》中认为其同类之相感而然。今取清火消炎。

生地 10g	竹叶 10g	白茅根 10g	绿豆衣 10g
金银花 10g	杏仁 10g	黄芩 3g	天竺黄 6g
知母 10g	桔梗 6g		7 剂煎服

四诊,1992 年 8 月 18 日诊。

又进 7 剂,喉痒减轻,而咳亦由兹减少。唯喉头帖帖然有异物感。口干已缓解,清嗓则昼夜不息。近来大便次多而稀。

检查:咽后壁充血已消除。舌薄苔,脉平。

医案:寒凉一泻,炎势全消,但毕竟老年者宗气失充,副作用带来便稀。治则再拟扫尾。

太子参 10g	白术 6g	茯苓 10g	陈皮 6g
象贝母 10g	杏仁 10g	桔梗 6g	玄参 10g
天竺黄 6g	甘草 3g		7 剂煎服

案十四

冯某,男,51 岁。1993 年 2 月 19 日初诊。南京。

烟酒之嗜,戒已 1 年,咽头作痒,一痒即咳,咳后有痰,痰中夹血,已有 1 年多(在戒烟酒之前)。虽然戒烟之后,有所减轻,但总难告痊。刻下局部有轻度异物感,痒与咳同前。作痛与烧灼感很少出现。痰中夹血,昨天还有。

检查:咽后壁、前腭弓小血管扩张暴露。舌薄苔,脉平。

医案:烟焚酒烁,病之因也;嗜去病存,病之情也。病以作痒为主,可宗《内经》诸痛痒疮俱属心火处理。

生地 10g	竹叶 10g	灯心草 3g	白茅根 10g
金银花 10g	蚤休 10g	地丁 10g	玄参 10g
桔梗 6g	甘草 3g		7 剂煎服

二诊,1993 年 3 月 2 日诊。

上药进服 11 剂,痒感稍感缓解,咳亦少些。痰中之血,在这 10 多天中仅仅出过一次。烧灼感仅在夜间有一些。药后大便增多,有时一日两次,不稀。自感左侧半边很好,右半边依然。

检查:咽后壁干燥少液,小血管扩张收敛一些。舌薄苔,脉小。

医案:采用清火,已露对证端倪,但有大便偏多之弊。再取清火消炎以治标,健土醒脾以求本。

太子参 10g	白术 6g	茯苓 10g	山药 10g
白扁豆 10g	生地 10g	芦根 30g	白茅根 10g
淡竹叶 10g	甘草 3g		7 剂煎服

三诊,1993 年 3 月 16 日诊。

咽头痒感接近消失。咳嗽在晨兴薄暮之际仍有干咳,其余时间已很少。痰中带血,至今未见。但咽头烧灼感与干燥感又出现。大便日圊一次,偶或两次。

检查:咽头小血管已不见,咽后壁有些小红点。舌少苔,脉平而小。

医案:上诊取醒脾手法,仅仅为纠正便多而未用咽喉之品。者番第三诊,再师河间裁方。

桑叶 6g	菊花 10g	金银花 10g	天竺黄 6g
连翘 6g	陈皮 6g	杏仁 10g	枇杷叶 10g
桔梗 6g	甘草 3g		7 剂煎服

小　　结

喉源性咳嗽,是干祖望教授发现的一个新病种,首次公开发表于 1989 年光明日报社出版的《中医喉科学》及 1992 年江苏科技出版的《干祖望中医五官科经验集》(由严道南、陈小宁编著),其主要特点为喉头一痒即咳,不痒不咳。病程短者数月,长者 5、6 年。

此新病种已为全国中医界所接受而运用于临床。诚如 1998 年第 7 期《山东中医》谓"干老正式提出'喉源性咳嗽'得到临床医生们的重视,有关治验报道也逐渐增多"。

在治疗上,干老常用如下几法:

一是宣肺泄肺为主,方用麻黄射干汤或葶苈大枣泻肺汤化裁。其要点是了解患者是否在感冒咳嗽时服用过止咳糖浆类药。干师认为糖能敛邪,使邪困肺经不能外泄,此时虽无表证,仍宜宣泄,使困邪得解,方能获愈。

二是健脾化痰利咽,方用香砂六君子汤、二陈汤、参苓白术散、甘桔汤化裁。其特点是病者咽部不舒,如粘痰附着咽壁,常想清除而出现吭、喀、咔清嗓样咳嗽者。

三是疏风脱敏利咽,常用桑叶、荆芥炭、防风、蝉衣、干地龙、徐长卿、紫草、桔梗、旱莲草、甘草等。其特点主要有季节性,多发于花粉旺盛期,或遇香烟味、油烟、异味、粉尘等即咳者,多与过敏性体质有关。

四是养阴潜阳,为数极少。俱为龙雷上越所致咳嗽,常用方为知柏八味丸。其特点为咽干而痒,痒则咳或清嗓者。

慢性单纯性喉炎

案一

庞某,男,69岁。1992年1月15日初诊。省疗养院二区。

会诊单述:"患者'右腹股沟斜疝修补术后、右上腹癌术后、慢性支气管炎'入院疗养。

近二月来,咽痛声音嘶哑,曾在省人民医院五官科会诊,诊为咽炎,给予用抗菌素及雾化吸入,中药采用养阴清热利咽,疗效欠佳,特请贵院干教授会诊。"

病史已学习。

检查:咽峡粘膜小血管暴露网布。左室带大部分将左声带覆盖;右室带增生,声带(双)充血黯红。舌少苔,脉细弦。

医案:年临仗朝,八年中两度手术,当然正气之失充,不言可喻。迩来在全身症状中,咽喉疼痛,伴以干涩,声出不泽。喉镜所见声门畸形失常。问诊所得,正气不充。查诊所见,气血之滞,痰浊之凝。治当理气化瘀消痰,结合正衰,稍加补益。不过声门狼藉之态,与手术凤恙,总有蛛丝马迹之嫌,录方以候郅政。

党参 10g	紫河车 10g	三棱 6g	莪术 6g
当归尾 10g	天竺黄 6g	赤芍 6g	蚤休 10g
川贝母 10g	石上柏 10g		7剂煎服

案二

王某,男,23岁。1991年6月28日初诊。714厂。

声嘶两月,似乎有过感冒,未经任何处理。发音哑于俄顷之间,无一切自觉症状。

检查:声带肥厚,弥漫性慢性充血,左侧前1/3处呈出血样严重充血,有隆起感,闭合隙裂较大,运动正常,室带活跃。咽后壁淋巴滤泡增生,粘膜部分萎缩感。舌薄苔,中央一大块无苔光滑,脉细。

医案:喉门抱恙,悉非一般,故而主张峻剂一攻。脉细舌光,阴津早已失沛。似乎滋养与攻补之间颇感枘凿,故而取药不能不磨棱去角。

泽兰 6g	丹参 10g	当归 10g	赤芍 6g
桃仁 10g	玄参 10g	金银花 10g	天竺黄 6g
桔梗 6g	射干 3g		7剂煎服

二诊,1991年7月19日诊。

进服14剂,自感舒服一些,发音时畅朗一些。昨起发烧,头昏发音又趋嘶哑一些。

检查:声带充血明显转淡,以声带的肥厚收缩,故左声带前1/3处的隆起,以周围肿退而因之暴露出来,闭合很差。舌薄苔,脉细有浮意。

医案:坎坷痊途,横遭感冒之袭,尽管有效之方难辍,但总难弃"急标缓本"规律于不顾。

桑叶 6g	菊花 10g	金银花 10g	板蓝根 10g
连翘 6g	马勃 6g	藿香 10g	鸡苏散 10g
桔梗 6g	蝉衣 3g		7剂煎服

三诊,1991年7月30日诊。

发言时感到轻松一些,嘶哑无改善,干燥已滋润。

检查:声带广泛性充血已消失,局部性水肿及潮红依然。舌薄苔,脉平。

医案:声带天水一色之充血,幸告消失,局限水肿潮红,盘踞难去,翻尽中医文献,总无对策之方。总感所取之清热化痰活血,尚属中的之矢。

| 泽兰 6g | 桃仁 10g | 归尾 10g | 天竺黄 6g |

赤芍 6g	陈皮 6g	白芷 6g	莱菔子 10g
苏子 10g	金银花 10g	射干 3g	7 剂煎服

案三

郭某,男,40 岁。1991 年 7 月 2 日初诊。交通处。

病历两年,以受凉引起嘶哑,从此发音粗糙,至今一受冻即能导致咽头不适,冬季更为严重,发言不泽,大便偏干。

检查:咽峡弥漫性充血艳红,尤以后壁为重点,声带肥厚,欠清白,边缘充血,两室带增生,右侧严重,已覆盖于右声带 1/3 以上。舌薄苔,质瘦而有齿痕,脉细而实。

医案:一凉即病,证属卫虚,但《石室秘录》中热证拒凉,寒证拒温者良多。刻诊以充血与增生为主,可取清解化瘀法。

当归尾 10g	赤芍 6g	桃仁 10g	天竺黄 6g
金银花 10g	蚤休 10g	白茅根 10g	芦根 30g
知母 10g	玄参 10g		5 剂煎服

二诊,1991 年 7 月 12 日诊。

药进 10 剂,变化不大,唯感喉头舒服一些。

检查:所见同上诊。舌薄苔,脉细而实。

医案:两载顽疴,武陵人探得桃源之路,正是通向瘥途。惜乎出使异域,汤药无法跟进,只能乞灵于成药。拟取化瘀活血之品,乃"辨证论治"也,药虽怪僻,无背乎理。再参养阴保津,盖所去之处,为也门,苦于干燥,此为"天人相应"之应用于临床。

参三七片:每次 3 片,每日 3 次。

二至丸:每次 6g,每日 3 次。

三诊,1991 年 7 月 19 日诊。

自进药后,感喉部已轻松一些。

检查:声带、室带充血,已有所淡化。室带稍有收敛。舌薄苔,质有紫气,脉细。

医案:骊歌已唱在十里长亭,汤药亦难继于他乡异域。上诊取方,事无流弊,当然踵迹再进。虽然貌似"文不对题",但正符于"辨证论治"。

参三七片:每次 2 片,每日 3 次。

二至丸:每次 6g,每日 3 次。

案四

张某,男,43 岁。1991 年 7 月 9 日初诊。南京港务局。

4 个月前感冒之后,诸恙悉去,唯至今咽有钝痛,稍有干感,饮凉饮可以尚舒片刻。发音时失泽,偶有浓痰。

检查:两侧索肥大,声带右侧肥厚欠清白;左侧充血,重点在游离缘,前中 1/3 处有红色息肉,不高但基底广泛,运动尚可,闭合差。舌薄腻苔,脉实。

医案:操职弄潮,难免狂呼,则易伤气,气伤则滞,滞则为瘀、为痰,加之多时淫涝,湿重则对痰更有助桀之势。痰潴声门,气伤簧键,赘息之来,自在意中。虽然摘除最为理想,但以充血、基广而难以施刀。只能寄望药石矣。

三棱 6g	莪术 6g	桃仁 10g	落得打 10g
昆布 10g	海藻 10g	蛤粉 15g	海浮石 10g
射干 3g	桔梗 6g		7 剂煎服

二诊,1991 年 9 月 6 日诊。

时历两月,挂不到号,所以仅进 14 剂。在进药之际,有所改善,喉痛减轻,嘶哑也有所改善,因停药而有再度重来之势。

检查:双声带肥厚呈柱状,弥漫性充血以边缘为重点,左声带中段之隆起已消失;两室带严重增生,呈球状。舌薄苔,脉平。

医案:取攻坚、化瘀、消痰之法骈进,颇有效果,惜乎中断。虽不敢言"前功尽弃",但"不进则退"势所难逃。不能不谆谆嘱言"药不能歇,言不能多,烟酒辣戒之务尽"!

| 三棱 6g | 莪术 6g | 桃仁 10g | 落得打 10g |

| 泽兰 6g | 昆布 10g | 海藻 10g | 煅瓦楞 30g |
| 赤芍 6g | 黛蛤散 20g | | 7 剂煎服 |

三诊,1991 年 12 月 13 日诊。

上药连进 30 剂,嘶哑基本恢复到正常。但喉头不舒、疼痛、异物感,几乎没有减轻,在此期间一直维持原来情况。

检查:咽峡充血红艳、水肿,后壁淋巴滤泡增生。声带肥厚改善,边缘充血已消失,现为弥漫性暗红色充血,不红艳而淡。两室带增生,但球状形已消失。舌薄苔,脉平。

医案:30 剂药而音得泽,总是有效之证。唯刻下喉头之病,大有移祸于咽嗌之感,而且两者取药,截然不同。咽应清化,喉欲破瘀,强而合之,多少感有利益均沾而失却主攻力之嫌。

三棱 6g	莪术 6g	泽兰 6g	山豆根 10g
金银花 10g	桃仁 10g	没药 3g	黛蛤散 20g
蚤休 10g	桔梗 6g		7 剂煎服

案五

马某,男,65 岁。1991 年 7 月 9 日初诊,军区干休所。

病起 2 个月,陡然发音嘶哑(无感冒),当时有些疼痛,至今无变化,幸嘶哑程度尚轻。

检查:咽(-),会厌卷叶型,双声带肥厚,呈柱状,充血晦黯,在接触处各有一个球形隆起,两侧室带严重增生,表面呈白色(不是假膜)。舌无苔,裂痕纵横(对咸酸味无感觉),脉实。

医案:声门肿形固似异物,但总是气血凝固,似无疑义。至于室带增生而色白者,良以气血津三者之间同荣共辱之故而痰积使然。试取攻法,虽然为舌诊所不允,但欲知无苔而非剥,裂痕而酸咸不拒,可以视而不见也。

益母草 10g	丹参 10g	当归尾 10g	赤芍 6g
落得打 10g	乌药 6g	木香 3g	昆布 10g
海蛤粉 20g	海藻 10g	僵蚕 10g	7 剂煎服

二诊,1991年7月30日诊。

药进21剂,疼痛好些,但多言之后还有些痛,新感有些作痒,发音已亮朗一些。

检查:咽后壁有些小血管暴露,声带充血轻些,前端隆起者似亦收敛一些。室带如前。舌诊如上诊,脉平。

医案:高龄、顽症、酷热三不利之下,得能稍有进步,殊深满意。方既对症,无须"施朱""施墨",免致"嫌赤""嫌黑"。

原方7剂继服。

三诊,1991年8月13日诊。

上方又进14剂,音色正常。不耐多言,多则作痛,异物感仍有,痰多成块,能略。咽喉伴有烧灼感。

检查:咽(-),喉检声带前端肥大、充血和室带增生均减轻许多。舌少苔,脉平。

医案:发音已告正常,唯音量欠宏,但年高者必难高音。至于烧灼感,良以津枯致燥,因燥化火而然。治当养阴生津。

生地 10g	玄参 10g	麦冬 10g	沙参 10g
芦根 30g	天花粉 10g	桔梗 6g	石斛 10g
百合 10g	甘草 3g		7剂煎服

四诊,1991年10月21日诊。

发音之音调、音量俱已接近正常。唯音色欠佳。咽头疼痛,异物感仍有,咳时气管也有灼感,服川贝粉后觉好转。

检查:咽后壁潮红,有小血管暴露扩张。声带肥厚,色欠清白,球形物消失。室带增生改善,白色消失而呈潮红。舌少苔质碎裂,脉细。

医案:喉病日趋好转,所有之疼之灼者,阴虚火旺而然。时已进入恢复期,百合固金汤加减扫尾。

生地 10g	百合 10g	柿霜 10g	白扁豆 10g
石斛 10g	麦冬 10g	桔梗 6g	川贝母 10g
玄参 10g	射干 3g	甘草 3g	7剂煎服

案六

宋某,女,44 岁。1991 年 7 月 26 日初诊。南汇。

一年多来,一遇高声呼喊即陡然无音,言语时总感劳累费劲。

检查:咽后壁散在性淋巴滤泡增生,充血红艳。声带轻度充血晦黯、肥厚,前 1/3 处隐约有小结痕迹。舌薄苔,尖有红意,脉平。

医案:多言损气,气怯则急言木讷。时临涝灾酷暑,湿困热蒸。治以先从渗湿清暑旁及益气。

藿香 10g	佩兰 10g	绿豆衣 10g	青蒿 10g
蝉衣 3g	桔梗 6g	焦苡仁 10g	太子参 10g
白扁豆 10g	六一散 15g		5 剂煎服

二诊,1991 年 8 月 13 日诊。

在此期间,发音亮朗一些,下午还有些失泽不润。一度感冒,新增咽头作痒,一痒即咳,痰不太多。

检查:咽后壁淋巴滤泡增生,充血已淡,声带肥厚,充血仅仅在边缘部一条。小结痕迹不太清楚。舌薄苔,脉平。

医案:湿去暑清,化痰益气之剂得其时矣。

太子参 10g	茯苓 10g	陈皮 6g	杏仁 10g
天竺黄 6g	前胡 10g	沙参 10g	麦冬 10g
川贝母 10g	甘草 3g		7 剂煎服

三诊,1991 年 9 月 10 日诊。

发音基本正常,咽痒致咳、痰多已全部消失。

检查:声带肥厚,运动闭合可,充血消失,仅在左侧后端稍有一些。舌薄苔,脉平。

医案:发音基本正常,检查一点残红。再事养液润喉而冀声音稳定,估计不必复诊。

生地 10g	玄参 10g	麦冬 10g	天竺黄 6g

杏仁 10g	沙参 10g	桔梗 6g	玉蝴蝶 3g
甘草 3g			7 剂煎服

案七

阮某,女,52 岁。1991 年 8 月 2 日初诊。771 厂。

嘶哑已 40 多天,可能起于高叫呼号而致。初不痛,继之即痛,痛区在喉之左侧,颈项有牵制感。有时气促,有痰难豁。

检查:声带水肿,充血不严重。舌苔腻如傅粉,脉平偏细。

医案:音色失泽,音量不扬,病起泽国之际。湿浊已深伏于里,因循于酷热之暑,火更助燃于后,加之盲目投补,更作投石下井之举。湿浊热火层层困束,簧键囊钥,哪得有空清本色,而且舌诊如此,更可证实此是。别无他法,只能泄之宣之。

麻黄 3g	杏仁 10g	甘草 3g	前胡 6g
藿香 10g	佩兰 10g	陈皮 6g	茯苓 10g
蝉衣 3g	天竺黄 6g		7 剂煎服

二诊,1991 年 8 月 13 日诊。

嘶哑、右颈作痛及牵制感,气促与有痰难豁等俱得不同程度的减轻。昨天午睡时颈痛又厉害一些,口干较严重。

检查:声带水肿减轻,充血消失。舌薄苔,脉平。

医案:一经宣泄,所伏之邪与有弊之药俱告肃清。在此毫无掣肘之下,恣意裁方。

生地 10g	玄参 10g	竹叶 10g	天竺黄 6g
灯心草 3g	蝉衣 3g	桔梗 6g	络石藤 10g
甘草 3g			7 剂煎服

案八

王某,女,53 岁。1991 年 8 月 6 日初诊。省建委。

发音嘶哑已 3 年多,其程度日趋严重,高潮叠起。阵发性疼痛,痰不多,频频清嗓,一吸冷风即痒,一痒即咳。稍有干燥感。

检查:两侧索肥大,声带肥厚,呈柱状,充血以边缘为重点,披裂肿胀。室带增生,已覆盖于声带上 1/3。闭合差,运动可。未见新生物。舌薄腻黄苔,脉平。

医案:热蒸喉隘,瘀阻声门,已非一般常方所能应付,探取破瘀。至于咽痒之作,事属于咽,为集中药力,暂不顾问。

当归尾 10g	赤芍 6g	泽兰 10g	落得打 10g
桃仁 10g	金银花 10g	连翘 6g	大贝母 10g
昆布 10g	射干 3g		7 剂煎服

二诊,1991 年 11 月 15 日诊。

7 月份处方,累进 50 剂,自感良好。附丽于喉头的痰样物已减轻,发音已亮朗些,痛也缓解。者番出差受凉,诸症又再度严重起来。

检查:声门充血比初诊减轻 1/2(可能未感冒前更好些)。舌薄苔,脉细。

医案:一贯进化痰消痰之药,稳步前进,近以寒凉一袭,堤有再决之态。幸时历 1 周,尚无大碍。法既对鹄,仍然坚守一时。

红花 6g	桃仁 10g	当归尾 10g	落得打 10g
赤芍 6g	丹皮 6g	昆布 10g	黛蛤散 15g
桔梗 6g	甘草 3g		7 剂煎服

案九

陆某,男,72 岁。1991 年 8 月 13 日初诊。毛毯厂。

音色失常在前年经治而愈。今年 6 月底嘶哑由于疲劳而作,在此一个半月中休息后好些,疲乏后加重。今天为不轻不重之间。有轻微的脱肛现象。血压偏低。

检查:喉部暴露不全,声带欠清白;室带增生。舌少苔,脉细。

医案:职在杏坛,年超杖国,中气之式微,事在意中。中气冲击乏力,键簧哪得有声。取益气升阳手法。好在血压不高,升柴恣取无忌。

升麻 3g	柴胡 3g	党参 10g	白术 6g
茯苓 10g	山药 10g	百合 10g	蝉衣 3g
玉蝴蝶 3g	甘草 3g		7 剂煎服

二诊,1991 年 11 月 12 日诊。

9 月之方,累进 56 剂,发言改善,即使多言一些,也未加重。

检查:声带充血已消,唯有肥厚感。舌薄苔,脉平。

医案:发音已亮,主观上病告覆杯;充血已清,客观上病灶已去,再作扫尾工作,所谓扫尾者,力求巩固而已。

太子参 10g	茯苓 10g	山药 10g	百合 10g
白扁豆 10g	杏仁 10g	射干 3g	桔梗 6g
天花粉 10g	甘草 3g		7 剂煎服

案十

王某,男,66 岁。1991 年 9 月 3 日初诊。江西南昌。

发音嘶哑,口中干燥,狂饮求润,暂能安片刻。大便尚软化,睡眠不佳。

检查:咽峡小血管扩张,声带、室带、披裂俱呈弥漫性充血晦黯,未见癌症迹象。舌薄苔,质红,脉平。

医案:症顽固而且凶,但 6 年来此状尚能稳定。当遵常规攻补两取。

太子参 10g	茯苓 10g	山药 10g	百合 10g
白扁豆 10g	石斛 10g	麦冬 10g	马勃 3g
石上柏 10g	白花蛇舌草 10g		7 剂煎服

二诊,1992 年 9 月 25 日诊。

将去年之方,断断续续吃了 1 年。发音好些,而且言语之际也轻松一些,口干较明显改善,为善饮而非狂饮。睡眠仍不佳,大便以常饮磁化水而很正常。

检查:咽后壁小血管扩张不若去年严重,声带肥厚欠清白,室带轻度增生,未见癌的痕迹。舌薄苔,脉平。

医案:一年来,学陈搏之乐天知命,佐韩康之壶内灵芝,平稳可言。再拟一方,可以经常取服,以资绿叶之助。

党参 10g	生黄芪 10g	当归 10g	白芍 6g
生地 10g	石上柏 10g	蚤休 10g	石斛 10g
白扁豆 10g	白花蛇舌草 10g	甘草 3g	7 剂煎服

案十一

蒋某,男,30 岁。1991 年 10 月 22 日初诊。电信局。

两个月前感冒,未加治疗,从此发音嘶哑,伴以咽痛,痰多而频频清嗓,自觉气虚不足。

检查:咽峡充血,小血管扩张;声带边缘充血艳红,肥厚;室带明显增生,两侧已呈球状,幸未超越。舌薄黄苔,脉浮。

医案:浮邪失表,伏困肺经,治当疏泄。至于室带增生之治,当然待以来日。

麻黄 3g	杏仁 10g	薄荷 6g	象贝母 10g
蝉衣 3g	玄参 10g	桔梗 6g	天竺黄 6g
甘草 3g			5 剂煎服

二诊,1991 年 11 月 8 日诊。

发音客观上已亮朗,唯干燥及痛仍然,残留难去,更其在子夜及晨起之际最为严重。痰虽明显减少,仍不耐多言。

检查:咽峡充血接近消失,但小血管暴露仍然严重。双声带充血减轻许多,闭合差。右声带中 1/3 后 1/3 处有"物"隆起。室带球状增生,稍有敛意。舌薄苔根稍厚,脉平。

医案:"以暴易暴兮",充血减轻而肿物出现。裁方以化痰消肿,培土生金。

党参 10g	茯苓 10g	山药 10g	白扁豆 10g
苏子 10g	桔梗 6g	大贝母 10g	天竺黄 6g
白芥子 10g	甘草 3g		7 剂煎服

案十二

朱某,男,23岁。1991年11月5日初诊。南师大。

前医方累进14剂,初期疗效很满意,但之后即木然无进步。发音接近正常发言别扭的情况也大大改善。烧灼感轻而未除;异物感仍有;喉痒已轻。鼻中不适依然。

检查:声带充血明显减轻,左后1/3处较严重。室带增生稍有改善。披裂肿胀消退不明显。鼻粘膜充血而干。舌薄苔,脉平。

医案:顽症而得有进步,已感来之不易,希勿奢求。治宗原旨,参与养阴生津,盖鼻腔干且赤也。

三棱 6g	莪术 6g	桃仁 10g	泽兰 6g
归尾 10g	赤芍 6g	海藻 10g	天竺黄 6g
麦冬 10g	沙参 10g		7 剂煎服

二诊,1991年11月26日诊。

上方累进35剂,发音已正常,诸症俱已减轻而残存一些。

检查:咽后壁淋巴滤泡增生明显减轻,扁桃体(右)Ⅰ度(左)Ⅱ度。声带肥厚改善一些,宽阔的闭合不密大见靠拢。充血水肿部分已消失。室带增生收敛一些,披裂肿胀消失。舌薄苔,脉平。

医案:屡进攻坚破瘀之剂,获效殊惬人意。今也逐渐易辙于清养,所谓"以马上得天下,而不能马上治天下"之意耳。

生地 10g	玄参 10g	蚤休 10g	诃子肉 10g
当归尾 10g	赤芍 6g	麦冬 10g	五味子 10g
射干 3g	甘草 3g		14 剂煎服

案十三

刘某,男,46岁。1991年11月8日初诊,河南林县。

今夏以开会多言,陡然发音嘶哑,当时诊断为右声带息肉,9月初做摘除手术,但音色总难恢复,做过针灸,效亦平平。刻下音色失泽,难以引颃高声。不耐多言,多则嘶哑。口干不思饮,伴以异物感。

检查:双声带肥厚一般,游离缘无缺损迹象,但不整齐,沿游离缘有条状充血带,运动良好,充血晦黯。舌黄腻苔,边有轻度齿痕,脉平。

医案:息赘摘除两月,发音音色失泽,不耐多言,言语费劲,良以案牍劳神,千机日理,心火偏旺。《内经》"在天为火,在地为热,在色为赤"。声带边缘之充血,即属于斯。治当清其离火,益其坎水。

生地 10g	木通 3g	白茅根 10g	竹叶 10g
灯心草 3g	蝉衣 3g	百合 10g	石斛 10g
桔梗 6g	甘草 3g		7 剂煎服

又:上方服至声带充血消失后,用下方。

生地 10g	山药 10g	泽泻 6g	茯苓 10g
石斛 10g	百合 10g	麦冬 10g	太子参 10g
沙参 10g	桔梗 6g	甘草 3g	7 剂煎服

案十四

夏某,女,30 岁。1991 年 11 月 8 日初诊。兴化市。

声音嘶哑伴痛,时历 1 年,为进行性发展,且有干燥感,求饮喜凉。

检查:会厌卷叶型,声门暴露不全。舌薄苔,脉弦。

医案:"五诊"之中的查诊未能窥清,难饮上池之水。以闻诊而言,迹似息肉。刻下有"盲人骑瞎马"之讥,难药也。现经鼓楼医院教授查为双声带充血、水肿、肥厚,声带中 1/3 处左重右轻钝角隆起,闭合差,披裂肌充血。据此予以裁方。

五灵脂 10g	当归尾 10g	赤芍 6g	泽兰叶 6g
天竺黄 6g	桃仁 10g	蚤休 10g	象贝母 10g
莱菔子 10g	甘草 3g		7 剂煎服

二诊,1992 年 3 月 1 日诊。

上方累进 47 剂,发音已亮朗,但不耐多言。近新添疼痛而干,求冷饮以润。异物感不严重。平时白带多。

检查:整个声门可见 3/4,声带肥厚,左瓷白色,右欠清白。闭合好。运动好。室带未见异常。咽峡轻度充血,后壁轻度污红。舌薄苔,脉平有弦意。

医案:清心化痰,以资巩固疗效。

生地 10g	竹叶 10g	白茅根 10g	穿心莲 10g
芦根 30g	金银花 10g	赤芍 6g	天竺黄 6g
桔梗 6g	大贝母 10g	甘草 3g	7 剂煎服

案十五

张某,男,48 岁。1991 年 12 月 10 日初诊。河海大学。

今年 8~9 月间,连续上课,因之发音嘶哑,幸声休后逐渐恢复正常,上月底做过声带息肉摘除术,术后即发言疲劳,而且不能多言语,入暮倍形加重,局部似有痰涎堵塞,咳出之后可苟安片刻,伴以疼痛,吞咽加重,稍有干感。右侧胸锁乳突肌疼痛。

检查:咽部充血(红艳)。声带与室带一片艳红,而且区分界不清。舌薄苔,脉弦。

医案:弹丸方寸之地艳红一片,波及口咽,良以风热之邪与内伏之火相煽相互而然。理应大剂清解,但又不敢造次苦寒。

桃仁 10g	泽兰 6g	落得打 10g	金银花 10g
连翘 10g	当归尾 10g	石上柏 10g	赤芍 6g
荆芥炭 6g	甘中黄 3g		7 剂煎服

二诊,1991 年 12 月 24 日诊。

经治以后,基本上已恢复正常,但 3 天前先感全身关节酸痛,头疼畏寒,咽痛再度重来,入暮发音有失泽感,口干引饮喜热,大便量多,日圊两次。

检查:咽峡轻度潮红,声带与室带一片艳红充血已除。舌白腻苔,脉有浮意。

医案:喉病初告复杯,创痕未灭而又来新邪,感冒横加,咽病招来,方取张氏六味汤。

荆芥 6g	防风 6g	蝉衣 3g	杏仁 10g
桔梗 6g	薄荷 5g	白术 6g	独活 6g
甘草 3g			5 剂煎服

三诊,1992 年 1 月 3 日诊。

停药几天,喉部又起不舒服,疼痛虽不明显,但难言之感困束喉头,似乎有痰及异物感与胀痛,口干唇燥,求饮以润,喜热汤,全身关节疼痛,以肘关节为重点,入暮偶有凛感。

检查:咽峡充血(红艳型)。舌薄白苔,脉平。

医案:冰雪严寒,脾阳难振,玄府纵密,乏力应付重冻。治当祛寒疏邪,裁方取大意于败毒。

荆芥 6g	防风 6g	独活 6g	柴胡 3g
前胡 6g	蝉衣 3g	桔梗 6g	玄参 10g
陈皮 6g	甘草 3g		7 剂煎服

四诊,1992 年 1 月 10 日诊。

咽痛重在右侧,而且牵及右耳深处,作干伴毛涩感,饮仍喜热,两口角糜烂已轻而未愈。

检查:咽峡充血所存无几,喉(-)。舌薄苔,脉平。

医案:慢性咽炎,从证取用河间手法,进展满意,如无两度新邪之扰,治程更可缩短。刻下善后扫尾,仍取清化。

芦根 30g	白茅根 10g	金银花 10g	天竺黄 6g
菊花 10g	玄参 10g	沙参 10g	延胡索 6g
桔梗 6g	甘草 3g		7 剂煎服

五诊,1992 年 2 月 28 日诊。

时逾 40 多天,药进 7 剂。服过 7 剂药后感到舒服一些,其它无明显改善,近又因上课及其它业务多言,这几天又加重起来。

检查：咽峡仍有轻度充血，口角炎有残存；声带双侧边缘有一条线状充血，闭合不密。舌薄苔，脉平。

医案：进药有一曝十寒之象，当然有杯水车薪之叹，同时上课多言，又作旦旦伐之实况，痉途荆棘满布，求效总难满意，治宗前旨，稍顾扶正。

太子参 10g	玄参 10g	山药 10g	百合 10g
芦根 30g	白茅根 10g	沙参 10g	桔梗 6g
麦冬 10g	甘草 3g		7 剂煎服

六诊，1992 年 3 月 6 日诊。

药进 7 剂，精神较振作，口干难润，喉有燥痛，同时疼痛域在右侧，痛势延及同侧颌下，右耳也不舒服，饮水喜温尚热。口角炎仍无痉意。发音已响亮些。

检查：咽（−），两口角炎症仍存在左侧。声带欠清白，闭合不密。舌薄苔，有些纵行裂痕（对咸酸不痛），脉平。

医案：上方重持扶正清养，效尚满意。致于进步姗姗者，良以所操之业，有旦旦而伐之之感。仍冀进药不辍。

党参 10g	白术 6g	茯苓 10g	白扁豆 10g
山药 10g	石斛 10g	沙参 10g	玄参 10g
天花粉 10g	甘草 3g		7 剂煎服

七诊，1992 年 3 月 20 日诊。

上药已累进 21 剂。现在咽痛残存在右侧，右耳中亦抽痛，但偶然一作。作干依然无改善，狂饮如前，大便每日 1 次。

检查：扁桃体（±），充血消失殆尽，声带左侧还有一些充血。舌薄苔。脉平。

医案：诸魔尽逐，旱魃难除，取大补阴丸作军稚之济。

熟地 10g	川黄柏 3g	知母 10g	生石膏 30g
玉竹 10g	麦冬 10g	天花粉 10g	天竺黄 6g
桔梗 6g	甘草 3g		7 剂煎服

案十六

曹某,男,29 岁。1992 年 1 月 24 日初诊。南京开发公司。

咽喉病起于 1990 年之秋,咽部产生感冒样不适,嘶哑,扁桃体及咽部反复发炎。现在是发病过程中的"最佳状态",但仍音色失常,咽部有难以表达的不舒服感,奇干,狂饮喜温。鼻通气不佳,耳鸣、头脑有昏沉感。

检查:血压正常。鼻中隔肥厚,粘膜轻度充血。咽后壁粘膜有萎缩感,淋巴滤泡增生,轻度污红;6|牙痛龈肿;声带呈柱状,闭合差,室带超越,声、室带一片充血晦黯,表面光滑。舌薄苔,脉有弦意。

医案:芸芸诸症,主在喉病,良以瘀滞伏邪所至;次为牙齿骨质增生,务宜进一步深入检查,以明究竟。其余位例次要,毋事面面俱到。

三棱 6g	莪术 6g	当归尾 10g	落得打 10g
赤芍 6g	泽兰 6g	蚤休 10g	石上柏 10g
乳香 3g	没药 3g		7 剂煎服

二诊,1992 年 2 月 18 日诊。

药进 14 剂,发音除高音外已能轻松亮朗,一向不耐多言者,现可稍稍多讲几句。牙病西医诊为"骨质增生"。B 超发现胆囊炎及结石可能。狂嚏陡多。

检查:声带同上诊,唯左侧充血已淡,右侧似乎也淡些。舌薄苔,脉平有弦意。

医案:医工之职,有病即治,若病证一多,方药易分散而无力矣。刻下齿病本非药治之症,可视而不见。胆病另叩内科之门,不敢兼顾。鼽嚏可取外治,师吴师机手法,亦理出正途。在舍枝存干之后,专力于喉,方步原旨。

三棱 6g	莪术 6g	石上柏 10g	泽兰 10g

| 桃仁 10g | 当归尾 10g | 赤芍 6g | 乳香 3g |
| 没药 3g | 蚤休 10g | | 7 剂煎服 |

三诊,1992 年 3 月 24 日诊。

上药进 14 剂,发音已十分正常,但仍有不适之感。右颈部还有一个硬结。刻下右侧头痛如裹,右耳作胀,似有感冒的味道。

检查:咽峡轻度充血艳红,声带充血已轻。其它正常。舌薄苔,脉平。

医案:嘶哑虽痊,但声带未还瓷白。右侧头脑、耳、咽失舒,良以又接春寒之袭而然。治从疏散入手。

荆芥炭 6g	防风 6g	羌活 3g	柴胡 3g
前胡 6g	桑叶 6g	赤芍 6g	蚤休 10g
桔梗 6g	甘草 3g		7 剂煎服

案十七

孙某,男,28 岁。1991 年 12 月 24 日初诊。下关工商局。

嘶哑两月,经治而声出正常,但仍不耐多言,稍有异物感。消化不良,多矢气而不臭。言语时出音低小,大而高时又感喉头失舒。

医案:喉病也,簧键之诸炎治愈,囊钥之鼓舞无力,加之消化不良多天,显然宗气之式微而脾气之失健。参苓白术散证。

党参 10g	白术 6g	茯苓 10g	焦苡仁 10g
山药 10g	陈皮 6g	苏梗 10g	白扁豆 10g
桔梗 6g	甘草 3g		7 剂煎服

二诊,1991 年 12 月 31 日诊。

发音客观上已正常,但主观上似仍有嘶感,异物感时有时无,不良消化似乎有所改善,大便较干,矢气昨起减少。近 3 个夜间有虚汗。

检查:咽(-)。舌少苔,质有红意,脉平。

医案:从来时值病增疾添之际,总感痛苦丛生。病退疾去之际,舒服感总在朦胧之中。事实上已有进步,唯在主观上有所漠视而已。仍取原旨,亦未为不可,唯以舌质偏红,可以参酌养胃之阴。

党参 10g	白术 6g	茯苓 10g	料豆衣 10g
山药 10g	石斛 10g	麦冬 10g	白扁豆 10g
沙参 10g	甘草 3g		7 剂煎服

三诊,1992 年 1 月 7 日诊。

自诉发音仍然不佳,但客观上音调已高,音量已大,而且音色亦润泽清脆。在多言之后,出音偶尔木讷,咽干而口燥,近两天痰出色黄而稠,咽头毛涩,微痛微痒,两手有麻木感。

检查:咽峡轻度充血,喉(-)。舌前半无苔而红,后半薄苔,脉细。

医案:客观听声音之调、量、色三者俱佳,可证簧键无恙。自诉发音失之正常且不耐多言者,橐钥鼓动之气怯使然,例应重剂扶正益气,但适有感冒之扰,加之舌红无苔,是否天寒取暖而煤炭气味外逼,积邪于内而外泄不畅。先取疏泄,下诊进补。

荆芥炭 6g	竹叶 10g	灯心草 3g	桑叶 10g
板蓝根 10g	薄荷 6g	连翘 6g	芦根 30g
桔梗 6g	甘草 3g		7 剂煎服

四诊,1992 年 1 月 14 日诊。

夙恙处于平稳之中,唯似有感冒而咽头有粗糙痒涩,痰多有黄有白,纳食正常,鼻塞。

检查:咽峡轻度充血。舌薄苔,尖红,脉细。

医案:虚人浮感,大有表不胜表之感,汪䚾庵取用补中益气手法,似可套用于斯。

柴胡 3g	党参 10g	茯苓 10g	白扁豆 10g
山药 10g	玄参 10g	石斛 10g	天竺黄 6g
桔梗 6g	甘草 3g		7 剂煎服

五诊,1992年1月21日诊。

感冒自感没有痊愈,发言时有自声增强,发音音量大些,一向不耐多言及难发大声音似乎已改善些,多痰之感,也似乎不若曩昔之多。

检查:咽(-),喉(-)。舌少苔,脉平。

医案:浮邪告撤,进而扶正是尚,唯曩昔之益脾,已不若益肾之惬当。

熟地 10g	山药 10g	泽泻 6g	白扁豆 10g
茯苓 10g	知母 10g	川黄柏 3g	石斛 10g
玄参 10g	桔梗 6g		7剂煎服

六诊,1992年1月28日诊。

感冒基本上宣告消失,难得有些鼻塞,也有些咽头作痒。发音音色转润些,仍然难以多言。常量的白痰能咯。

检查:咽后壁有些干燥感,声带清白。舌少苔,质呈红意,脉细。

医案:百天二竖之磨折,几度感冒之周旋,以致津液内耗。咽已失泽,声更难宏,刻下裁方,照顾养阴更重于益脾。

党参 10g	茯苓 10g	白术 6g	白扁豆 10g
石斛 10g	麦冬 10g	沙参 10g	穿心莲 10g
玉竹 10g	蚤休 10g	甘草 3g	7剂煎服

七诊,1992年2月11日诊。

发音自觉已明显亮朗,勉强可以多言几句。刻下所苦为咽部稍干及轻度烧灼感,晨轻暮重,鼻塞重在左侧,时作时通。

检查:鼻粘膜偏干,咽同上诊,喉(-)。舌少苔,脉细。

医案:病非严重,但程中曲折迂回,殊费周折。刻下已正覆杯时刻,扫尾之法轻扶脾气,重养胃阴,量亦可取维持之量。

党参 10g	百合 10g	茯苓 10g	白扁豆 10g
山药 10g	石斛 10g	玄参 10g	麦冬 10g
沙参 10g	甘草 3g		7剂煎服

案十八

张某,女,42岁。1992年3月24日初诊。河北泊头市。

发声嘶哑,有痰难豁,疼痛时作时否,作胀作干亦为阵发性,自觉病灶区左右游走。从1984年起病至今为进行性发展在舌根部。今天为在最佳状态中。月事失调,殊不准期。伴有两乳房小叶增生。

检查:咽后壁淋巴滤泡增生,中央最大一块0.7cm×0.8cm大小,其旁小者散布,伴以充血。声带闭合很差,轻度肥厚,色呈瓷白(正常),前1/3处见白色点状对峙而立似小结。两侧室带增生,呈球状突出,整个声门轻度充血晦黯。两侧舌根处充血艳红、压痛。舌薄苔,边有齿痕,脉细。

医案:心火以辛劳而致;气损由多言所伤。火旺则痛而红,气损乃声带闭合难密,而且气难帅血而室带瘀滞增生矣。同时舌示脾衰,脾衰则难化精微,而有时作干。治当以健脾为主,清心化瘀为辅。总之症为常见而多发之病,所虑者求痊难速耳。

太子参10g	白术6g	茯苓10g	山药10g
竹叶10g	白茅根10g	当归尾10g	赤芍6g
红花5g	桃仁10g	甘草3g	7剂煎服

二诊,1992年7月1日诊。

时历百天,药进23剂,发音基本正常。唯喉部一域游走性疼痛反而加重、作胀,有时出现异物感。作干而不严重,故思饮不亟。舌根部也不舒服。在吃药时乳房小叶增生即不痛而舒服,辍药之后又有一些胀痛。

检查:咽后壁已正常,喉部声带闭合仍差,但较前明显好转,点状对峙样小结消失。室带增生收敛。舌根部乳头肥大充血水肿。舌薄苔,脉弦。

医案:咽炎喉病幸告覆杯,唯以肝不条达而致乳房小叶增生而痛。心火暗炽,当然舌根作胀不舒。方从疏肝泻心取药。

柴胡 3g	川楝子 10g	夏枯草 10g	橘核 10g
延胡索 6g	石上柏 10g	甘中黄 3g	川黄连 3g
连翘 6g	淡竹叶 10g	白茅根 10g	7 剂煎服

案十九

闵某,女,38 岁。1992 年 4 月 7 日初诊。安徽定远。

嘶哑两年,为进行性发展,上课下来即言不出声。之后添加口腔、环唇、咽喉干燥,不思求饮而强润之,伴有疼痛、烧灼和异物感。

检查:咽峡未见明显异常。声带肥厚,呈柱状,中段边缘(双侧)有翳样物隆起,充血晦黯而有局限性。全部声带欠清白,两室带严重增生呈球状突出。舌少苔,脉平。

医案:十五春秋绛帐传经,争得先进之荣,劳咽伤喉事在意中。此嘶哑已非"金实"与"金破"能作权衡矣,故《临证指南医案》疏注中痛斥取用沙参麦冬病例,即指此症而言也。良以多言损气,气损则滞,滞则生痰,滞则血瘀,加之旦旦而伐之,终至气滞、血瘀、痰凝于喉咙弹丸方寸之地而兽困难解。取用重剂攻坚化痰理气破瘀手法,似可挽此狂澜,同时严格禁声(即作不开口工作)作绿叶之助。如其长此以往恐难免十二金人之缄口。

木香 3g	乌药 6g	天竺黄 6g	川贝母 10g
乳香 3g	三棱 6g	鸟不宿 10g	莪术 6g
红花 6g	桃仁 10g		7 剂煎服

二诊,1992 年 5 月 12 日诊。

进上药 22 剂,言语亮朗许多,发言也感到轻松,干燥也有所缓解,疼痛、烧灼、异物感各有程度不同的减轻,但不能多言。此次月经量亦不象曩昔之多。

检查:声带充血接近消失,仅为欠于清白;两室带也较为明显收敛。舌薄苔,脉平偏细。

医案："士别三日,刮目相看",此症此治可当之而无异议。坚守原旨,步步深入。

三棱 6g	莪术 6g	归尾 10g	天竺黄 6g
赤芍 6g	射干 3g	乳香 3g	川贝母 10g
玄参 10g	桔梗 6g		7剂煎服

上方 7 剂服完后,改服下方,以免路远就医难之苦。

生地 10g	竹叶 10g	当归尾 10g	天竺黄 6g
赤芍 6g	射干 3g	乳香 3g	川贝母 10g
玄参 10g	桔梗 6g		7剂煎服

案二十

郑某,女,38 岁。1992 年 4 月 10 日初诊。安徽滁县。

嘶哑匝年,由生气导致,陡然而来。在 1975 年也有过一次,未治疗而痊。不痛仅干,痰多难咯,狂饮喜热。

检查:咽后壁粘膜萎缩,两侧索肥大,声带肥厚,呈柱状,闭合很差,中间最宽处超过 0.1cm 之谱,声带有轻度斑状充血。舌薄苔,脉平偏细。

医案:肾不纳气,病之本也;同时多言,损气以助桀作伥,肺热内伏,病之标也。治当标本兼顾,估计音量提高似有寄望,唯治程较长耳。

桑白皮 10g	杏仁 10g	象贝母 10g	熟地 10g
五味子 10g	山药 10g	诃子肉 10g	丹皮 6g
菟丝子 10g	茯苓 10g	泽泻 6g	7剂煎服

二诊,1992 年 5 月 8 日诊。

药进 14 剂,自感发音轻松一些。但在疲乏以后又严重起来,干燥有时可以好些,痰有时已能外咯。多汗,汗时皮肤发凉。

检查:声带渐趋清白瓷色,但闭合仍然很差。舌薄苔,质有红意,脉细。

医案:肾不纳气之声带闭合不密,当然不能改善于俄顷之间,幸充血渐淡渐消,标证之伏热已有去意。刻下可专注于治本。

熟地 10g	山药 10g	五味子 10g	丹皮 6g
茯苓 10g	泽泻 6g	天竺黄 6g	黄芪 10g
百合 10g	桔梗 6g		7 剂煎服

三诊,1992 年 5 月 22 日诊。

上药又进12剂,无进步。喉部有麻感,仍然干燥,痰已不多,汗仍多,腹中气多及蠕动明显。

检查:同上诊。舌薄苔,脉平偏细。

医案:在理而言,补肾纳气之法,乃入情合理之治。但一无效益可言,如再守株之待,事亦枉然。试用化瘀法,貌似文不对题,但尚有异途同归之得,有效与否,亦以 14 剂内观察。

红花 6g	桃仁 10g	当归尾 10g	落得打 10g
赤芍 6g	菖蒲 3g	泽兰 6g	天竺黄 6g
料豆衣 10g	甘草 3g		7 剂煎服

四诊,1992 年 6 月 23 日诊。

在此匝月中进药 14 剂,诸症无进步。刻下干燥稍有缓解,求饮也不若过去之孔殷。发音闷而嘎,喉头有堵塞感,痰近来又多起来。多汗肤凉仍然。腹中蠕动之气已消失。

检查:咽峡充血,右侧索肥大。声门轻度充血。舌薄苔,前半薄腻苔,后半厚腻苔映黄,脉细。

医案:初诊裁方,即偏于补,当时虽有小效而难以持久。二诊纯补无效。三诊取攻亦无改善。当然匝月中进药仅 14 剂,是否辍药过久?难言。今凭舌诊,似乎难进补益,应取开音化浊消痰,似最恰当。

茯苓 10g	陈皮 6g	苏子 10g	天竺黄 6g
杏仁 10g	藿香 10g	佩兰 10g	大贝母 10g
桔梗 6g	甘草 3g		5 剂煎服

五诊,1992 年 6 月 30 日诊。

上药进 5 剂,发言仍然难理想,音量极小。干燥基本消失,饮亦不勤。喉头阻塞感左边更明显。痰已正常,汗仍多,肤仍凉,左耳根后方有疼痛感。

检查:咽后壁充血消而粘膜出现萎缩现象。声带检查观察不满意。舌薄苔,脉平。

医案:声门虽非目睹,但宗喉镜提示,总是气滞而瘀生,气滞而痰积。治取理气、破瘀化痰。

红花 6g	桃仁 10g	毛慈姑 10g	当归尾 10g
赤芍 6g	昆布 10g	海蛤粉 20g	枳壳 6g
泽兰 6g	天竺黄 6g		7 剂煎服

案二十一

陈某,男,60 岁。1992 年 4 月 14 日初诊。宿迁市。

去年 9 月起发音嘶哑,至今未见好转,咳时作痛。干燥求饮喜温,有痰不多,频频清嗓。

检查:咽两侧索肥大充血,无法看到。舌薄苔,脉小。

纤维喉镜检查:"声带充血水肿,左侧室带超越声带,声带闭合尚可,未发现有声带萎缩及新生物。诊断为慢性喉炎"。

医案:痰火相凝,标本相互刺激。取清火化痰,以退炎症。

生地 10g	金银花 10g	穿心莲 10g	土牛膝 10g
连翘 6g	白芷 6g	天竺黄 6g	大贝母 10g
陈皮 6g	法半夏 6g		7 剂煎服

二诊,1992 年 6 月 23 日诊。

初诊 7 剂,服后明显改善,以后虽抄方再进反而有些退步,所以索性停药到今日,症状也停留在原有情况中。现在发音闷而低,作干如前。痰虽不多,但有潴积附丽于咽头之感。

检查:咽后壁轻度污红,两侧索肥大。间接喉镜检查无法窥看到。舌薄苔,脉小。

医案:药有良好反应,但因辍药而未能继续进步。再拟清热化痰,佐以攻坚破瘀。

三棱 6g	莪术 6g	当归尾 10g	天竺黄 6g
赤芍 6g	桃仁 10g	金银花 10g	石上柏 10g
蚤休 10g	马勃 3g		7 剂煎服

三诊,1992 年 9 月 25 日诊。

时历 3 个月,药进 14 剂,发音闷与低稍有好些。干燥仅仅在暮后之际。喉头痰潴之感已消失。

检查:咽后壁污红。纤维喉镜检查见声带肥厚,室带增生超越,闭合略有梭缝。舌薄苔,脉平。

医案:喉镜下虽无明显改善,但亦有其进步。今方之异于昔药,乃由此化瘀为重点而倾斜于清热化痰。

太子参 10g	白术 6g	茯苓 10g	陈皮 6g
大贝母 10g	半夏 6g	桃仁 10g	当归尾 10g
石上柏 10g	蚤休 10g		7 剂煎服

案二十二

真某,男,59 岁。1992 年 7 月 22 日初诊。灵谷寺。

两耳以连霉素中毒而失聪右重左轻,时历 6 年之久,伴以鸣响,鸣声音调偏高,终日难息。四五年来发音失泽,今春做过右声带息肉摘除手术,发音稍有改善,但依然难以亮朗发扬,稍有干感,有痰不多,但感有痰附丽于喉壁之感。

检查:咽后壁淋巴滤泡增生,粘膜萎缩而干。声带肥厚,充血主在游离缘,闭合差。室带活跃。舌薄白滑苔,脉细。

医案:两耳以中毒而聋,势已成聩,暂不处理。喉则晨钟暮鼓,念佛唱经,似有多言损气之嫌。好在无赘无瘫,求之养阴益气,深冀流水绕梁,厚望可寄。

升麻 3g	太子参 10g	当归尾 10g	赤芍 6g
蚤休 10g	生黄芪 10g	桔梗 6g	甘草 3g
玉蝴蝶 3g	天竺黄 6g		7 剂煎服

案二十三

陶某,男,50岁。1992年6月2日初诊。省质检所。

咽喉部不舒服已9个月,半年前痰涎中有血,量不多,同时伴以多言或高声之后疼痛。已前后剥去白斑样组织4次(最后一次在昨天)。第3次活检报告为"左声带麟状上皮增生伴急慢性炎"。平时不吸烟喝酒。

检查:左声带后1/3处,未见白斑,唯有鲜红的肉芽样组织。舌薄苔,脉平。

医案:白斑出于声带,一如耿山之肉,旋割而旋来,良以气血已循环失畅。

三棱 6g	莪术 6g	落得打 10g	桃仁 10g
泽兰 6g	当归尾 10g	石上柏 10g	赤芍 6g
蚤休 10g	天竺黄 6g		7剂煎服

二诊,1992年6月23日诊。

累进药20剂,咽部疼痛减轻且舒服。发音也亮朗一些,唯不耐多言。

检查:左声带后1/3处肉芽样组织充血已消退许多。但点状大小的隆起物仍然明显存在,两侧室带增生各已覆盖双侧声带上已及1/2。舌薄苔,边有齿痕,脉平有弦意。

医案:顽症投攻坚破瘀一法,方已中的,以其殷红稍淡,隆凸难平在意料中。再参化瘀。

三棱 6g	莪术 6g	桃仁 10g	泽兰 6g
红花 6g	昆布 10g	海藻 10g	海蛤粉 20g
蝉衣 3g	赤芍 6g		7剂煎服

三诊,1992年1月10日诊。

日来虽尚平稳,但难诸症消退。西医主张手术,殊属良策,但以工作而不能及时受治。从逆吸分泌物中曾发现白色义膜样物两粒,同时也有些血丝。

检查:咽(-),左声带后端仍然有米粒大的赘物1个,充血已淡,呈"胬肉"样状态。舌薄苔,边有齿痕。脉细。

医案:西医主张手术,良策也。唯迩以工作难即受治,在此期间暂求中药。处方先取攻坚,效殊满意,后步原旨,效即平平,何也?良以之后赘物迹成柔软,充血亦淡,显然难以攻坚应付。今当易辙倾向于化痰一法。

昆布 10g	海藻 10g	海浮石 10g	黛蛤粉 20g
蝉衣 3g	射干 3g	天竺黄 6g	石上柏 10g
桔梗 6g	蚕砂 10g(包)		7 剂煎服

四诊,1992 年 8 月 7 日诊。

时历近匝月,服药未辍,自感似好转,表现于局部轻松,狂咳之际疼痛明显减轻。

检查:左声带后端肿物有收敛缩小迹象,唯新添充血于两声带(红艳型)。舌薄苔,脉细。

医案:易辙化痰,幸一击而中,赘物日形缩小,佳兆也。至于新添充血,良以新感使然。治步原旨,酌参祛邪。

昆布 10g	海藻 10g	海蛤粉 20g	蝉衣 3g
桑叶 6g	连翘 6g	海浮石 10g	菊花 10g
桔梗 6g	石上柏 10g		7 剂煎服

五诊,1992 年 9 月 18 日诊。

1 周前咳出干酪样白色物米粒大,当时疼痛,但后又逐步减轻,一般罕言少语之际尚可,不能多言。

检查:左声带后壁连合处隆起物已平复,唯尚有残余痕如瘢样物可见,色微红。舌薄苔,脉平偏细。

医案:声带浮腐之物,剥脱殆尽,显然痰浊之邪逐渐消化。潮红恋在,当考虑五志之火干扰。方从化痰清火裁方。

黛蛤散 30g(包)	天竺黄 6g	竹叶 10g	芦根 30g
川贝母 10g	海浮石 10g	蝉衣 3g	金银花 10g
穿心莲 10g	土牛膝 10g		7 剂煎服

六诊,1992 年 10 月 13 日诊。

军区总院医院病理报告"声带息肉伴血管内皮增生"。后又局部予以清除,同时建议保守治疗。局部作胀,仰首昂头时有明显牵制感。

上诊处方,反应不明显,自感到 6 月 23 日方大效。近来两颧烧灼感。

检查:左声带后端突出者已平,稍有一些高起。充血存在。右侧在喊"衣"时正常,吸气时有充血。舌少苔,质有红意,脉细弦。

医案:肿物几度除而又来,作之再三,拟仍取攻坚化瘀手法。

三棱 6g	莪术 6g	胆南星 3g	天竺黄 6g
桃仁 10g	泽兰 6g	赤芍 6g	五灵脂 10g
蝉衣 3g	白果 7 枚	石上柏 10g	7 剂煎服

案二十四

李某,男,54 岁。1992 年 11 月 3 日初诊。连云港市。

职操教学,且为美声,故 10 余年来,偶有嘶哑频作,但大多历匝周左右而恢复正常。者番又在嘶哑,纵然治疗 3 个月,仍乏愈意。疼痛始有今无,仅在吞咽唾沫时稍感鲠介。有支气管炎病史 20 年,发音时很劳累,饮水时逆"呛",纳食尚可。

检查:咽后壁小血管扩张、网布;声带肥厚,闭合很差,已达0.2cm 之谱;室带活跃,余正常。舌薄苔,脉平。

医案:嘶哑症结,全在闭合之差。在理而言,隙裂达 0.1cm 已云难治,今已接近 0.2cm 矣。以中医理论权衡,乃较为严重之肾不纳气,绝非一般实证之嘎。非予峻剂,恐难收敛。

黄芪 10g	党参 10g	紫河车 10g	僵蚕 10g
白术 6g	茯苓 10g	诃子肉 10g	枳壳 6g
山药 10g	当归 10g		7 剂煎服

二诊,1992 年 12 月 12 日诊。

上方累进 35 剂,音量已大些,音色仍然很粗糙,讲话已不费劲。向有 20 年气管炎,主症为咳嗽,多痰浓稠,色有黄有白,能豁。近来两膝关节畏寒。

检查:咽(−),声带隙裂消失,但尚感闭合不密,肥厚呈柱状。室带活跃,舌少苔,脉平。

医案:簧键之梭缝已消,橐钥之功能待健。当然效不更方,唯以向有肺系顽症,好在情出一脉,事可兼顾。

黄芪 10g	党参 10g	紫河车 10g	白果 10g
白术 6g	茯苓 10g	诃子肉 10g	枳实 6g
山药 10g	百合 10g	大贝母 10g	7 剂煎服

案二十五

冯某,男,15 岁。1993 年 1 月 15 日初诊。安徽盛昌。

咽喉疼痛,发音嘶哑,已两个多月,作于感冒之后。当时未予认真宣解,徒求糖浆甜药。咽部伴以异物感。

检查:咽后壁轻度污红,声带欠清白,左侧后 1/2 有隆起及肥厚感。舌薄苔,脉平。

医案:贼邪中人,应求解表。今也徒持糖浆掩遏,当然酿成囚寇困兽局面。欲去其病,先纠其误,三拗汤主之。

麻黄 3g	杏仁 10g	荆芥 6g	炒牛蒡 10g
桑叶 6g	蝉衣 3g	桔梗 6g	天竺黄 6g
大贝母 10g	甘草 3g		5 剂煎服

二诊,1993 年 1 月 19 日诊。

药进 5 剂,咽痛稍稍减轻,发音音色已脆而泽。异物感仍然。

检查:咽部轻度污红又见减轻。声带已清白,左侧后 1/3 处仍有隆起,故而闭合差。舌薄苔,脉平。

医案:浮邪渐去,痰浊待清。取化痰利咽一法。

| 桑叶 6g | 牛蒡子 10g | 杏仁 10g | 陈皮 6g |
| 枳实 6g | 大贝母 10g | 桔梗 6g | 射干 3g |

天竺黄 g　　　甘草 3g　　　　　　　　7 剂煎服

三诊,1993 年 2 月 2 日诊。

上药仅进 7 剂,除疼痛有进一步减轻之外,咽头异物感仍然,发音也基本上保持在上诊的情况。

检查:咽后壁极轻度污红,左声带隆起物已减轻一些,闭合亦因之稍稍改善。舌薄苔,脉平。

医案:浮邪已去,痰途之障碍扫清。取化痰消肿为法。

太子参 10g　　陈皮 6g　　　半夏 6g　　　白术 6g

大贝母 10g　　茯苓 10g　　昆布 10g　　桔梗 6g

天竺黄 6g　　白芷 6g　　　　　　　　7 剂煎服

四诊,1993 年 2 月 16 日诊。

发音已接近正常,疼痛则有时阵发性偶而出之。有些咽头作干,不思水润。

检查:咽峡见有急性充血。左声带隆起者基本平复,唯尚有痕迹可寻,闭合仍满意,更以前 1/3 后 1/3 两处为重点。舌薄苔,脉平。

医案:嘶哑改善多多,良以声带之隆起平复。咽峡之陡起充血,难以排除为新感莅临。同时补诉,食后脘胃作胀,而且嗳呃频频,大便偏稀等等。病在嘶哑之前早已存在,考人身本属整体,焉能分割处理,理应统盘筹划,当取醒脾以治夙恙,轻补善后新疴。

太子参 10g　　白术 6g　　　茯苓 10g　　枳壳 6g

大腹皮 10g　　山楂 10g　　六曲 10g　　苏梗 10g

鸡苏散 12g　　青皮 6g　　　　　　　　7 剂煎服

五诊,1993 年 2 月 26 日诊。

自诉无进步。发音音量已大,但音色粗糙,言语时喉头作痛,不言时不痛,脘胃有些作胀,嗳气保持原状。

检查:咽后壁充血消失,但有淋巴滤泡增生现象。左声带隆起者又平复一些。舌薄苔,脉弦。

医案:取补益以扫尾,效亦平平,虽然以治喉而来,脘胃之胀,不能视而不见。步迹原旨,轻补趋攻。

柴胡 3g	白芍 6g	白术 6g	茯苓 10g
枳壳 6g	山楂 10g	六曲 10g	大腹皮 10g
射干 3g	甘草 3g		7 剂煎服

六诊,1993 年 3 月 16 日诊。

发音仍难提高,疼痛纵然轻微,但总难消失,在言语之后更痛,干燥拒饮,言语之际在喉部似有物震动感。

检查:咽后壁淋巴滤泡增生,声带后 1/3 处各有隆起,左大右小,两侧俱为钝角隆起,不充血。舌薄苔,脉平。

医案:最后一诊,进药而徒劳,良以攻补失其平衡之故欤?虽已有趋向祛邪,恨其无力。

昆布 10g	海藻 10g	煅瓦楞 20g	陈皮 6g
法半夏 6g	枳实 6g	莱菔子 10g	山楂 10g
玄参 10g	桔梗 6g		7 剂煎服

案二十六

林某,男,31 岁。1993 年 4 月 6 日初诊。晨光厂。

喉病 10 年,两度手术(声带息肉),嘶哑基本上已解决。唯从此喉部十分不适,有异物感。进食顺利,一度奇干,经过中药治疗而好些。有痰附丽于咽喉后壁而难以外咯,故而频频清嗓不歇。不耐多言,在受凉疲乏和多言欠睡之后,倍形严重。

检查:咽后壁干燥少液,部分粘膜萎缩。左声带前 1/3 处波及中 1/3 处,钝角隆起,粗糙,全部声带(左)充血(晦黯型),在隆起区为重点。左侧披裂增生,后联合挤向右侧。舌薄苔,脉有弦意。

医案:咽、喉两病,重点在于声带。充血固属常事,粗糙应具戒心。在未明确之前暂取清解。

生地 10g	竹叶 10g	灯心草 3g	石上柏 10g

蚤休 10g	金银花 10g	桔梗 6g	天竺黄 6g
玄参 10g	甘草 3g		5 剂煎服

二诊,1993 年 4 月 13 日诊。

自 1992 年 7 月至 1993 年 4 月 10 日,3 次活检,俱为息肉。所有症状如前,不耐多言,左侧咽部为疼痛重点。

检查:咽、喉所见同上诊。纤维喉镜检查与间接喉镜所见相同,并作病理检查为"息肉"。舌薄腻苔,脉平。

医案:上池之水已饮,泾渭之流分清,可以断言,良以痰气久凝于弹丸之地,终至结瘀至肿。可取攻坚、破瘀、化痰。

三棱 6g	莪术 6g	桃仁 10g	瓦楞子 30g
泽兰 6g	昆布 10g	海藻 10g	海蛤粉 20g
当归尾 10g	天竺黄 6g		7 剂煎服

三诊,1993 年 7 月 6 日诊。

水药日日进服,至今未辍药。自感有所好转,表现为言语轻松畅爽,发音亮朗。左侧喉部轻痛,伴以牵制感,内有异物感,痰多能豁。仍然不耐多言。

检查:咽后壁稍稍滋润一些。左声带息肉仍有存在,周围充血已淡,赘体收敛一些。舌薄苔,脉小弦。

医案:充血渐淡,赘体依然,前后权衡有进步,再加重攻坚。

三棱 6g	莪术 6g	五灵脂 5g	当归尾 10g
赤芍 6g	桃仁 10g	海蛤粉 30g	海藻 10g
没药 3g	煅瓦楞 30g		7 剂煎服

四诊,1993 年 7 月 27 日诊。

进药未辍,但进步不明显。左喉依然作痛,伴牵制感,痰多能咯。总之仅仅保持了一个稳定。有干燥感,求水喜温。

检查:咽后壁有润感;左声带欠清白,前 1/3 处隆起者稍有收敛。舌薄苔,脉平。

医案:趋向痊途,虽感步履蹒跚,但毕竟不是裹足不前,前法坚守。

三棱 6g	莪术 6g	桃仁 10g	五灵脂 10g
连翘 6g	没药 3g	蚤休 10g	煅瓦楞 30g
当归尾 10g	赤芍 6g		7 剂煎服

五诊,1993 年 8 月 31 日诊。

上方连续未辍,进服到今天。左喉左颈牵制痛俱已减轻,痰不太多,但频频思吐,干燥亦已缓解。

检查:咽部接近正常,左声带隆起处已平复,左侧披裂肿大。舌薄苔,脉平。

医案:苦战多时,声带病基本告愈。刻下之不舒而痛,可能左披裂之肿胀耳。再取软坚一法。

三棱 6g	莪术 6g	桃仁 10g	当归尾 10g
赤芍 6g	乳香 3g	没药 3g	大贝母 10g
白芷 6g	天竺黄 6g		7 剂煎服

慢性肥厚性喉炎

案一

任某,男,25 岁。1991 年 7 月 12 日初诊。南汽。

嘶哑 20 年,时轻时重,者番严重发作五旬,嘎哑更甚。有血丝,大多夹在痰中,有时淡些,有时浓些。有异物感,伴以口干,求饮喜温。昔有咳嗽,今已止。

检查:声带肥厚呈柱状,游离缘不齐,闭合差。两室带增生超越,覆盖于声带上 1/3,未见出血点,唯一片严重晦黯型充血。舌薄苔,脉平。

医案:上诊处方独破众议,而宗取化瘀消痰攻坚,中的矣,依然可取原方。唯木蝴蝶为可用可舍之间,则力求精练而去之。

| 穿山甲 3g | 海藻 10g | 昆布 10g | 三棱 6g |

血余炭 10g	莪术 6g	红花 6g	桃仁 10g
失笑散 10g	桔梗 6g		7 剂煎服

二诊,1991 年 8 月 4 日诊。

干已润些,痰则明显减少,血则基本上已没有,但近来又见过两次。为了提高音量则有费劲之感,高低音之间失于调济。

检查:声带仍肥厚,边缘已整齐,闭合之差改善。室带依然增生,稍收敛一些;严重的晦黯充血已淡化一些。舌薄苔,脉平。

医案:从化瘀攻坚入手,颇得唐容川、王清任之三昧。方既中病,病既告轻,当然步随前迹,作一气呵成。

三棱 6g	莪术 6g	山甲片 10g	鳖甲 10g
昆布 10g	海藻 10g	煅瓦楞 30g	桃仁 10g
赤芍 6g	桔梗 6g		7 剂煎服

三诊,1991 年 8 月 20 日诊。

发音较为亮朗一些,干燥已无,但饮水很多。血已 18 天未见,痰结成块,咯出即舒,高低音仍难调节。

检查:前腭弓小血管暴露,声带闭合好些,运动可,肥厚充血晦黯。室带增生,充血晦黯。舌薄苔,脉平。

医案:水天一色,声门全部如丹,总系热与瘀并。化瘀裁方,坚持难改,但稍加甘寒之品,亦属无妨。

当归尾 10g	赤芍 6g	丹皮 6g	半枝莲 10g
金银花 10g	地丁 10g	桔梗 6g	落得打 10g
桃仁 10g			7 剂煎服

四诊,1991 年 10 月 30 日诊。

发音虽然改善,但有"闷"的感觉。干燥已润,痰不多。不耐多言,更其是读书,即使声音较大,亦即不舒。近来一度感冒,但很快即愈。

检查:声带肥厚,充血不显,但与 8 月 20 日的相比,反而红些,为艳红。室带增生有些收敛。舌薄苔,脉平。

医案:20 年顽疴,得能"稳步前进",毋再奢求,旨承上方。

当归尾 10g	赤芍 6g	穿心莲 10g	桃仁 10g
泽兰 6g	桔梗 6g	天竺黄 6g	大贝母 10g
落得打 10g	黛蛤散 15g		7 剂煎服

案二

宋某,女,41 岁。1991 年 7 月 26 日初诊。南京烷基苯厂。

嘶哑已 7 个月,起于陡然,起因可能为逆风骑车而讲话,余无一切症状。3 周前发现左声带有息肉及轻度水肿,做针灸治疗 6 次。刻下干燥,求水冀润,水喜温。阵发性钝痛。吞咽时有异物感,频作清嗓。大便一向正常。近来稀薄,纳食不香。

检查:咽后壁淋巴滤泡轻度散在性增生,粘膜 2/3 已萎缩,两侧索肥大,左重右轻弥漫性充血艳红。声带欠瓷白,肥肿,运动好,闭合可;室带增生。舌薄苔映黄,脉细。

医案:喉、咽骈病,实为主在于咽。病因则多言损气,禀弱近藜藿,不过泽国之际,也曾涉水匝周。先被湿困,迩来酷暑蒸人,离火煨逼,当然再厄于暑火,证固属虚,标病全隶实证。刻下可暂置本于脑后,先清解标证。

藿香 10g	佩兰 10g	六曲 10g	焦山楂 10g
金银花 10g	青蒿 10g	菊花 10g	天竺黄 6g
蝉衣 3g	桔梗 6g	鸡苏散 15g	7 剂煎服

二诊,1991 年 8 月 2 日诊。

药进 6 剂,反应为干燥改善许多,疼痛式微,异物感及清嗓也减少。大便正常,饮食胃气渐开。

检查:同上诊。但充血已消失。舌薄苔,脉细。

医案:标邪一去,可以治本。症姑可予滋阴,但时处大暑,殊畏粘腻,故而权宜取醒土健脾以杜多余之障。

太子参 10g	白术 6g	茯苓 10g	藿香 10g
白扁豆 10g	山药 10g	山楂 10g	玄参 10g
六一散 15g	桔梗 6g		7 剂煎服

三诊,1991 年 8 月 15 日诊。

发音已亮朗一些,干燥也滋润一些。但胀的感觉仍有,呈游走性。大便有时一日两圊。嗳气仍有。

检查:声带已清白,室带增生稍收敛,舌薄苔,脉平。

医案:伏邪一撤,疴去过半。再应清养一法,以资巩固。

生地 10g	竹叶 10g	白术 6g	太子参 10g
灯心草 3g	山药 10g	桔梗 6g	白扁豆 10g
大贝母 10g	天竺黄 6g	甘草 3g	7 剂煎服

四诊,1991 年 8 月 30 日诊。

上药又进 13 剂,发音接近正常,残存干燥尚有一二。胀感完全消失,但在焦急之际还能出现。嗳气已无,大便每天一圊或二圊。

检查:声带已清白,增生的室带已接近正常。舌薄苔,中央有一条稍厚一些,脉细。

医案:三诊以还,咽病疾去大半;喉病基本告愈,发音亦绕梁流水,毫无病态。刻下裁方,主在巩固而旁及咽炎一二。

生地 10g	麦冬 10g	玄参 10g	白扁豆 10g
沙参 10g	山药 10g	桔梗 6g	太子参 10g
胖大海 2 个	甘草 3g		7 剂煎服

案三

俞某,女,35 岁。1991 年 7 月 26 日初诊。国际旅游社。

1 年多嘶哑逐渐恢复,至今枯音难瘥。而且喉部疼痛,外压舌骨处也痛。咽干求饮拒冷。偶作痒感。

检查:咽峡充血艳红。声带前段稍感潮红、肥厚;室带左右俱增生,无超越。舌薄白苔,脉细。

医案:职也,东瀛舌人,多言损气;时也,先涝后暑,湿热交加。刻下先标后本循训处理。

桑叶 6g	菊花 10g	金银花 10g	藿香 10g

| 佩兰 10g | 青蒿 10g | 桔梗 6g | 蝉衣 3g |
| 鸡苏散 15g | | | 7 剂煎服 |

二诊,1991 年 8 月 30 日诊。

发音比较正常,唯喉头疼痛,左侧为重点;稍有干感求饮以润。

检查:咽峡弥漫性充血艳红,喉(-)。舌薄苔,脉细。

医案:喉痛咽红,干亦轻微,良以多言损气,疲劳伤神。症属小恙,毋用牛刀,一般清养足矣。

生地 10g	玄参 10g	桔梗 6g	金银花 10g
竹叶 10g	木通 3g	麦冬 10g	沙参 10g
芦根 30g	甘草 3g		7 剂煎服

三诊,1991 年 10 月 31 日诊。

以挂号困难故而辍药已久。当进服 8 月底处方后十分舒服。刻下又有卷土重来之感,发音正常,咽部疼痛,左侧更重,干感求饮,喜温热。无痰,咽喉有烧灼感,大便干结。

检查:声带肥厚,闭合差。室带收敛而增生存在,咽后壁干燥,粘膜失泽。舌无苔,质红而润,脉细。

医案:决策运筹,将由喉而转移于咽。充血舌光,志在养阴。

生地 10g	玄参 10g	知母 10g	芦根 30g
沙参 10g	麦冬 10g	白茅根 10g	竹叶 10g
桔梗 6g	甘中黄 6g		7 剂煎服

案四

费某,女,33 岁。1991 年 7 月 26 日初诊。苏州市。

一个半月前摘除声带小结后,嘶哑反而加重。幸无疼痛,但作胀及异物感。

检查:咽(-),左扁桃体 I 度肿大。声带肥厚,边缘不平,呈粗条线的两处隆起;右侧一处。闭合很差,欠清白。舌薄苔,脉平。

医案:病灶蟠踞声带,诸症连锁而来,根据查诊分析,固有之肥厚,总以痰瘀导致。伴随之充血,良由暑湿袭侵。治疗之策,当然治本以化痰;治标以清湿解暑。

藿香 10g	佩兰 10g	青蒿 10g	车前草 10g
木通 3g	昆布 10g	海藻 10g	天竺黄 6g
桃仁 10g	当归尾 10g	鸡苏散 12g	7 剂煎服

二诊,1991 年 8 月 11 日诊。

上药进 14 剂,自感稍有好转,但前日开始加重起来。晨起及上午比服药前好些,下午及夜里一如未药之前。

检查:声带充血已无,唯边缘处还有一些充血,左声带边缘不齐欠平改善一些,右侧活动欠灵活,肥厚依然。两侧室带增生。舌薄苔,脉平。

医案:暑天乍冷如秋,乍热似火,终至寒暄难调,则气血之失于冲和,亦属理想之中。刻下浮邪初解,改进化瘀理气消痰。

当归尾 10g	赤芍 6g	桃仁 10g	落得打 10g
昆布 10g	射干 3g	桔梗 6g	天竺黄 6g
海浮石 10g	煅瓦楞 20g		7 剂煎服

案五

梁某,女,35 岁。1991 年 7 月 30 日初诊。中兴源丝织厂。

嘶哑 1 年,发音劳累,同时从此即容易感冒。不耐多言,不痛无异物感、痰多,一度感冒所以倍加严重。今天感冒已进入恢复期,神疲乏力。左耳憋气。

检查:咽峡小血管扩张。声带肥厚呈柱状,边缘有些充血,闭合很差。室带增生,无超越。舌薄苔,脉平。

医案:嘶哑例应处理,时邪更宜撤清。

桑叶 6g	炒牛蒡 10g	藿香 10g	佩兰 10g
芦根 30g	绿豆衣 10g	白茅根 10g	金银花 10g
桔梗 6g	六一散 15g		5 剂煎服

二诊,1991 年 8 月 9 日诊。

药进 5 剂,诸症明显减轻,刻下为不耐多言,异物感还有些,左耳憋气消失。

检查:小血管怒张者已改善一些,喉头所见同上诊。舌薄白腻苔,脉平。

医案:浮邪一撤,取药无掣肘之虞。咽应生津养液;喉需破滞化瘀。虽然法难统一,但尚能综合裁方。

太子参 10g	白术 6g	茯苓 10g	山药 10g
白扁豆 10g	当归尾 10g	赤芍 6g	桃仁 10g
落得打 10g	桔梗 6g	甘草 3g	7 剂煎服

三诊,1991 年 8 月 27 日诊。

发音已清脆,但不耐多言与高声,但职业就是多言高声不可。左耳憋气已无,在此期间一度感冒,一日即愈。左侧喉颈部有不舒服感。

检查:咽部小血管扩张改善,声带仍然肥厚。充血消失,闭合好些。室带增生稍稍收敛。舌薄苔,脉平。

医案:诸邪迭减,多言高叫以操业难禁,只能益气扶正以健钥簧。

党参 10g	白术 6g	茯苓 10g	紫河车 10g
百合 10g	山药 10g	桔梗 6g	益母草 10g
白扁豆 10g	甘草 3g		7 剂煎服

案六

赵某,男,1991 年 11 月 25 日初诊。安徽天长县。

声音失泽数年,经手术后不久又嘶哑,已做两次手术。

检查:声带肥厚充血,边缘严重凹凸不平。室带增生如球。舌黄腻糙厚苔,脉平左有涩意。

医案:滞、瘀、痰交错相凝,潴停清道。"十纲"中"体""用"俱占其半,故而徒凭药治似难解决。而且局部表现亦未能显示其一般单纯常方套药,已无求效之望,唯有从峻从僻以制胜。

三棱 6g	莪术 6g	桃仁 10g	地鳖虫 10g
泽兰 6g	昆布 10g	海藻 10g	黛蛤散 20g
没药 3g	石上柏 10g		7 剂煎服

二诊,1992 年 1 月 2 日诊。

上方进 14 剂,发言已轻快,音量也大些,曾有三度右侧喉头疼痛,两度左耳鸣响伴以眩晕。咽干缓解许多,求饮喜温。多言之后也已无反应。

检查:声带肥厚、充血退消殆尽,前端也已平复,两室带仍增生。舌后半薄腻,前半已化,脉平。

医案:症固云顽,对药尚有明显反应,仍从原旨。

三棱 6g	莪术 6g	桃仁 10g	海蛤壳 10g
马勃 3g	乳香 3g	没药 3g	石打穿 10g
地鳖虫 10g	天竺黄 6g		7 剂煎服

三诊,1992 年 1 月 20 日诊。

此方又进 16 剂。在初进 7 剂时疗效明显,发言接近正常,言时也轻快,但续进几剂,诸症有反潮现象,现在发音再度失泽,发言时疲乏,伴以局部肿胀感,口干(近几天),近两天感冒,鼻塞流清涕,无严重的全身症状。

检查:咽峡弥漫性充血,左扁桃体Ⅰ度肿大。声带肥厚,右室带前端遮盖于声带,左室带覆盖 1/2,声室带又一片充血(晦黯型)。舌厚腻苔,脉平。

医案:痊途坎坷,又来疲乏,外邪之扰,致倾向好转之喉病重又加重。故本证已居次位,标证处居首位,当然先驱新邪。

荆芥炭 6g	薄荷 5g	桑叶 6g	炒牛蒡 10g
象贝母 10g	杏仁 10g	归尾 10g	落得打 10g
赤芍 6g	射干 3g		7 剂煎服

四诊,1992 年 1 月 28 日诊。

上药已进 8 剂,新感已消失,发音已爽朗,高音尚可,低音也可,口干消失。唯喉部有紧张,右侧隐痛,颈部有牵制感。稠痰附丽难咯,两颊飞红烘热,往往以下午为甚。

检查:咽后壁少液,声门所见同上。舌薄苔,脉平。

医案:新邪易撤,痼恙难除,声门狼藉飞红,大有巍然难摇之势,幸表面光滑,否则更感麻烦。方裁攻坚、化痰、破瘀,再取小金丹以助阵。

三棱 6g	莪术 6g	石打穿 10g	石上柏 10g
桃仁 10g	没药 3g	地鳖虫 10g	大贝母 10g
当归尾 10g	赤芍 6g	天竺黄 6g	7 剂煎服

小金丹二盒,1 日 2 次,每次 1 粒,碎服。

五诊,1992 年 3 月 14 日诊。

上方初进 7 剂反应良好,诸恙全失,续进之下即无进步,反添喉头干燥,伴以干燥裂痛,压迫感又进一步减轻,口苦仍然,但吃感冒清即可不苦。仍不耐多言。

检查:咽后壁干燥,淋巴滤泡增生。舌薄苔,脉平。

纤维喉镜检查:声带肥厚呈柱状,充血比过去淡而弥散,闭合良好,运动好。室带肿胀,覆盖于声带上,左 2/3 右 1/2 披裂肿胀增生,左侧更甚。

医案:犀烛瞩邪,当然如饮上池之水,所有增生呈有水肿色彩,充血已淡,但有弥漫之感。刻以消痰退肿为前提。

白芷 6g	防风 6g	大贝母 10g	陈皮 6g
半夏 6g	茯苓 10g	莱菔子 10g	僵蚕 10g
射干 3g	桔梗 6g	甘草 3g	7 剂煎服

案七

童某,女,39 岁。1992 年 2 月 25 日初诊。三公司水电处。

病喉五六年之久,主症为咽有游走性的异物感。经常出现粘膜下出血,幸已有经验而自己知道刺破放血。疼痛过去为阵发性,现在终无宁日,干燥伴泛恶,以饮求润,喜热水,每当耳痒之后,喉病定然加重,嘶哑已久,现在加重,甚至不能发出声音,平时怕热不怕冷。

检查:咽峡轻度充血,两侧索肥大,声带肥厚,边缘有一条充血线,并有小结痕迹,室带活跃。舌薄苔,质胖,脉细。

医案:喉咽骈病,主在正虚。疼痛也、充血也、小结也、嘶哑也正是"物腐而虫生"之理。取扶正中清解。

太子参 10g	白术 6g	茯苓 10g	山药 10g
白扁豆 10g	玄参 10g	射干 3g	桔梗 6g
天竺黄 6g	甘草 3g		7 剂煎服

二诊,1992 年 3 月 24 日诊。

近来疼痛与嘶哑加重,痰不多,咽口俱干而粘糊,但不思饮。药后脘部不舒,似有嘈杂感。

检查:咽后壁失润,淋巴滤泡增生,声带小结不明显,在后 1/2 及 1/3 边缘仍有线状充血,室带增生,两披裂严重肥肿充血(晦黯型)。舌薄苔,脉细。

医案:前方强调扶正,多少有重于治本而忽视治标。今可加以矫正一二。

太子参 10g	白术 6g	茯苓 10g	陈皮 6g
泽兰叶 6g	红花 6g	桃仁 10g	竹叶 10g
穿心莲 10g	桔梗 6g	甘草 3g	7 剂煎服

三诊,1992 年 4 月 3 日诊。

药后疼痛似有加重,胃脘部不舒感已接近正常。

检查:声带充血消失,有肥厚感。脉细弦舌少苔。

医案:充血已消,疼痛加重,似难理解,既嫌过补,但更难进攻邪。暂取张聿青轻清手法。

竹叶 10g	灯心草 3g	桑叶 6g	绿豆衣 10g
金银花 10g	蚤休 10g	乳香 3g	天竺黄 6g
桔梗 6g	甘草 3g		7 剂煎服

四诊,1992 年 4 月 10 日诊。

药进 14 剂,兼服响声丸。发音依然嘎哑枯涩,疼痛则较过去减轻得多,痰不多,不耐多言,一多即倍形严重,胃脘已舒服。

检查:咽后壁淋巴滤泡增生,声带肥厚充血,披裂水肿。舌薄苔,脉平偏细。

医案:飞丹难去,热伏于中;披裂水肿,湿痰内困。再取清热化浊消痰。

桑叶 6g	菊花 6g	象贝母 10g	金银花 10g
连翘 6g	白术 6g	天竺黄 6g	蚤休 10g
车前子 10g	甘中黄 3g		7 剂煎服

五诊,1992 年 5 月 19 日诊。

发音仍然不泽,自发性疼痛已改为多言之后即痛,异物感明显,痰不太多。

检查:咽(-),声带充血消失,左声带中段隆起高突,致前轻后重的闭合不密,两侧室带严重增生呈球形。舌少苔,脉平有弦意。

医案:经治 3 个月,言进步则获而不多,其所以然者,喉门病变大有白云苍狗之变化无常,故而裁方取药,亦疲于奔命。今者裁方,改宗增生性喉炎取药。

三棱 6g	莪术 6g	桃仁 10g	五灵脂 10g
昆布 10g	海藻 10g	当归尾 10g	落得打 10g
赤芍 6g	乌药 6g	大贝母 10g	7 剂煎服

六诊,1992 年 6 月 2 日诊。

上药又进 14 剂无疗效,仍然干燥及疼痛,干甚作泛恶,疼痛日趋严重。

检查:咽峡充血在后壁为重点。声带轻度水肿,两侧具有钝角隆起,一前一后。两室带增生如球状,但比上诊收敛一些。舌薄苔,脉有弦意。

医案:攻坚化痰破瘀之剂,两周无效者量未达也,而且症又坚顽,不拟更方。

原方 7 剂煎服。

七诊,1992 年 9 月 18 日诊。

虽然 3 个月未曾转方,但进药并未间断。疼痛、干燥及泛恶,已非旦旦而作,可以在偶然中出现。异物感当然迹近消失,声音已正常,但仍不能多言。

检查:两侧室带增生明显收敛,色泽正常,咽(-)。舌薄苔,脉平。

医案:药进将近 200 剂,顽症总算送入痊境,虽不免有"人海战术"之讥,但能换得顽症之消除,终究值得。再取原旨,以维持量扫尾。

太子参 10g	白术 6g	茯苓 10g	山药 10g
百合 10g	昆布 10g	海藻 10g	当归尾 10g
落得打 10g	赤芍 6g		7 剂煎服

隔 2 天服 1 剂,服至 3 个月即可。

案八

陈某,女,30 岁。1993 年 2 月 12 日初诊。人民印刷厂。

发音嘶哑,已有多年,受凉、欠睡、多言、疲乏之下即产生疼痛。常有眩晕、咳嗽、低血糖出现。入冬重装不温,四末冰冷,口咽干燥,狂饮不择温凉。

检查:咽后壁淋巴滤泡严重增生,充血艳红。声带肥厚,闭合很差,裂隙前小后大,最大处达 0.1cm;游离缘不正常,伴以残余性充血。两侧室带及披裂俱增生。舌薄苔,脉细。

医案:喉、咽两病,各有负隅之垒,无法一举两得。只能各个击破。宗先易后难战略,先治咽炎。

生地 10g	金银花 10g	赤芍 6g	象贝母 10g
玄参 10g	杏仁 10g	射干 3g	太子参 10g
桔梗 6g	甘草 3g		7 剂煎服

二诊,1993 年 2 月 26 日诊。

药进 14 剂,发音已不感疲累,高音音色已佳,低音尚有粗糙感。唯药后便稍溏,圊前稍有腹痛。

检查:咽后壁淋巴滤泡增生。充血消失。声带边缘充血已消失,闭合依然不密,室带、披裂仍有增生感。舌薄苔,脉细。

医案:医药之效益已获,治难之任务来临,改取六君。

党参 10g	白术 6g	茯苓 10g	白扁豆 10g
山药 10g	陈皮 6g	沙参 10g	桔梗 6g
麦冬 10g	甘草 3g		7 剂煎服

案九

王某,男,30 岁。1991 年 9 月 3 日初诊。安徽全椒。

嘶哑 1 年,来之渐渐。初时咽痛,有痰。经治匝年,获效殊难理想。现在发音失泽,咽部疼痛,伴以收缩紧张感、烧灼感。纳食正常,口咽有时作干,不耐多言。舌根部有异物感。

检查:咽后壁淋巴滤泡增生、污红,咽峡充血艳红。双侧声带在中 1/3 处俱有钝角隆起,但闭合尚可,肥厚,轻度充血。室带增生隆起而无超越。舌薄苔,脉平有弦意。

医案:嘶哑经年,查无巨变;咽未主诉,查有病情。通盘分析,不外乎咽苦于阴怯,喉病于痰瘀。暂取化痰、化瘀,稍参养津。

昆布 10g	海藻 10g	陈皮 6g	黛蛤散 20g
当归尾 10g	赤芍 6g	泽兰 6g	落得打 10g
玄参 10g	墨旱莲 10g		7 剂煎服

二诊,1991 年 9 月 13 日诊。

药进 8 剂,疼痛、干燥已轻。紧张感及异物感变化不大。唯无物可吐的泛恶呕吐意仍然严重。

检查:咽部同上,唯充血已轻,声带充血消失,中段的隆起,右侧已平,左侧稍残存。室带仍增生,喉闭合不及上诊之密。舌薄苔,脉平。

医案:一宵减灶,获效殊多,出人意外。上诊之方仍不失今朝之用,步法前旨。

黛蛤散 15g	当归尾 10g	赤芍 6g	天竺黄 6g
姜半夏 6g	竹茹 10g	山药 10g	白扁豆 10g
麦冬 10g	玄参 10g	甘草 3g	5 剂煎服

三诊,1991 年 10 月 30 日诊。

一度浮邪,刻已清澈,发音较上月亮朗。有痰色白,干仍有,异物感时有时无。

检查:咽峡极轻度潮红。声带肥厚,尚清白,有裂隙。室带活跃。舌薄苔,脉平。

医案:发音高音朗而低音嗄,初语时有劲而稍多言即乏力,痰仍多。症也,键簧渐渐病去,而囊钥暴露气衰。方择异功,再加佐使。

党参 10g	白术 6g	茯苓 10g	白扁豆 10g
山药 10g	黄芪 10g	陈皮 6g	天竺黄 6g
桔梗 6g	甘草 3g		7 剂煎服

四诊,1991 年 11 月 15 日诊。

药进 14 剂,变化不大,发音尚可,讲话时咽部(包括鼻咽腔)干痛,还有些泛恶,痰已敛迹,异物感未消失,不耐多言。

检查:咽峡仍充血,小血管暴露。声带闭合,由隙裂转为不密,室带也收敛一些。舌薄苔,脉平。

医案:补益土脾,方已对症,缘以颃颡作干,参养胃阴。

党参 10g	白术 6g	茯苓 10g	山药 10g
黄芪 10g	百合 10g	石斛 10g	麦冬 10g
沙参 10g	芦根 30g		7 剂煎服

五诊,1991 年 12 月 24 日诊。

发音基本正常,厥唯鼻咽部干涩异常,甚至疼痛,伴以异物感,泛恶消失,仍然不耐多言,一多即痛。

检查:咽峡及后壁充血与小血管暴露已改善许多。声带梭缝仍存在,前端有些充血及膜性隆起。室带已收敛。舌薄苔,脉平。

医案:初以喉病而叩医门,刻下病移咽部。主症为干,当然病于津液,津充则滋润,滋润则异物感亦除。上诊取培土生金手法,看来尚属正确。

党参 10g	白术 6g	茯苓 10g	山药 10g
百合 10g	麦冬 10g	沙参 10g	白扁豆 10g
玉竹 10g	甘草 3g		7 剂煎服

六诊,1992 年 1 月 17 日诊。

上药又进 14 剂,咽病减轻。但辍药 10 天,诸恙又次第加重。刻下主症咽干伴痛,痰不多,不耐多言,一多诸症即加重。最近四五天来,鼻有出血,量不多,有时通气不畅。

检查:鼻粘膜充血,立氏区左重右轻粗糙。咽部同上诊。喉部声带前端充血已消失,闭合不密已改善一些。舌薄苔,脉平。

医案:喉咽诸恙逐渐消失或减轻,培土生金之法已效。唯新添鼻血,总是有伏热而然。裁方时予以关注。

党参 10g	白术 6g	茯苓 10g	山药 10g
百合 10g	麦冬 10g	沙参 10g	白茅根 10g
芦根 30g	桑白皮 10g		7 剂煎服

案十

刘某,男,31 岁。1992 年 9 月 22 日初诊。西善桥纺织厂。

咽头干燥近更严重,病起于 3 年前的声带息肉(当时已摘除)之后,发音良好改善,仅仅保持半年,从此又嘶哑不扬,而近更严重。干燥时多饮,有疼痛感、异物感及难以言表的不舒。

检查:咽后壁淋巴滤泡增生污红,形如蟾皮,干燥无液,伴以充血(红艳型);声带钝角隆起,右中 1/3 和左前 1/3 伴以充血。舌薄苔,脉平有弦意。

医案:喉咽同时共病,而且息肉无蒂而钝角隆起,手术亦为之难动。治从化痰攻坚,至于滋阴养津,已无余力以顾及。好在唐容川也有破瘀亦可润燥学说,则事可借得东风一二。

当归尾 10g	赤芍 6g	五灵脂 10g	泽兰 6g
桃仁 10g	白茅根 10g	落得打 10g	川黄柏 3g
知母 10g	天竺黄 6g		7 剂煎服

二诊,1992 年 10 月 5 日诊。

药后干燥及发音不扬俱已减轻。但昨天起又严重起来,反而比未药之前更重。鼻塞痰多。

检查:咽后壁淋巴滤泡增生改善,但有红艳型充血。喉部同上诊,充血为红艳型。舌薄腻苔,脉有浮意。

医案:药已对症,惜乎横遭感冒,以致全功尽弃。刻下处方先治其标。

桑叶 6g	菊花 10g	金银花 10g	薄荷 5g
杏仁 10g	苏叶 10g	山楂 10g	六曲 10g
桔梗 6g	甘草 3g		5 剂煎服

三诊,1992 年 10 月 21 日诊。

上方照进 5 剂,感冒已瘥,而辍药一旬,原来之病又有卷土重来之势。主病干燥、疼痛、嘶哑再度严重,咽部有难以言语表达的不舒服。

检查:咽后壁淋巴滤泡增生,呈散在性,干燥污红(比初诊好得多),声带肥厚充血(晦黯型),左侧声带前 1/2 处有钝角隆起。舌薄苔,根部稍腻映黄,脉平。

医案:初诊取化瘀消炎以针对喉病,咽干亦借唐氏化瘀润燥之说而受益。方殊对症,大有直捣黄龙之势。惜乎感冒一扰,未得一帆之顺。今也新邪去矣,再给前方。

当归尾 10g	赤芍 6g	泽兰 6g	五灵脂 10g
桃仁 10g	乳药 3g	川黄柏 3g	天竺黄 6g
知母 10g	白茅根 10g		7 剂煎服

声 带 小 结

案一

张某,男,43 岁。1991 年 11 月 12 日初诊。河南林县。

慢性咽炎历 20 年之久,不太疼痛,干燥不舒,鼻咽腔有潴痰难咯。今年年初发音嘶哑,当时诊断为小结,准备保守治疗。刻下音色失泽,咽干而不求饮水,清嗓频频,痰稠不多。入冬畏寒,容易感冒。

检查:咽后壁充血艳红,小血管暴露。会厌卷叶型,声门暴露差,但能看到,小结存在,声带充血。鼻中隔左侧有小嵴突,左中甲息变。舌薄苔,脉小。

医案:多言损气,损则滞,滞则小结峙立。禀质外强而中干,卫气以气怯而失其藩篱作用,故而入冬重裘难温,容易感冒。气怯基于脾亏,脾虚内湿自生,常期湿浊中生,循经上犯,则鼻甲有息变之患。治当培土益气,但刻下适值急发期中,所需之药,正是此时禁忌之品,只能先肃浮邪,邪澈而再治本病。

桑叶 10g	菊花 10g	金银花 10g	净连翘 6g
杏仁 10g	茯苓 10g	薄荷 6g	车前子 10g
桔梗 6g	甘草 3g		5 剂煎服

案二

刘某,女,34 岁。1992 年 5 月 8 日初诊。马府街小学。

咽干声嘶,偶有局部跳痛,已 1 年之久,咽干而求饮频频,喜热水。痰多能咯。

检查:咽后壁淋巴滤泡增生,严重污红,干涩少液。声门暴露不全,仅见后 1/3,所见之处,右声带欠清白,闭合不密。舌薄苔,脉细。

医案:纵然声门难窥全貌,但以闻诊而断,似无多大病变。暂从清火益水为法。

生地 10g	玄参 10g	金银花 10g	蚤休 10g
芦根 30g	白茅根 10g	天花粉 10g	天竺黄 6g
桔梗 6g	甘草 3g		7 剂煎服

二诊,1992 年 5 月 19 日诊。

药进 14 剂,喉头跳痛消失,干燥稍感缓解一些,痰量少一些,发音也接近正常。纤维喉镜报告为声带小结。舌薄腻苔,脉细。

医案:诸证次第改善,唯有小结峥生,只须节言罕语,谅来勿药在望。

生地 10g	玄参 10g	天竺黄 6g	瓦楞子 30g
山楂 10g	丹皮 6g	血余炭 5g	川贝母 10g
射干 3g	蚤休 10g	甘草 3g	7 剂煎服

同时多食海带、海蜇、芋艿。

案三

贾某,女,31 岁。1991 年 9 月 11 日初诊。南工幼儿园。

咽喉病历 7 年之久,基本上没有愈舒之日,唯时重时轻而已。症之主者为发音失泽,伴以干涩、痛及异物感。今天适在"最佳状态"中。

检查:咽后壁部分粘膜有萎缩感。声带肥厚,很清白,唯闭合不密,在后 1/3 处呈"△"形隙裂。舌薄苔,质有红意,脉细。

医案:病在咽隘者少,而在簧键者多。前者津不养咽,后者肾不纳气。故而治咽则难顾喉,治喉则泽及于咽。取益肾纳气法。不过声带闭合不密,取治较为不易,遑论已成三角,而最宽处超过 2mm。

熟地 10g	山药 10g	五味子 10g	诃子肉 10g

泽泻 6g　　　丹皮 6g　　　覆盆子 10g　　　菟丝子 10g
茯苓 10g　　　桑椹子 10g　　　　　　　　　7 剂煎服

声 带 麻 痹

案一

罗某,男,55 岁。1991 年 5 月 10 日初诊。南化二建部。

声嘶 1 年余,吃饭作呛。曾患鼻咽癌,经放疗治愈。食道钡透无异常。

检查:咽不红,后壁干。间接喉镜下会厌(-),双声带肥厚欠清白,右声带固定正中位,左侧活动尚可。舌质红苔薄少,脉平。

医案:喉肌麻痹,失其收缩运动之功能;阴津久耗,无法濡喉养咽之润泽,病属"体""用"两伤。至于恢复功能,实非易事。

白僵蚕 10g　　全蝎 6g　　　生地 10g　　　当归 10g
功劳叶 10g　　白芍 6g　　　钩藤 10g　　　党参 10g
麦冬 10g　　　甘草 3g　　　　　　　　　　5 剂煎服

二诊,1991 年 5 月 31 日诊。

药进 15 剂,发言清楚一些,痰不太多,一如曩昔,纳食呛逆者无改善,干涩之感好些,一晨一夕作咳,受凉即发低烧。

检查:所见情况同上诊,梭缝超过 0.2cm。舌边净中有黄腻苔,脉平。

医案:药取攻补兼施,尚感合适,不过苔黄而腻,似乎参麦难投,但得凉即病,可知卫气之虚已至极点,不加关注,亦劳而无功。原方稍事调整。

白僵蚕 10g　　全蝎 6g　　　钩藤 10g　　　丹参 10g

| 桑寄生 10g | 当归 10g | 白术 6g | 党参 10g |
| 功劳叶 10g | 白芍 6g | 石斛 10g | 5 剂煎服 |

三诊,1991 年 7 月 9 日诊。

药进 10 剂,在平稳中度过。唯夜有咳嗽,有痰。大便偏稀。

检查:喉检同前,充血似乎好些。舌苔正在化中。

医案:"斯人斯疾"力求平稳。幸而尚能应心而得,仍步原旨。

原方去石斛,加白花蛇舌草 10g、大贝母 10g,5 剂煎服。

四诊,1991 年 8 月 26 日诊。

诸证平稳,唯感从咽至耳部肌肉部发凉、发麻,头位转动时即好转,干仍严重。

检查:喉部所见同上。舌质干,有腻苔斑斑,非整块的存在,脉平。

医案:干燥逾魃,又值暑令,当然津更枯槁,津血同源,诸体失养失濡,麻木之来亦可逆料得之。紧步原旨,加用时令药。至于声带巍然不动者,刻下只能置之不顾,即所谓缓急之分。

青蒿 10g	玉泉散 20g	桑寄生 10g	芦根 30g
蚤休 10g	石上柏 10g	油松节 10g	玉竹 10g
知母 10g	白花蛇舌草 10g		7 剂煎服

五诊,1991 年 8 月 20 日诊。

在此期间一度感冒,但比过去为轻,6 天即愈。经过几度复检,俱无问题,咽至耳根部肌肉发凉、发麻在感冒前已没有,经过感冒又有一些。口腔干依然无改善。舌苔腻已在化中,脉平。

医案:难求之"稳定"竟然出现而持久,殊堪欣慰。干燥痰多惟一之苦,当然努力应付。至于声带之恙暂不顾及,而冀集中药力作各个击破之策。

青蒿 10g	蚤休 6g	玉泉散 20g	石上柏 10g
麦冬 10g	玉竹 10g	川贝母 10g	天竺黄 6g
女贞子 10g	黛蛤散 20g		7 剂煎服

六诊,1991 年 9 月 6 日诊。

发音仍在姗姗改善。左耳耳鸣,如蝉噪,午后加重;右耳也有鸣响,为有节奏的"苏""苏"声。咽部干燥稍好些。

检查:咽后壁少液,粘膜萎缩。舌腻苔较厚,脉平偏细。

医案:诸恙平稳,咽干液少,总为津液之暗亏。耳鸣聊啾,当然肾阴之不足。暗亏、不足,出现于久病之躯,事亦在乎意中。刻下扶正,偏向养阴,但舌苔厚腻,又是取药之障碍一种。

太子参 10g	茯苓 10g	玄参 10g	白扁豆 10g
石上柏 10g	六曲 10g	山楂 10g	六一散 12g
蚤休 10g	白花蛇舌草 10g		7 剂煎服

七诊,1991 年 10 月 25 日诊。

精神已振作,胃纳亦可,耳鸣症状减轻许多(右耳已不鸣)。口咽作干仍难润。舌苔经常发黑。

检查:咽后壁仍然萎缩干燥。舌白腻苔,脉平。

医案:诸症纷纭,刻下重点在咽干,次为耳鸣。至于音色嘶竭,乃系"体"诊决定且已定型,治亦徒劳,可以视而不睹。历用培土论治,固属求本,但获效虽稳而缓。改用养阴,似乎又有捷径可抄,而且耳为肾窍,更有旁助多多。

熟地 10g	川黄柏 3g	知母 10g	白扁豆 10g
山药 10g	石斛 10g	乌梅 10g	玉竹 10g
白花蛇舌草 10g			7 剂煎服

案二

徐某,女,37 岁。1992 年 1 月 7 日初诊。安徽。

失音恰值周年,可能系 20 多天连续上课所致,当时即言不成声。逾两个月又上了课,从此嘶哑而郑声。西医诊断为"声带麻痹",做过许多治疗,俱难满意。无一切(局部、全身)症状。唯喉头似有粘痰附丽,难以咯豁。

检查:右声带固定不移,披裂左轻右重,肥大增生,轻度充血晦黯。舌薄苔,脉细弦。

医案:绛帐传经,多言损气,气损则滞,滞则生痰、生瘀。脉虽细小,但尚非气损之证,暂时可从理气化瘀、消痰为法。拟方20剂,观察疗效,再求深入。取《窦氏疮疡经验全书》之木香流气饮合《医林改错》之通窍活血汤参酌裁方。

木香 3g	乌药 6g	枳壳 6g	落得打 10g
三棱 6g	莪术 6g	红花 6g	天竺黄 6g
当归 10g	川贝母 10g		7 剂煎服

二诊,1992 年 1 月 28 日诊。

药进 20 剂,一无变化,唯痰量少些。

检查:同初诊。舌薄苔,脉细弦。

医案:药进念剂,一如蜉蝣之撼大树。虽谓痰量减少,但乃毋关大局之事,未能作"有效"目之。麻痹一病,事属难医,与其敷衍搪塞,不若铤而走险,以祈万一之幸。

蜈蚣 1 条	益母草 10g	丹参 10g	当归 10g
白僵蚕 10g	天竺黄 6g	三棱 6g	莪术 6g
穿心莲 10g	油松节 10g		20 剂煎服

三诊,1992 年 3 月 6 日诊。

药进 28 剂,当服药 10 剂之际,似乎发音轻松一些,但不久又差了,新添口干。对照前后两方,自己认为后者有一点效。

检查:同上诊。舌薄苔,脉细。

医案:取用虫药,虽难言有效,但较第一方之无效可谓略胜一筹。而且在青囊之药,丹灶之火,毕竟可抱"又一村"寄望。方从驱风活血手法。

蜈蚣 1 条	全蝎 6g	僵蚕 10g	蝉衣 3g
天竺黄 6g	当归 10g	熟地 10g	白芍 6g
绿豆衣 10g	甘草 3g		7 剂煎服

四诊,1992 年 4 月 14 日诊。

药后头脑跳而痛,为时短暂,一瞬即逝,口已不干,月事量少而时准。

检查：右声带仍然难以活动。舌薄苔,脉细。

医案：纵然一月中,进药两周,辍药两周,似乎一曝十寒之嫌,但毕竟为顽痼难治之故。再取养血熄风一法,盖舍此亦难作第二选择。

熟地 10g	当归尾 10g	丹参 10g	红花 6g
桃仁 10g	干地龙 10g	全蝎 6g	僵蚕 10g
乳香 3g	没药 3g	油松节 10g	7 剂煎服

案三

宋某,男,55 岁。1992 年 4 月 14 日初诊。南京第二设计院。

去年底做甲状腺手术后,即发音嘶哑,至今难以恢复,无一切自觉症状,唯局部有收缩、牵制、紧张感。纳食正常。

检查：悬雍垂松弛,下拖及舌。会厌卷叶型,声带固定难展。舌薄苔,脉细。

医案：麻痹一症,势难回天。姑拟化痰熄风以试探,是否有万一邀幸? 难言! 好在成功则喜,败北也无伤。

蜈蚣 1 条	全蝎 6g	僵蚕 10g	赤芍 6g
当归尾 10g	桃仁 10g	红花 6g	泽兰 6g
益母草 10g	蝉衣 3g		7 剂煎服

二诊,1992 年 5 月 8 日诊。

药进 14 剂,客观上似无反应,嘶哑依然,主观觉得有所好转,上月 26 日发音亮朗,但以吵嘴声大而再度嘶哑起来。

检查：声门所见同上诊。舌薄苔,脉细。

医案：深陷困境而竟然发音改善,诚所谓幸邀一得。惜乎金人之口启封,既得之成果又失。今当再度乞灵于原方,佐以益气之品。

| 党参 10g | 黄芪 10g | 全蝎 6g | 蜈蚣 1 条 |
| 僵蚕 10g | 桃仁 10g | 红花 6g | 落得打 10g |

| 槐花 10g | 油松节 2 个 | | 7 剂煎服 |

案四

芮某,女,64 岁。1992 年 12 月 25 日初诊。泗洪县。

右乳房以癌而大面积切除已 23 年,十分平稳良好。两个半月以前,餐食时以气而急之下,发音陡然嘶哑,同时胸膺发凉两天。饮水有呛咳。

检查:咽(-),声带、室带一片充血晦黯,右声带不活动,固定于正中线稍稍偏向旁中;左侧运动良好。舌薄苔,质淡,脉小弦。

医案:肝为将军之官,声带隶厥阴之属,故而情绪一震而失音。治当疏肝养血以求本,熄风以治标。

柴胡 3g	白芍 6g	丹参 10g	蜈蚣 1 条
当归 10g	全蝎 6g	僵蚕 10g	大贝母 10g
泽兰 6g	落得打 10g		7 剂煎服

二诊,1993 年 1 月 12 日诊。

上方已进 14 剂,发声已趋亮朗,饮水作"呛"已稍有改善。胸闷不畅。

检查:咽(-),喉门一片晦黯型充血,减轻 2/3。舌薄苔,脉细弦。

医案:14 剂虫药,大有一掷而中鹄之势。者番裁方,以养为主。

蝉衣 3g	僵蚕 10g	宣木瓜 10g	黄芪 10g
党参 10g	白术 6g	落得打 10g	茯苓 10g
当归 10g	泽兰 10g	蜈蚣 1 条	7 剂煎服

案五

朱某,男,42 岁。1992 年 10 月 16 日初诊。宝应。

进服熄风化痰剂,自感喉头已舒畅一些,唯发音依然不出。

检查:喉未查,咽充血红艳型。舌质红赤,苔薄,脉数。

医案:诸恙偏于热象,但亦未敢取苦寒之剂以淬之。暂时再从原旨深入,以窥动静。

蜈蚣 1 条	全蝎 3g	僵蚕 10g	罗布麻 10g
天竺黄 6g	菊花 10g	菖蒲 3g	象贝母 10g
黛蛤散 20g	生地 10g	蝉衣 3g	4 剂煎服

二诊,1992 年 10 月 23 日诊。

仍然无声,自感局部舒服一些,在家量过血压不高。痰不多,有时作呃。咽后部有疼痛感。

检查:咽后壁淋巴滤泡增生,有充血感,侧索肥大。咽反射过敏,不合作而无法查见喉部。舌薄苔,脉平。

医案:两度虫药,祛风镇木,毫无效益可言,再步前径,诚恐仍然无获。唯以咳嗽稍有声音,再寄望于甘麦大枣。

甘草 5g	小麦 20g	大枣 7 枚	菖蒲 3g
蝉衣 3g	枳壳 6g	莱菔子 10g	玉蝴蝶 3g
血余炭 3g			7 剂煎服

三诊,1992 年 10 月 27 日诊。

两度门诊,两法处方,俱以失败而告终,好在纤维喉镜检查室带披裂正常。仅声带肥厚充血,发音时闭合不全。舌薄苔透黄,脉平。

医案:开音之法,两方无效,如再躐进,亦属徒然。《喉科指构》有取附桂以治喑之法。但舌见透黄,声门充血,似乎隔阂枘凿而难投,不过汪石山强调"舍脉""舍症"学说,仍可一试。如 7 剂无效,可暂停而再求另法。

淡附片 6g	炮姜 3g	菖蒲 3g	蝉衣 3g
路路通 10g	射干 3g	枳壳 6g	甘草 3g
马兜铃 10g	诃子肉 10g		7 剂煎服

四诊,1993 年 12 月 10 日诊。

去年 10 月失音,经本科治疗 3 次及兼用西药,发音已正常。后遗者喉头奇痒,痒甚则泛恶,泪溢滂沱,幸为时仅仅几分钟。多言后即干燥。在受凉疲劳、多言和进烟、酒、辣之下即发作。

检查:咽峡弥漫性充血(晦黯型)。舌薄苔,脉平。

医案:咽喉奇痒,查无异常,宗《内经》诸痛痒疮俱属心火处理。

川黄连 3g	川黄柏 3g	生地 10g	竹叶 10g
灯心草 3g	白茅根 10g	芦根 30g	知母 10g
甘草 3g			7 剂煎服

案六

唐某,女,30 岁。1992 年 12 月 16 日初诊。镇口市。

手术摘除甲状腺囊肿 35 天后。发音在术后第 3 天出现嘶哑,至今无恢复倾向。饮水有"呛"逆。发音乏力费劲,音量难大,音调难高。睡眠不酣多梦。大便稍偏干。月事正常,但有瘀块色紫。痰多能咯,登梯时气怯、气促。

检查:扁桃体、咽无异常。左声带难以外展,右侧正常,其色泽也均正常。两披裂严重增生,呈槌状,后连合正常。无充血等现象。舌少苔,质淡红,脉细。

医案:气怯于中,经手术影响,而诱得声出失泽而无力,情非常见之"金实""金破"范畴。取重剂益气而鼓舞其橐钥。

黄芪 10g	党参 10g	白术 6g	紫河车 10g
茯苓 10g	山药 10g	百合 10g	白僵蚕 10g
木瓜 10g	甘草 3g		7 剂煎服

二诊,1993 年 1 月 14 日诊。

上药进 21 剂,发音已亮朗一些,"呛"的情况也已没有。即使近来急性发作,也宣告痊愈。不耐多言,平时也高音难以发出,音色尚可,音域很窄。

检查:咽(-),声带充血,呈弥漫性,两室带活跃,两披裂增生有增无减,左侧且有绿豆大小的球状突起。舌薄苔,脉细。

医案:以发音改善而言,证已获效。言出乏力,气怯使然。治可步迹前旨,予以深入即可。但反增充血,显系残邪未澈所致。披裂增生,坟然突起,只能留待以后处理。

党参 10g	黄芪 10g	升麻 3g	白术 6g
茯苓 10g	百合 10g	山药 10g	蝉衣 3g
木瓜 10g	仙茅 6g	甘草 3g	7剂煎服

三诊,1993年2月9日诊。

复诊处方又进21剂,发音低音尚可,高音难以上去。

检查:披裂依然木肿僵坚,左侧且固定不能活动。舌薄苔,脉细。

医案:复诊补剂,竟以博浪之锥,虚此一掷。知误必纠,重倚坚者以攻,瘀者以破,再参虫药以助其威。

三棱 6g	莪术 6g	地鳖虫 10g	僵蚕 10g
红花 6g	桃仁 10g	泽兰叶 10g	当归尾 10g
赤芍 6g	油松节 10g		7剂煎服

喉 门 小 结

慢性喉炎、肥厚(增生)性喉炎又称慢性非特异性喉炎。声带小结是指声带粘膜局限性水肿、增生、角化、间质纤维化而形成。多见于急性喉炎失治、误治演变而来,或持续用声过度,如教师、演员、营业员,及长期吸烟、饮酒、接触化学气体与吸入粉尘等。还有声带麻痹、声带息肉等,中医统称之为"慢喉喑"。

慢喉喑的形成,中医论述颇多,如咽中伤生疮、受凉风寒、醉卧当风、痰塞不语、痰湿壅滞气道、痰热客肺、火邪伤肺、阴湿之气乘之、虫咳症、酒色过度、酒肉遂厥走喉、饮食伤胃、津液不行、逆风号叫、惊吓不语、冬令暴寒、肺气过实、大肠燥结、热气上蒸、窍闭而暗、多言损气、痛哭叫骂、经期瘀血阻塞少阴、妊娠失音、痰火烁金、麻风、梅毒、药误、邪气、肝急脏躁、忧思伤脾、过敏异气吸入、久咳伤气、阳气衰弱、元气不足、血虚受热、虚损气血不足、肾虚不能纳气、肝火犯肺（木火刑金）、肝旺肺燥、津枯血槁、五脏之病皆能为喑、阴阳俱绝、精气内夺为喑痱等44种论点。后来医家总结为"金实不鸣、金破不鸣"8个字。

干师认为其概念笼统模糊，"金实不鸣、金破不鸣"8个字，远远不能适应于临床。主张必须运用现代医学的检查手段，观察局部情况的变化，侧重于局部的辨证与用药。

急性期突然失音声嘶，风寒外袭者，宜疏风散寒、宣通肺气，代表方有三拗汤加味或加味六味汤；风热犯肺者，宜疏风清热、解毒扬声，方取桑菊饮或疏风清热汤；误用寒药，奇寒直折者，温中祛寒、开窍扬声，方用桂枝汤加细辛、紫苏、附子等。

声带充血有两种：一者艳红，为五志之火，方用五味消毒饮。偏于心火加白茅根、木通、竹叶、灯心草等；偏于肝火加夏枯草、丹皮、山栀等；偏于肺火加桑白皮、黄芩等；偏于肾火加知母、黄柏等；偏于胃火加芦根、生石膏、人中黄等。二者暗红，为瘀滞，方用通窍活血汤。

声带水肿或肥厚：水肿是肥厚的前期，多为急性；肥厚是水肿的继续，多为慢性。急性者为风痰，方用荆芥二陈汤加僵蚕。慢性者，一为脾虚，用六君子汤；二为顽痰，虚证用六君子汤加白芥子、天竺黄、昆布、海藻、瓦楞子等，实证用三甲散（穿山甲、地鳖虫、鳖甲、昆布、海藻、桃仁、红花、三棱、莪术、落得打、蝉衣）。

声带小结：为痰凝而成，方用三子养亲汤、黛蛤化痰丸、清音丸。

声带息肉：为痰瘀互结之故，可用苏子、莱菔子、白芥子、昆布、海藻、瓦楞子、山楂、三棱、莪术、落得打等。

声带闭合不密：多为中气不足与肾不纳气。前者用补中益气汤加减；后者六味地黄汤加五味子、诃子肉、胡桃肉、补骨脂等。

声带麻痹：实证宗痹症，用防风汤；虚证宗痿症，用虎潜丸。干师常用药为蜈蚣、全蝎、木瓜、桑寄生、油松节、白芍、怀牛膝等。

癔性失喑:多为肝急脏躁,常以甘麦大枣汤加味。

总之,干师对本病的治疗,宣肺不忘化痰,清热多用甘寒,消痰首先健脾,攻瘀善用三甲,治痿补益肝肾,癔喑以甘麦缓急。声带小结、声带息肉主张以手术摘除后服用中药为宜。

喉 部 杂 病

急性会厌炎

案一

孙某,女,66 岁。1991 年 10 月 23 日初诊。南京。

咽喉疼痛 2 天,今肿胀加重而外涉右颈部。涎多,吐之不尽,饮食、呼吸有些妨碍,伴有头痛及轻微的寒热。

检查:会厌轻度肿胀。重点充血在右侧舌面。舌薄苔映黄,脉细。

医案:西医为急性会厌炎,中医称之为急喉风。风热痰三因素,主在于热,亦即"一阴一阳结谓之喉痹"之症。方取六味汤合黄连解毒汤。

川黄连 3g	黄芩 3g	荆芥 6g	防风 6g
僵蚕 10g	桔梗 6g	金银花 10g	菊花 10g
天竺黄 6g	甘草 3g		3 剂煎服

通用消肿散 3g,吹喉外用。

杓状关节炎

案二

杨某,男,47 岁。1991 年 7 月 6 日初诊。梅山铁矿。

一向言语正常,今年3月以家务事而情绪极度不宁,甚至睡不及时,后来头脑陡然作胀,即言而无声,心烦意乱,因之更狂酒浇忧,日可半斤,至今虽治而无效。以两膝关节为重点的关节炎,已20年左右,至今受凉即急发。头有钝痛及胀,伴以眩晕……。在高兴时有些声音。

检查:声带肥厚不清白,有梭缝,中1/3隙裂达0.2cm以上。舌薄苔,脉平。

医案:向有关节炎而移祸喉杓关节之嫌,加之情绪极度波动,又借酒浇忧"抽刀断水"。在笑、咳之际仍有粗糙之音,大有"癔性失音"之征,似可尚有出音可盼。但闭合如此之差,则不能不叹明知"挟泰山以超北海",但仍努力为之。

甘草 6g	小麦 20g	大枣 7 枚	金银花 10g
葛花 6g	菖蒲 3g	鸡距子 10g	蝉衣 3g
天竺黄 6g	路路通 10g	诃子肉 10g	7 剂煎服

二诊,1991 年 7 月 27 日诊。

上药仅吃 7 剂(计 3 天 1 剂),诸症无变化。舌薄苔,脉平。

医案:迹近"不治之症",进药"一曝十寒"。一无反应,理所必然。原方有效与否?无法判断,只能原方再进15剂,并予观察。

三诊,1991 年 8 月 30 日诊。

仍然言出无声,幸头痛跳痛减轻,余悉变化不大。近又感冒1周,睡眠欠佳。

检查:与上诊完全相同。舌薄苔,脉平。

医案:半截金人,难求九顶,看来黔技尽矣。刻下虽然感冒,幸已进入恢复期,虽然多次来医,疢无一报,最后一次,作背城借一。

蝉衣 3g	蜈蚣 6g	全蝎 6g	僵蚕 10g
胆南星 3g	枳壳 6g	当归尾 10g	赤芍 6g
丹参 10g	菖蒲 3g		7 剂煎服

喉 神 经 痛

案三

翟某,女,56 岁。1991 年 11 月 22 日初诊。南京。

病已日久,近 4 周咽喉疼痛如刺,痰不多而夹血,大多清嗓逆吸而出,血色紫黑,量很少,颜面"起火"烧灼感,舌边作痒,涕中也有血迹。环唇干燥也已多时,大便干结,近来好些。

检查:鼻粘膜偏干,咽(－)。舌薄苔,脉细。

医案:上诊(前医)取养阴清热治法,确属中鹄之矢,萧规可曹随,至于生效未能竿影者,慢性调理病也。

沙参 10g	麦冬 10g	天花粉 10g	赤芍 6g
丹皮 6g	茜草 10g	紫草 10g	川黄柏 3g
知母 10g	芦根 30g		7 剂煎服

二诊,1991 年 11 月 29 日诊。

疼痛已解决,有痰而无血,面部"起火"已消失,鼻涕已无锈色。唯近来睡眠不佳。

检查:鼻粘膜干燥而下甲瘦削,咽(－)。舌薄苔,脉细。

医案:肺经虚热,药到而除。再进几剂亦去疾务尽之意耳。

沙参 10g	麦冬 10g	天花粉 10g	芦根 30g
白茅根 10g	川黄柏 3g	知母 10g	熟地 10g
乌梅 10g	甘草 3g		7 剂煎服

喉癌术后声带麻痹

案四

唐某,女,56 岁。1991 年 9 月 10 日初诊。南京机场。

今年 6 月中浣做声门下喉癌喉裂开手术,手术成功,但发音嘶哑,而且抑郁不扬。呼吸稍感难畅,多言及活动即气促而喘。

20 年前做过甲状腺癌手术。胃溃疡出过 5 次血,现已治愈。两肾亦有病,已开刀为结石。

检查:颈前手术疤痕。声门各组织已失去正常位置,左声带固定于正中线,不能外展,充血晦黯。舌薄苔后腻,脉细。

医案:荏弱之躯,麋集之病,应攻(指喉病)而不能言攻;宜补而难投峻补。只能私淑张聿青的轻清轻养手法,以资稳步中求瘥。

太子参 10g	茯苓 10g	山药 10g	当归尾 10g
白扁豆 10g	赤芍 6g	百合 10g	丹参 10g
蝉衣 3g	甘草 3g		7 剂煎服

二诊,1991 年 10 月 22 日诊。

药进 34 剂,精神与体力明显改善而振作,发音稍感轻松,幸喘息气短亦改善良多。

检查:喉部同上诊。舌苔已化为薄苔,脉细。但较前有力。

医案:轻舟已过险峡,残余诸症似属后遗。再进养血和营益气手法,以冀更上一层楼。崇八珍。

党参 10g	白术 6g	茯苓 10g	制首乌 10g
当归身 10g	白芍 6g	丹参 10g	益母草 10g
山楂 10g	甘草 3g		7 剂煎服

案五

单某,男,54 岁。1991 年 12 月 13 日初诊。泗洪县。

喉癌经手术半喉切除,予以中药调治,各方面平安稳定。

检查:声门歪斜及色泽失常,正是术后必然所致,表面光滑柔软。舌薄苔,脉平。

医案:刻下西医检查观察,中医处方调理,最为上策之举。盖西医技术,中医天赋阙如。中医治疗,草药确能臂助。裁方步迹前医之旨,因时因证,增损一二。

党参 10g	白术 6g	茯苓 10g	石上柏 10g
山药 10g	当归 10g	马勃 3g	蚤休 10g

白花蛇舌草 10g   7 剂煎服

二诊,1992 年 5 月 8 日诊。

服药至今未辍,症情稳定,精神振作,干燥亦缓解。

检查:同上诊,其歪斜似乎矫正一些。舌薄苔,脉平。

医案:狂澜奔腾之阶段已过,平稳可喜,即使后期扫尾抚安,亦不必过于认真。谚谓:"不药胜中医"。前方毋事强加斧斫。建议旬日两剂,作微量之维持。原方 7 剂煎服。

案六

朱某,男。64 岁。1992 年 8 月 21 日初诊。南航。

1 年前发音失泽,经诊断为喉癌。在国外电疗,局部检查得病灶消失。一度反应之肿,刻下退而未尽,主在颏下部。胃纳很差,食量锐减。痰多伴咳,色白粘稠,易豁能咯。大便难圊,两三天一解,乞灵于油栓。口干求饮,喜凉。

检查:满口殷红无液,咽(−),会厌轻度肿胀,声门暴露不全。舌光无液有裂痕浅而多,脉平偏细。

医案:斯疾(喉癌)初瘥,阴津枯竭,枯则燥,燥致燥痰,燥能干渴。津既燥之于上,液必槁之大肠,大便安能正常。至于颏下之肿残存,乃其余波耳。方从养阴生津入手。津液一充,胃阴自沛而饮食自增。

西洋参 5g	石斛 10g	麦冬 10g	沙参 10g
女贞子 10g	芦根 30g	川黄柏 3g	知母 10g
京玄参 10g	乌梅 10g	蚤休 10g	7 剂煎服

二诊,1992 年 9 月 9 日诊。

药进 14 剂,颏下硬结木肿明显缩小软化。痰量正常,咳已止歇。口干、便秘仍然。胃纳依然不增。自感神疲,嗜睡而气短。

检查:口腔粘膜充血消失,津液仍然枯槁,会厌肥厚,声门观察暴露不全。颏下边缘不清而粘连的坚块,明显缩小,稍有软感,表皮已有皱纹。舌光无液,脉细。

医案：后遗之症，津枯液槁而致。当从滋水生津。幸失荣一症，已有坚消肿退之象，治宗前法。

西洋参 5g	蒲公英 10g	石斛 10g	枫斗 10g
生石膏 30g	石上柏 10g	乌梅 10g	知母 10g
火麻仁 10g	麦冬 10g	芦根 30g	昆布 10g

7 剂煎服

鼻门

医案

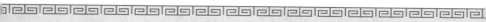

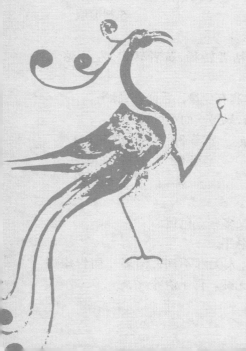

慢 性 鼻 炎

案一

余某,女,6岁。1991年7月12日初诊。玻纤院。

鼻多脓涕,时近两年,入冬加重。今年倒例外,入夏不瘥。通气时佳时塞,一般夜间严重,清除潴涕后,通气可改善。左耳有憋气之感。

检查:左鼻腔有脓性分泌物潴留。舌薄苔,脉平。

医案:胆热移脑,症隶鼻渊。治以龙胆泻肝汤合苍耳子散。盖前者求其效而后者图治其本。

龙胆草 3g	山栀 10g	黄芩 3g	柴胡 3g
苍耳子 10g	当归 10g	辛夷 6g	白芷 6g
鸭跖草 10g	桔梗 6g		5剂煎服

二诊,1991年7月19日诊。

药进5剂,涕量减少,稠粘者转稀,黄者转白,左耳憋气减轻。

检查:右鼻腔无分泌物,垂测有少量。舌薄苔,脉平。

医案:久病已虚,取用峻药,只可一而不可再。

夏枯草 10g	鸭跖草 10g	黄芩 3g	山栀 10g
苍耳子 10g	鸡苏散 12g	辛夷 6g	白芷 6g
鹅不食草 10g	藿香 10g		7剂煎服

三诊,1991年8月2日诊。

这两天可能受凉,涕量稍又多些。色黄。

检查:鼻腔(-)。舌薄苔,脉平。

医案:古谚"水无风不波,人无邪不病",涕多一病告痊途中,酷暑受凉,涕又多些,事属无疑。再予清养。

鸭跖草 10g	鱼腥草 10g	辛夷 6g	山栀 10g
太子参 10g	苍耳子 10g	山药 10g	藿香 10g
夏枯草 10g	鸡苏散 12g		7 剂煎服

案二

金某,女,25 岁。1991 年 8 月 9 日初诊。银都商场。

多年来鼻塞难通,运动后仍然不通,唯擤尽涕液后,可以暂通片刻。涕多,色黄而稠。一般冬重夏轻,但近来为进行性发展而较前严重。入冬容易感冒,诸症加重而咽喉亦痛。刻下又在感冒已 3 天,鼻塞多涕,咽痛俱有,有痰难咯,头有微痛。

检查:鼻腔无特殊,咽轻度充血。舌薄白苔,脉细。

医案:寒煊瞬息万变,外邪得乘虚而入。纵然鼻病多年,刻下先治其标。

桑叶 10g	菊花 10g	金银花 10g	连翘 10g
薄荷 6g	豆豉 6g	马勃 3g	板蓝根 10g
桔梗 6g	藿香 10g	六一散 12g	5 剂煎服

二诊,1991 年 9 月 6 日诊。

感冒早已痊愈,鼻塞涕多两者俱已减轻许多。喉头新添异物感,进食正常。左耳觉憋气。

检查:鼻腔(-),咽(-),两鼓膜下陷。舌少苔,脉细。

医案:土脾失健,清阳难升,诸窍蒙害矣。取益气升清法。

升麻 3g	葛根 6g	白术 6g	太子参 10g
茯苓 10g	山药 10g	百合 10g	白扁豆 10g
苏梗 10g	佛手 5g		7 剂煎服

案三

吴某,男,30 岁。1991 年 8 月 16 日初诊。南京水泥制管厂。

近两个月来口苦,终日如此。左侧眼眶疼痛。涕量奇多,色黄。有过鼻息肉,近 10 年中做过 4 次摘除术。

检查:左鼻中道、上道有小息肉存在。舌薄苔,脉平。

医案:鼻痔鼻渊,本必属骈生之病,前者长期存在,后者阵发高潮。幸痔小如豆,尚可药石应付。先取清胆化浊。

龙胆草 3g	山栀 10g	柴胡 3g	黄芩 3g
苍耳子 10g	辛夷 6g	白芷 6g	薄荷 6g
鸭跖草 10g	桔梗 6g		7 剂煎服

二诊,1991 年 8 月 23 日诊。

药进 7 剂,口苦、眶痛已消失;但涕量稍少些,黄浊者仍然。失嗅已 10 多年。

检查:左侧中甲息变伴以息肉,后端有萎缩感;右中甲肥大有息变倾向,嗅裂消失。舌薄苔,边有齿痕,脉实。

医案:胆热一清,口苦眶痛告失。化浊不力,多涕失嗅依然。者番裁方,需升清化浊佐以外治。

升麻 3g	蔓荆子 6g	藿香 10g	苍耳子 10g
佩兰 10g	鱼腥草 10g	辛夷 6g	鸭跖草 10g
桔梗 6g	白芷 6g		7 剂煎服

苍术 6g,白芷 10g,石榴皮 10g,明矾 10g,水煎,蒸气熏鼻窍,每日两次,每次 5 分钟。

案四

彭某,男,14 岁。1991 年 8 月 20 日初诊。莫愁路。

涕多黄浊,已三四年。鼻塞,擤尽潴涕可暂一通,入冬更甚。

检查:两鼻腔脓性分泌物潴积较多。舌薄苔,脉平。

医案:禀质痰体,涕必较多。加胆热移脑,终于辛颎而鼻渊。清胆化痰为治。

龙胆草 3g	黄芩 3g	山栀 10g	天竺黄 6g
苍耳子 10g	白芷 6g	柴胡 3g	鱼腥草 10g
桔梗 6g	辛夷 6g		7 剂煎服

二诊,1991 年 8 月 26 日诊。

药进 10 剂,涕量减少,黄色转清白,鼻塞已缓解一些。

检查:鼻腔所见仅右下甲稍肥大。舌薄苔,质胖嫩,脉平。

医案:辛颏之胆热,得清泻而平,潴涕一少,鼻道当然无障而通。刻下裁方,取益气健脾,以制涕之再多;再扫残邪,求恙之巩固。

党参 10g	白术 6g	茯苓 10g	白扁豆 10g
山药 10g	辛夷 6g	白芷 6g	诃子肉 10g
鱼腥草 10g			7 剂煎服

三诊,1991 年 9 月 10 日诊。

代诉二诊处方又进 14 剂,疗效不及初诊。但仍然在稳步中进步,涕量较常人仍多。

医案:初诊以猛攻取效,二诊取稳步而渐瘥,三诊当扶正以冀巩固。巩固有两:一则者番之作告痊,但再来动荡(指感冒伤风)又作急发;一则一劳永逸,虽遇风邪而巍然不动。当然我取其后者。

党参 10g	白术 6g	茯苓 10g	黄芪 10g
防风 6g	山药 10g	百合 10g	辛夷 6g
诃子肉 10g	甘草 3g		7 剂煎服

案五

陈某,女 26 岁,1991 年 8 月 23 日初诊。工商银行。

多涕色黄,质浊,已 8 年病史。鼻塞在运动或擤尽潴涕后可以改善,失嗅,头痛域在眉心。

检查:鼻粘膜淡白无华,两下甲肥大,收缩良好。中甲有息变倾向,与中隔紧贴,嗅裂消失。舌白腻苔,脉细。

医案:长期湿浊充斥于中州,湿浊上蒸,空清之窍蒙浊而失其空清本色,先从芳香化浊、清胆开窍为治。

①苍耳子 10g	柴胡 3g	升麻 3g	辛夷 6g
鱼腥草 10g	藿香 10g	佩兰 10g	菖蒲 3g

路路通 10g　　　龙胆草 3g　　　　　　　7 剂煎服

②苍术 10g,白芷 10g,角针 5g,4 剂,水煎,蒸气熏鼻窍。

二诊,1991 年 9 月 6 日诊。

上药已进 13 剂,未用外用药。头痛消失,通气改善,唯涕仍多,失嗅仍然。

检查:同上诊。舌薄苔,脉细。

医案:药之内服者,尚认真进服,外治者弃而不用,此亦《史记》所谓"六不治"之一。今也得能羞除一半,亦云幸运矣。再步原旨。

①升麻 3g　　　蔓荆子 6g　　　柴胡 3g　　　路路通 10g

　菖蒲 3g　　　鱼腥草 10g　　　防风 6g　　　鸭跖草 10g

　辛夷 6g　　　苍耳子 10g　　　　　　　　　7 剂煎服

②苍术 10g,白芷 10g,角针 5g,4 剂,水煎,蒸气熏鼻窍。

案六

冯某,女,27 岁。1991 年 9 月 3 日初诊。金陵饭店。

初夏曾来医治,有所好转,以妊娠辍药,刻下已 3 个月,鼻塞不通,伴以疼痛,其痛上延头脑。一度鼻梁作胀,刻已消失,涕量多而不易擤。

检查:左下甲肥大,右中道有脓涕潴留,纩测尚通气。舌薄白苔,脉细滑。

医案:百日怀麟,取药掣肘。所虑者,疗效是否强人心意?

桑叶 10g　　　菊花 10g　　　藿香 10g　　　荷茎 30cm

桔梗 6g　　　白芷 6g　　　黄芩 3g　　　苍耳子 10g

甘草 3g　　　　　　　　　　　　　　　　5 剂煎服

案七

王某,女 38 岁。1991 年 10 月 21 日初诊。工艺装备厂。

鼻塞常作,往往寒则作,温则缓,嗅觉接近消失,受寒则清涕潺沱,长期呈阻塞性鼻音,鼻塞严重时头痛,努力擤涕时耳中哄鸣及暂时性失听。

检查:鼻下甲稍感肥大,用收缩剂后未见异常。鼻咽部检查,未见异常。舌薄苔,脉细。

医案:肺怯金寒,清阳失举。检查则器质无恙。治疗应温肺升阳。

柴胡 3g	升麻 3g	黄芪 10g	防风 6g
百术 6g	细辛 3g	茯苓 10g	百合 10g
淫羊藿 10g	甘草 3g		7 剂煎服

二诊,1991 年 10 月 30 日诊。

鼻塞缓解,失嗅依然无佳兆。稍稍受凉幸无反应。阻塞性鼻音仍有,鼻涕清而难擤。

检查:鼻腔(-)。舌薄苔,脉细。

医案:温肺升阳已有微效,但阻塞性鼻音一无改善。法宗原旨,小试疏导肺气之壅。

柴胡 3g	升麻 3g	细辛 2g	马兜铃 10g
黄芪 10g	白术 6g	防风 6g	淫羊藿 10g
陈皮 6g			7 剂煎服

三诊,1991 年 11 月 8 日诊。

药进 7 剂,毫无效益。鼻塞情况白天尚可,入夜紧塞,涕多而色白,紧塞之际擤尽潴涕,也可通些。

检查:鼻腔未见异常。舌薄苔,脉细。

医案:鼻窍阻塞,得暖或活动而缓解,其病在瘀;擤尽潴涕而通,其病在涕。今也病在后者。两用温肺泻肺,俱不理想,其在此乎! 兹从制涕之酿成,清涕之潴积裁方。

桑白皮 10g	黄芩 3g	桔梗 6g	象贝母 10g
鱼腥草 10g	陈皮 6g	半夏 6g	鸭跖草 10g
路路通 10g	辛夷 6g		7 剂煎服

四诊,1991 年 11 月 15 日诊。

阻塞似乎改善(但仍有些阻塞性鼻音),但失嗅感无丝毫改善,涕量已减少,其质很清。

检查:鼻(-)。舌薄苔,脉细。

医案:肺怯生寒,阳和之气难转,则鼻寒;清阳不举,浊阴之气蒙窍,乃鼻聋。治以温肺升阳。至于制涕之减少,但肺温而清升,制涕法亦寄寓其中矣。

①升麻 3g   柴胡 3g   桑白皮 10g   路路通 10g

  菖蒲 3g   辛夷 6g   益母草 10g   淫羊藿 10g

  荜茇 6g   红花 6g   7 剂煎服

②细辛 6g,角针 6g。3 剂,水煎熏鼻窍。

五诊,1991 年 12 月 3 日诊。

药进 14 剂,客观上阻塞性鼻音明显改善,入暮还有些堵塞,对浓郁的气味偶然闻到。涕不太多,但难外擤。

检查;鼻腔未见异常。舌薄苔,脉细。

医案:温肺升阳,矢已中鹄,更以鼻音之改善,殊为可慰,诊得脉来细小而弱,则正气显然不充,欲知血以气行,益气亦间接行血。乘胜追击之方,再助以益气。至于仿通关散之外用药,再予续用。

①黄芪 10g   党参 10g   升麻 3g   路路通 10g

  柴胡 3g   菖蒲 3g   荜茇 6g   淫羊藿 10g

  红花 6g   泽兰 6g   7 剂煎服

②细辛 6g,角针 6g,阿魏 3g,3 剂,水煎熏鼻窍。

六诊,1991 年 12 月 20 日诊。

近来自觉鼻堵塞减轻一些,可以闻到一些香气。客观上阻塞性鼻音有所减轻,呼吸感到吸气性困难。

检查:鼻腔(-)。舌薄苔,脉右沉细左细。

医案:温肺升阳,仍然为主导,原方损益一二。

①黄芪 10g   党参 10g   升麻 3g   紫河车 10g

  柴胡 3g   菖蒲 3g   白术 6g   怀山药 10g

茯苓 10g　　　红花 6g　　　　仙茅 6g　　　　7 剂煎服

②角针 5g,蔓荆子 10g,细辛 6g,4 剂,水煎熏鼻窍。

案八

梁某,男,42 岁。1991 年 11 月 12 日初诊。运输公司。

鼻病 3 年,涕多,拧擤欠畅,右侧为重。鼻塞虽不严重,但呼吸殊感欠通,活动后可缓解。感冒历 1 周而未痊,全身关节酸痛,头痛重点在两鬓。平时畏寒。

检查:咽有充血感,鼻粘膜充血。舌薄白苔而腻,脉有浮意。

医案:时邪外感,引动夙恙之蠢然,荆防败毒散主之。

荆芥 6g　　　　防风 6g　　　　羌活 3g　　　　独活 6g
前胡 6g　　　　柴胡 3g　　　　菖蒲 3g　　　　路路通 10g
桔梗 6g　　　　甘草 3g　　　　　　　　　　　5 剂煎服

二诊,1992 年 1 月 21 日诊。

药后上诊诸恙消失殆尽。刻下不舒者,血压偏高而在平稳之中。鼻塞在右侧,得暖可以缓解一些,咽干而告昼轻夜重。

检查:鼻下甲肥大右重左轻,收缩尚可。舌薄腻苔,脉细。

医案:微循失畅,肺怯金寒。鼻塞不通,瘀在鼻甲。治取温通。

荜茇 6g　　　　菖蒲 3g　　　　红花 6g　　　　淫羊藿 10g
桃仁 10g　　　当归尾 10g　　　赤芍 6g　　　　路路通 10g
辛夷 6g　　　　　　　　　　　　　　　　　　　7 剂煎服

案九

张某,男,60 岁。1992 年 3 月 24 日初诊。南京。

鼻病起于童年,平时浓涕奇多,鼻塞在运动、清除潴涕及得暖之后,可以改善,失嗅已七八年之久,前两周有血夹涕而出。也有七八年的咳嗽而喘,四季皆然。在感冒时更严重,平卧时痰声辘辘,所以涕痰骈多。近来咽有干感,不太求饮。大便偏稀,血压偏高些。

检查:鼻右腔有小息肉;左鼻息肉及中鼻甲息变。鼻腔稍有潴涕。咽后壁淋巴滤泡增生,部分粘膜萎缩。舌黄腻苔,质红,脉大。

医案:肺肾不足而痰火弥漫,攻者难使巨斧,补者又拒滋腻。只能在抽丝剥茧中求寸进。

桑白皮 10g	杏仁 10g	辛夷 6g	干地龙 10g
天竺黄 6g	陈皮 6g	藿香 10g	鸭跖草 10g
白果 7 枚	甘草 3g		7 剂煎服

二诊,1992 年 4 月 17 日诊。

前方进 14 剂,涕量未见减少,但稀薄一些,通气尚可,涕血已少而尚有,失嗅仍然。喘咳比较平稳,辘辘多痰似已减少,咽干也不太明显。稀便转干,血压仍高。

检查:鼻腔所见同上诊。咽峡、后壁稍呈润意。舌黄腻厚苔,脉平偏大。

医案:14 剂药,难有疗效可言,今也苔腻更甚,显然治途又设重障。用药难以随心所欲,暂取化浊化痰。

藿香 10g	佩兰 10g	焦米仁 10g	陈皮 6g
茯苓 10g	泽泻 6g	大贝母 10g	山楂 10g
白果 7 枚	天竺黄 6g	罗布麻 10g	7 剂煎服

三诊,1992 年 5 月 5 日诊。

涕量稍见减少一些,通气尚可,涕血近来未见。喉头干燥及苦味,求润进水,不择温凉,仍有咳嗽,俱由喉痒而致,稍感胸闷微喘。口中气息奇浓,头有昏感。

检查:两侧息肉有收缩倾向,咽后壁又见干枯少液。舌厚腻苔,前半已化,脉平偏大。

医案:芸芸诸病,似乎难以一一应付,但尚能提纲挈领以处理。仍取化浊消痰,稍参抑肝扶正。

太子参 10g	桑白皮 10g	藿香 10g	佩兰 10g
天竺黄 6g	夏枯草 10g	枳壳 6g	陈皮 6g

罗布麻 10g   白果 7 枚   辛夷 6g   7 剂煎服

案十

王某,男,10 岁。1992 年 7 月 17 日初诊。南京汉中路。

鼻塞时作,鼻涕奇多,色黄白俱有,偶有气味,头痛位于枕后,有 1 年多。

检查:鼻腔未见异常。舌薄苔,脉平。

医案:鼻塞多涕,肺气壅滞而胆热移脑使然。辛夷散加减。

芦根 30g   桑叶 6g   辛夷 6g   苍耳子 10g
白芷 6g   薄荷 6g   桑皮 10g   马兜铃 10g
                                            7 剂煎服

二诊:1992 年 8 月 11 日诊。

药进 14 剂,涕量已少,黄浊涕已无,而以清涕为主,气味消失。枕区头痛告失而稍移位于两鬓。

检查:鼻腔同上诊,唯右腔稍有脓性分泌物。舌薄苔,脉(未诊)。

医案:苍耳子散、苇茎汤综合处方,看来粗效已收。至于之后几天,进步踟蹰者,良以接受新邪而动荡,原旨深入。

苍耳子 10g   辛夷 6g   白芷 6g   桑白皮 10g
鸭跖草 10g   芦根 30g   桔梗 6g   鱼腥草 10g
                                            7 剂煎服

案十一

王某,女,46 岁。1992 年 8 月 25 日初诊。九华山。

潴涕逆吸,偏于左侧,从鼻腔上至百会、风府,旁及左侧头面、颈额不舒,肌肤麻木,左眶胀痛,为时两年多,日趋严重,幸进步较缓。阵发性咳嗽,痰不多。左鼻腔长期堵塞。多言之后,可以发音失泽。左耳听力下降,似亦与此并作。以上情况在情绪失畅时更形严重。口腔有溃疡,也有两年。

检查:咽后壁粘膜有些轻度萎缩,鼻咽腔未见明显异常。鼻甲肥大,收缩良好,右鼻后腔萎缩。舌根左侧见有浅在性溃疡1个。舌薄腻苔,脉细。

医案:湿浊久困中州,清阳难于上举,以致阴霾笼罩头面空窍。拟取六君子汤加味。

升麻 3g	党参 10g	白术 6g	茯苓 10g
陈皮 6g	半夏 6g	藿香 10g	佩兰 10g
辛夷 6g	甘草 3g		7 剂煎服

二诊,1992 年 10 月 16 日诊。

上药进 28 剂,潴涕多而逆吸,左侧头面疼痛,左眼眶胀痛,咳嗽、鼻塞、不耐多言等等,已明显改善或消失。口腔溃疡也接近告愈。唯听力一无进步,两腮有酸感。

检查:咽后壁已滋润一些,鼻腔所见同前较干,口腔已无溃疡。舌薄苔,脉细。

医案:诸症虽顽,总算已就范受驭,扫尾工作决唯气血双补。

党参 10g	黄芪 10g	白术 6g	白扁豆 10g
茯苓 10g	山药 10g	百合 10g	当归 10g
白芍 6g	甘草 3g		7 剂煎服

案十二

邓某,女,8 岁,1992 年 8 月 25 日初诊。南京。

长期以来,容易感冒(两三个月一次)。天气变化之际更易感冒。感冒一作,流涕奇多,始清后浊,而且不易擤出。两耳患有渗出性中耳炎,左重右轻。每次都吃消炎片及外用呋麻液而痊。今天为这次发作后一周恢复期间。

检查:鼻腔未见器质性病变,有少量分泌物潴积。两鼓膜菲薄下陷,左侧有一点钙化斑。舌少苔,脉细。

医案:禀质荏弱,宗气不充,频频感冒,辛颏鼻渊,亦正由此而致。治当擒王射马,取扶正一法。

党参 10g	白术 6g	茯苓 10g	料豆衣 10g
山药 10g	陈皮 6g	甘草 3g	鸭跖草 10g
白芥子 10g			7 剂煎服

二诊,1992 年 9 月 15 日诊。

在此两旬中,又有一次感冒,涕量已减少,色仍黄,通气已畅通一些。咽有痛感,声有哑感。

检查:鼻腔(-),咽部扁桃体(右)Ⅱ度、(左)Ⅰ度肿大,两耳同上诊。舌薄苔,脉平。

医案:治鼻医涕,次第减轻。扶正巩固乃争取积极而根治矣。

黄芪 10g	白术 6g	防风 6g	太子参 10g
山药 10g	百合 10g	辛夷 6g	鸭跖草 10g
			7 剂煎服

案十三

黄某,女,40 岁。1993 年 1 月 29 日初诊。南京。

脓涕奇多,色黄而质稠,进服藿胆丸后可以改善一些,有时涕从逆吸而出。病从童年开始,在严重时或感冒时即鼻塞不通。一般冬季加重,容易感冒,入冬畏寒,且有凛然之感。平时习惯性便秘,头痛主在两鬓,咽头失其清爽之感,偶有干感。

检查:鼻腔未见分泌物潴积,两下甲前端各有芝麻大出血点,有新鲜血迹。咽后壁极轻度污红。舌薄苔。脉小。

医案:脾土失振作之威,清阳即难上举,当然浊阴之气上蒙清窍矣。取益气升清手法。至于便闭亦由脾失升化而精微难润肠腑;容易感冒亦以卫气由脾怯而失调,俱由中衰而来,只需求本。

党参 10g	白术 6g	茯苓 10g	山药 10g
柴胡 3g	升麻 3g	辛夷 6g	苍耳子 10g
白芷 6g	甘草 3g		7 剂煎服

二诊,1993 年 2 月 19 日诊。

为时 20 天,进药 14 剂,涕量已减少,黄色渐淡,唯排出仍赖逆吸。喉头潴痰仍多,故而清嗓不歇,在此期间未有感冒出现。

检查:咽部同上诊,新添充血艳红。舌薄苔,脉细。

医案:坎坷痊途,春寒剪径,终有动荡之嫌,新添咽头飞红,正是邪化为热之征。急去浮邪。

桑叶 6g	菊花 10g	金银花 10g	荆芥炭 6g
连翘 6g	玄参 10g	杏仁 10g	大贝母 10g
桔梗 6g	甘草 3g		5 剂煎服

案十四

许某,女,35 岁。1993 年 3 月 9 日初诊。自来水公司。

1969 年开始鼻病,当时诊断为鼻窦炎。1981 年做过鼻息肉摘除术;1984 年做过上颌窦根治术。从此即鼻塞不通,嗅觉消失,头脑昏沉疼痛,记忆力差,严重时涕多而稠黄。今天此刻在一般情况中。

检查:右中甲肥大,粘膜充血。舌薄苔,脉平。

医案:清阳不升,浊阴上潜,以致浊蒙清窍。鼻塞、失嗅亦因之而发生。取升清化浊手法。

柴胡 3g	太子参 10g	白术 6g	茯苓 10g
菖蒲 3g	路路通 10g	藿香 10g	佩兰 10g
白芷 6g	甘草 3g		7 剂煎服

二诊,1994 年 1 月 4 日诊。

上药服后,诸症皆痊。近来又作,服用上方 7 剂,喉头即舒适,疼除干润,痒轻咳少,痰不多。但鼻塞仍然不通,嗅觉当然也难恢复,涕量变化不大,夹有血丝,之后已不见。胸闷也畅,头痛减轻。

检查:右下甲肥大,粘膜仍有充血感,咽(-)。舌薄苔,脉细。

医案:新邪虽解而残痒残咳尚存,总难视而不见。鼻塞难通,难言一效,当然新邪成顽困束难解。今日裁方,主在清肃残邪,免留后患。

桑叶 6g	杏仁 10g	大贝母 10g	金沸草 10g
射干 3g	苏子 10g	天竺黄 6g	白果 7 枚
紫菀 10g	桔梗 6g		7 剂煎服

三诊,1994 年 1 月 11 日诊。

7 剂药尽,咽头作痒缓解而咳亦随影而稀少。鼻塞仍然堵塞难通,嗅觉更无提高之征。血迹一直没有。

检查:鼻腔同上诊,咽(-)。舌薄苔,脉细。

医案:两度周旋,咽病已退三舍,治疗鼻塞、失嗅,当然作为当务之急矣。

升麻 3g	葛根 6g	菖蒲 3g	路路通 10g
当归尾 10g	赤芍 6g	泽兰 6g	京玄参 10g
桔梗 6g	甘草 3g		7 剂煎服

案十五

龚某,女,14 岁。1993 年 3 月 9 日初诊。本院。

病鼻 8 载,黄涕奇多,鼻塞左重右轻交替而作,有时头痛,嗅觉消失,记忆力差。

检查:鼻中隔左侧有嵴突,两下甲肥大,左鼻道有脓性分泌物潴积,有息肉、右中甲息变现象。舌薄苔,脉平。

医案:胆热移脑,脾湿久蒸,致鼻渊、息肉、息变。中隔嵴突之作,更是助桀之佐。暂取清胆热、燥脾湿、化浊邪为法。

龙胆草 3g	山栀 10g	白术 6g	茯苓 10g
苍耳子 10g	菖蒲 3g	辛夷 6g	白芷 6g
藿香 10g	佩兰 10g		7 剂煎服

苍术 10g,白芷 10g,石榴皮 10g,3 剂,水煎熏鼻窍。

二诊,1993 年 4 月 6 日诊。

药进 15 剂,涕量减少一半,色转淡,通气改善,嗅觉提高一些。

检查：右中甲色泽转红润，左侧息肉变化不大。扁桃体Ⅱ度肿大，表面十分粗糙，咽后壁淋巴滤泡团块状严重增生。舌薄苔，脉平。

医案：鼻疾向愈之势，已露端倪。补诉咽痛，其程度更超越于鼻病。前者今后取药，志在醒土化浊；后者治法，则应养液。两般医路殊难熔于一炉，只能补中健土以治鼻，培土生金以疗咽。

升麻 3g	太子参 10g	白术 6g	茯苓 10g
山药 10g	白扁豆 10g	藿香 10g	辛夷 6g
白芷 6g	甘草 3g		7 剂煎服

三诊，1993 年 7 月 7 日诊。

上方累进 28 剂，循例夏天涕少，咽痛及干亦消失。

检查：右中甲已正常，左侧息肉仍存在。咽后壁淋巴滤泡增生，无充血。舌苔厚腻而糙，脉平。

医案：例理夏轻冬重，则暮秋再图治疗。但今也息肉尚存，咽后壁未获正常，而且舌如傅粉，则调理之剂尚属孔殷。

藿香 10g	佩兰 10g	辛夷 6g	苍耳子 10g
白芷 6g	茯苓 10g	苍术 5g	厚朴花 3g
鸡苏散 12g			7 剂煎服

外用熏方续用。

肥厚性鼻炎

案一

刘某，男，14 岁。1991 年 10 月 31 日初诊。南京。

鼻塞不通，两侧交替而作。运动及得暖后可缓解，涕不多。病逾两年，一直乞灵于麻黄素液。两耳有时憋气。

检查:鼻左下甲正常,右侧肥大。舌薄苔,脉平。

医案:鼻甲运行之血,正以肺寒而泣,泣则滞,滞则瘀,瘀则肥大,肥大而塞。治以温通。

桂枝 3g	白芍 6g	红花 6g	淫羊藿 10g
桃仁 10g	当归尾 10g	赤芍 6g	路路通 10g
菖蒲 3g			5 剂煎服

二诊,1991 年 11 月 19 日诊。

通气改善一些,但难通畅,进药后未用过麻黄素液。耳中憋气消失。

检查:鼻甲接近正常。舌薄苔,脉平。

医案:时逾两旬,药仅 10 剂,殊感一曝十寒之叹,其有效而未能明显者,责在此欤。再踪原法。

桂枝 3g	益母草 10g	红花 6g	桃仁 10g
当归尾 10g	路路通 10g	升麻 3g	菖蒲 3g
荜茇 6g	甘草 3g		7 剂煎服

案二

刘某,女,38 岁。1991 年 6 月 15 日初诊。本院。

1988 年做过鼻中隔矫形术后,头痛消失半年。刻下鼻塞不通,活动后可以改变,得暖气也可通畅。涕多色黄偶尔夹血。头痛伴轻度头昏,上午轻落暮重,痛呈在前额窦区左侧。咽头干涩,有时痒有时痛。

检查:鼻腔左侧正常,右侧下甲较大,鼻道潴留分泌物较多。舌薄苔,脉平。

医案:鼻病衄塞,多涕头痛,轮番出现,但刻下以鼻渊为重点。先取清肺消炎,以探进止。

黄芩 3g	山栀 10g	白芷 6g	苍耳子 10g
桑叶 6g	菊花 10g	辛夷 6g	夏枯草 10g
薄荷 3g			5 剂煎服

二诊,1991 年 6 月 25 日诊。

药进 10 剂,通气明显改善,涕量亦少,色渐转白,血已绝迹,头昏很轻,咽干转润。喉痒仍然,喉痛已在有无之间。

检查:鼻腔左(−),右上中道有分泌物潴留。舌薄苔,脉细。

医案:鼻窍诸症,痊愈过半,以貌相而言可说痊愈,不过复发机会尚多。唯有正气内充,庶逃此厄。巩固阶段,取补益。

黄芪 10g	党参 10g	茯苓 10g	夏枯草 10g
百合 10g	辛夷 6g	菊花 10g	甘草 3g
			5 剂煎服

三诊,1991 年 7 月 12 日诊。

刻下残存之症,厥唯涕液时多时少,鼻塞仍然很不畅通,近来脘胃有胀满感,主在早晨还有些咳嗽。

检查:鼻腔(−)。舌薄苔,脉细。

医案:残余之恙,求去迟迟,常事也。原方继用,当稍增升清化浊。

升麻 3g	太子参 10g	茯苓 10g	百合 10g
藿香 10g	辛夷 6g	白芷 6g	菖蒲 3g
山楂 10g	六一散 15g		5 剂煎服

四诊,1991 年 7 月 16 日诊。

出血已无,涕量已少。头痛在左窦区还有一些,鼻塞仍然,但涕清除即通。补诉多年来咽痒频作,作即咳。脘胃胀满消失。

检查:咽后壁污红,两侧索肥大,鼻腔(−)。舌薄苔,脉细。

医案:诸恙悉退,唯留堵塞,不过清除涕潴即通,谅无大碍,同时正以鼻疾去而咽病上升主位矣。治当滋养以利咽,除涕以求通。

桑白皮 10g	生地 10g	玄参 10g	麦冬 10g
鸭跖草 10g	辛夷 6g	白芷 6g	桔梗 6g
鱼腥草 10g	芦根 30g		7 剂煎服

案三

孙某,男,16岁。1991年7月9日初诊。南京。

宿恙鼻塞,近较好些,涕多,运动多可以改善。咽干求饮,喜凉或温。右耳闭气,听力下降,记忆力下降明显。头发、面部毛囊炎,终年存在。大便偏干。

检查:鼻粘膜充血,咽峡充血不明显。舌薄苔,质红而朱点多,脉实。

医案:病历10年多,从无一效。考小疖滋生,显然热毒;咽干求饮喜凉,亦内火为祟。至于涕多而黄,而且根据陈士铎立论,认为"金遇火则为水",亦可曰为实热。今试取清火一法。

黄芩 3g	山栀 10g	金银花 10g	桑白皮 10g
芦根 30g	白茅根 10g	天花粉 10g	紫地丁 10g
玄参 10g	甘草 3g		7 剂煎服

二诊,1991年8月13日诊。

药进12剂,鼻塞有所改善,头脑也很清爽。两颊痤疮在怒发中,口干口气较重,自感疲乏无力。

检查:咽峡弥漫性充血艳红,鼻下甲稍感大些,粘膜充血而干。舌薄黄苔,质红,脉实。

医案:肺胃积热化火,历久不衰,循经上犯属胃之咽、属肺之鼻。两颊属于阳明,当然痤痱滋生矣。步原旨裁新方。

生石膏 30g	知母 10g	黄芩 3g	山栀 10g
赤芍 6g	丹皮 6g	芦根 30g	白茅根 10g
甘中黄 3g			7 剂煎服

案四

王某,男,11岁。1991年7月16日初诊。建宁路。

鼻塞1年多,运动后可通,冬重夏轻,做过冷冻无效。夜间作痒,晨起狂嚏,总之嚏从痒出,不痒不嚏。

检查：两下甲肥大苍白，表面粗糙，呈桑椹样。疾跑2分钟后，下鼻甲可缩小，色仍难红。舌薄苔，脉平。

医案：微循环失畅，则鼻甲肥大，鼻窍有瘀。此嚏之作绝非过敏，因出于瘀。此唐容川曾有此说，射马之方是知血化瘀。

红花 6g	桃仁 10g	落得打 10g	当归尾 10g
赤芍 6g	菖蒲 3g	路路通 10g	辛夷 6g
			7 剂煎服

二诊，1991年7月23日诊。

药进7剂，狂嚏明显减少，通气也改善多多。

检查：鼻粘膜粉红色。舌薄苔，脉平。

医案：一投化瘀之剂，微循环因之得佳，此堵塞与狂嚏之所以得能改善。方既已效，焉可轻易。

红花 6g	桃仁 10g	当归尾 10g	赤芍 6g
王不留行 10g	菖蒲 3g	路路通 10g	乌药 6g
			7 剂煎服

三诊，1991年8月27日诊。

现在服药无嚏，停药时即作，但已减少，通气已畅，停药后又在揉鼻子。舌少苔，脉平。

医案：方裁有效，虽非增寸嫌多，减寸嫌短，但已生效。原方再进，可改为维持剂量。

原方7剂煎服。第1个7剂每日服；第2个7剂隔1日服；第3个7剂隔2日服。

案五

蔡某，男，49岁，1991年11月5日初诊。煤气公司。

鼻病30年，工作在南化，当时诊断为鼻炎、鼻窦炎。近来多病，以受凉而感冒。上月浴后即痰涕奇多，色黄而稠，擤咯不净。头痛难受。鼻塞只能乞灵于麻黄素液，暂时性失嗅。耳憋气而痛。心慌、胸闷、作痛沁及背部。咽部自觉有炎症样的不适。睡眠差。

检查:咽后壁粘膜大部分萎缩,少液。两鼻甲肥大,右轻左重。舌后半部厚腻黄苔,脉平。

医案:痰涕同源,恙是败津腐液,传统理论"火为痰之本,痰为火之标"正指此而言。治当清火以治本,化痰以治标。

生地 10g	木通 3g	川黄连 3g	天竺黄 6g
白茅根 10g	杏仁 10g	竹叶 10g	鱼腥草 10g
辛夷 10g	象贝母 10g		7剂煎服

二诊,1991年11月26日诊。

药进14剂,鼻塞得通,黄涕也少,其它诸症也同步缓解。但上周又似受凉,诸证次第卷土重来,两足冷汗而感凉。

检查:鼻同上诊,咽同上诊。舌薄滑腻苔,脉平。

医案:上诊标证标治,效益虽佳而实难言愈。本证何在?卫气失藩篱之责而中土无后盾之权。应取固卫补本,但刻下苔腻且厚,扶正药焉敢沾唇,只能再扫浮邪。

桑叶 10g	薄荷 5g	天竺黄 6g	陈皮 6g
法半夏 6g	藿香 10g	板蓝根 10g	佩兰 10g
桔梗 6g	甘草 3g		7剂煎服

三诊,1991年12月3日诊。

又进7剂,无明显反应。鼻部牵制感如抓的感觉,两下肢冷而多汗。纳食不馨,强灌亦能接受,口干头昏,大便干结,危坐则寒凉不温,容易感冒,鼻塞耳憋气,胸闷。舌苔厚腻滑润,脉有涩意。

医案:湿浊充斥中州,焉能强治五官之痰。犹如西子蒙不洁,安能强加粉黛。

厚朴花 3g	陈皮 5g	苍术 6g	藿香 10g
佩兰 10g	枳壳 6g	甘草 3g	小麦 12g
焦米仁 10g	大枣 7枚		7剂煎服

案六

张某,男,14岁。1991年11月8日初诊。玄武门。

病鼻4年,鼻塞不通,活动及揉摩之后,可以缓解。涕多而清,感冒即稠浓,偶然出血,头痛偶作,两耳憋气,鼻塞严重时咽干。

检查:鼻腔(-)。舌薄苔,脉平。

医案:微循环失畅,鼻甲留瘀,瘀则郁,郁则肿,肿则塞。虽谓肺气壅滞,实为血行之病耳。治用活血疏瘀。

当归尾 10g	赤芍 6g	红花 6g	路路通 10g
桃仁 10g	泽兰 10g	辛夷 6g	鱼腥草 10g
			7剂煎服

二诊,1991年12月3日诊。

药进21剂,通气改善,同时奇多之涕也收敛而少。唯在进药期间,常有疼痛,痛在前额,涕色多清。在此间未见出血。

检查:鼻腔(-)。舌薄苔,脉平。

医案:方已有效,但未巩固,至于头痛之作,对多涕之治,未能制其成型而徒事收敛其已成之后耳。宗原旨加减一二。

红花 6g	桃仁 10g	当归尾 10g	赤芍 6g
辛夷 6g	菖蒲 3g	菊花 10g	川芎 3g
五灵脂 10g			7剂煎服

三诊,1992年1月28日诊。

辍药20多天,已经好转之情又再度加重。刻下浓清之涕较多,大多逆吸排出。鼻塞难通,头痛每作于下午,而且在阅读较久之后。咽头干燥阵作,清嗓不歇。

检查:鼻粘膜轻度充血,咽后壁淋巴滤泡轻度增生。舌薄苔,脉平。

医案:客岁裁方,主治鼻病。今也夹有咽病,则不能作"王顾而言他"。例应兼治。

荆芥炭 6g	炒牛蒡 10g	薄荷 6g	菖蒲 3g
路路通 10g	鱼腥草 10g	辛夷 6g	白芷 6g
苍耳子 10g	天竺黄 6g		7剂煎服

四诊,1992 年 2 月 11 日诊。

药后几天诸恙明显改善。但又感冒一次,今为第 4 天,幸程度比之过去为轻。鼻塞已通,唯涕痰多些,头痛一度已消失。

检查:鼻(-),咽轻度弥漫性充血。舌薄苔,脉平。

医案:鼻病经治之后,日趋康复。但常遭感冒而动荡难安,而且感冒之作频繁,解悬"鲁难未已",只有制止频发之感冒,拟方在感冒瘥后进服一段时日,之后再取维持量,谅能一劳永逸。

黄芪 10g	白术 6g	防风 6g	料豆衣 10g
辛夷 6g	百合 10g	党参 10g	路路通 10g
			7 剂煎服

案七

刘某,女,6 岁。1991 年 11 月 8 日初诊。廖家巷。

今年 7 月开始,鼻塞不通,得暖及运动后或擤净潴涕后,俱可缓解,多嚏,鼻涕奇多,稀稠清白俱有。咽干,有时右耳作响。

检查:两下甲肥大,充盈满腔,收缩很迟钝。舌薄苔,脉平。

医案:肥大性鼻炎,取用破瘀法。宗刘河间"鼻塞治心"遗训,同时涕出如涌,亦当兼用一二。

红花 6g	桃仁 10g	泽兰 6g	路路通 10g
当归尾 10g	赤芍 6g	辛夷 6g	鱼腥草 10g
菖蒲 3g	桔梗 6g		7 剂煎服

二诊,1991 年 11 月 26 日诊。

药进 14 剂,通气稍畅一些,但平卧之际仍然阻塞如前。涕量也减少一些。

检查:同上诊,纩测右侧已通。舌薄苔,脉细。

医案:药不能评无效,亦无法言显著。且弃原方而无它求,更无适合之药,只能加重。

| 五灵脂 10g | 红花 6g | 桃仁 10g | 当归尾 10g |
| 鱼腥草 10g | 升麻 3g | 葛根 6g | 莘荄 6g |

菖蒲 3g　　　　　　　　　　　　　　　7 剂煎服

三诊,1992 年 4 月 3 日诊。

鼻塞不通,客岁经治告失。刻又卷土重来,已有一周之谱,除原有症状(鼻塞、多涕)之外,咳嗽痰多。

检查:右鼻腔有脓性分泌物潴留。舌薄苔,脉平。

医案:三春煊凉无常,易于感冒,浮邪虽然易澈,但勾引风恙之重来大有可能。治先解表逐邪。

荆芥 6g	防风 6g	薄荷 5g	大贝母 10g
杏仁 10g	桔梗 6g	辛夷 6g	鱼腥草 10g
苍耳子 10g			5 剂煎服

案八

钱某,男,12 岁。1991 年 11 月 29 日初诊。紫竹林。

双侧鼻塞历五六年之久,入秋冬加剧,对运动无明显反应,温暖时似乎有些缓解。偶有头痛,以口式呼吸而导致咽干,涕多粘稠,黄少白多。

检查:鼻粘膜严重充血艳红,鼻甲大小基本正常。舌薄苔,有朱点,脉实。

医案:肺经积热,热则化火内燃;同时肺气壅滞。两者俱属有余,当从清泄。

桑白皮 10g	黄芩 3g	山栀 10g	生地 10g
马兜铃 10g	赤芍 6g	丹皮 6g	竹叶 10g
鱼腥草 10g	甘草 3g		7 剂煎服

二诊,1991 年 12 月 13 日诊。

上药已进 14 剂,通气可以改善一些,涕量减少,黄者全部转清。偶作的头痛已消失。

检查:鼻粘膜仍然充血。舌薄黄苔,脉平。

医案:药已对症,否则塞焉能通,涕焉能少。惜乎残热未清,且观乎粘膜之仍充血。再扫残邪,务去疾而务尽。

桑白皮 10g	黄芩 3g	山栀 10g	赤芍 6g
马兜铃 10g	丹皮 6g	生地 10g	辛夷 6g
鸭跖草 10g	菖蒲 3g		7剂煎服

案九

邵某,女 39 岁。1991 年 12 月 20 日初诊。南京。

终宵鼻塞,10 多年来一直乞灵于滴鼻净,白天滴四五次,夜间一醒即滴。耳、目、鼻、口作痒,狂嚏不止,清涕终日淋滴。严重时头脑昏沉。辛夷、藿胆、猪胆都吃过而无效。口干求冷水以润,大便干。

检查:鼻粘膜苍白,中隔左侧有崤突,鼻道有清涕潴留。舌薄白苔,脉细。

医案:鼻塞 30 年,乞灵于滴鼻净者亦已 10 多年,证属热极反寒,例取清泄肺气。不过鼻粘膜苍白,涕出似水,脉来细小,骤取苦寒苦泄,总感有"荒诞"之讥。暂时循大例取温通作投石问路。

细辛 3g	红花 6g	桃仁 10g	益母草 10g
当归尾 10g	赤芍 6g	荜茇 6g	路路通 10g
升麻 3g	菖蒲 3g		7剂煎服

二诊,1992 年 1 月 7 日诊。

药进 14 剂,主症鼻塞巍然不动,唯耳、口、鼻、口痒已消,狂嚏亦止。

检查:同上诊。舌薄苔映黄意,脉平偏细。

医案:附庸诸症悉瘥,不能不为之庆幸。主症之鼻寒依然,毕竟难言有效,作叩门之砖之温通,看来未能效益,改取清泄剂。不过有晨理中而午承气之讥,似难逃避。所幸者初诊医案,早已预言。

| 黄芩 3g | 马兜铃 10g | 菖蒲 3g | 连翘 6g |
| 升麻 3g | 桑白皮 10g | 当归尾 10g | 赤芍 6g |

路路通 10g　　落得打 10g　　　　　　　　7 剂煎服

三诊,1992 年 1 月 21 日诊。

药进 14 剂,鼻堵塞减轻一半。近一周面部皮肤作痒,连及眉毛。

检查:鼻甲稍收敛,粘膜有红意,舌薄苔,脉平。

医案:取陈士铎之怪证奇方,效如桴应。今可扫残而求巩固。面部肤痒,稍稍关注一二。

桑白皮 10g　　马兜铃 10g　　菖蒲 3g　　蝉衣 3g
路路通 10g　　落得打 10g　　蚕砂 10g　　升麻 3g
太子参 10g　　百合 10g　　　　　　　　　7 剂煎服

案十

蒲某,男,16 岁。1992 年 1 月 23 日初诊。六合县。

鼻塞不通,已 1 年多,两侧交替而作,四季皆然,运动及遇暖可以缓解一些。涕量较多,始清现稠,有黄意,偶有耳朵憋气。近来乞灵于麻黄素滴鼻液。

检查:两下甲肥大,稍有分泌物。舌薄苔,脉平。

医案:微循失畅,鼻甲留瘀。取通窍活血汤,佐以升阳。

红花 6g　　桃仁 10g　　当归尾 10g　　益母草 10g
赤芍 6g　　菖蒲 3g　　乳香 3g　　路路通 10g
升麻 3g　　落得打 10g　　鱼腥草 10g　　7 剂煎服

二诊,1992 年 2 月 11 日诊。

药进 14 剂,涕量明显减少,通气则进药即通,失药即作。麻黄素滴鼻液已不用。

检查:两下甲肥大,粘膜轻度充血。舌薄苔,脉平。

医案:久病涕多鼻塞,今也前者已少,但不得苛求,否则矫枉而过正矣。后者得药即通,辍药即作,证明药已生效,第未巩固耳,刻下裁方,单纯化瘀而利微循环,同时粘膜充血,摈弃温通。

当归尾 10g　　落得打 10g　　赤芍 6g　　泽兰 6g

桃仁 10g	路路通 10g	菖蒲 3g	没药 3g
辛夷 6g	五灵脂 6g		7 剂煎服

案十一

陈某,女,16 岁。1992 年 2 月 11 日初诊,凤凰街 25 号。

从小鼻塞不通,唯强力运动后稍稍改善,夜寐有些鼾声,四季皆然。特多黄脓稠涕,能擤,有时逆吸之咽,亦有多年。上月起涕中夹有血丝,两耳闭气已有三四个月。

检查:鼻粘膜充血,涕屎潴积较多,而下甲肥大,通气(疒测)尚可,两鼓膜(-)。舌薄黄苔,脉平。

医案:肺气壅滞,肺窍难通,此堵塞之因,壅则滞而化热,其果即多黄涕,热而化火威逼荣分,则涕血出矣。病固三宗,源出于一,曰泻肺清金。

辛夷 6g	鸭跖草 10g	鱼腥草 10g	赤芍 6g
黄芩 3g	苍耳子 10g	桑白皮 10g	菖蒲 3g
丹皮 6g	甜葶苈 6g		7 剂煎服

二诊,1992 年 2 月 28 日诊。

17 天中进药 7 剂,通气仍然不良,唯涕量减少些,浓者渐清,鼻涕中血又出现。

检查:鼻腔同上诊,两鼓膜轻度浑浊。舌薄苔,脉平。

医案:时历十有七天,药进七剂,方之无效欤? 抑量未达欤? 殊难肯定。只能原方认真再服,以资今后参考。

原方 7 剂煎服。

三诊,1992 年 3 月 20 日诊。

此方进 21 剂,通气改善,涕量依然。唯黄稠者已转成稀而淡。在此 20 多天中未见出血。唯出现阵发而暂时的失听。

检查:鼻腔(左)正常,下甲收缩后,后端有空旷感。(右)下甲肥大收缩良好。粘膜充血,后端未见异常。两鼓膜轻度浑浊。舌薄苔,脉平。

医案:通气改善而右下甲依然较大,但以左侧后端空旷感而不可穷追逃寇。至于涕量仍多,再可清肺敛涕。

桑白皮 10g	黄芩 3g	桑叶 10g	芦根 10g
苍耳子 10g	辛夷 10g	白芷 6g	薄荷 6g
路路通 10g	菖蒲 3g		7剂煎服

案十二

蒋某,女,38岁。1992年1月14日初诊。省医疗器械公司。

向有肥大性鼻炎,续发鼻窦炎,最早者在10年前发现,去年11月急性发作,从此即难以告痊。刻下主症,涕多在晨起之际,色白而粘,大多逆吸而从鼻咽腔排出,痰量较多,粘糊成块,而难以水溶,头痛在前额。以上诸症一遇冷气、寒风、疲劳即加重。一贯容易感冒,近来更明显,全身怕冷,睡眠不佳往往因多涕鼻塞而致。咳以支气管炎而致,咽干求饮不解,喜温。有类风湿性关节炎。

检查:鼻粘膜轻度充血,咽粘膜轻度充血。舌薄黄腻苔,脉细小而弱。

医案:脾气、卫气一贯暗怯于中;痰也浊也,两者借机而作。理应扶正,健脾固卫,但以痰浊困留,不能不先除其障碍。

太子参 10g	白术 6g	茯苓 10g	陈皮 6g
鸭跖草 10g	半夏 6g	辛夷 10g	菖蒲 3g
苍耳子 10g	白芷 6g		7剂煎服

二诊,1992年1月24日诊。

药进9剂(因临经停药3天),涕量减少,一度稠浓刻又清稀。排涕之道,过去以逆吸而出,现能从鼻腔擤出,痰亦不多,咳嗽已轻,咽干已润。刻下以鼻塞为重点。

检查:鼻粘膜充血(红艳型),左轻右重,下甲肥大,咽(-)。舌薄苔后半黄腻滑润,脉细而有力。

医案:初诊构思,拟先治标以除痰涕,踵进健脾、固卫,但病情如军情,事难固定安排。今也粘膜红艳,脉来劲而有力,一改健脾制痰为清火化痰,盖痰为火之标,火为痰之本也。当然药后殿之以培土,也在意料之中。

黄芩 3g	天竺黄 6g	竹叶 10g	白茅根 10g
芦根 30g	象贝母 10g	天花粉 10g	杏仁 10g
菖蒲 3g	桑白皮 10g		7 剂煎服

三诊 1992 年 2 月 11 日诊。

通气改善一些,唯在凌晨时有些堵塞,涕量少些,晨起之涕呈黄色夹有血丝。临经时头痛,伴以清涕滂沱,近来多处关节疼痛。

检查:两下甲肥大、充血,前端粗糙,舌薄黄苔,脉细。

医案:痰气之患已除,脾虚已衰仍难置之首位。良以立春木旺生火,今日裁方清肺。

桑白皮 10g	马兜铃 6g	黄芩 3g	丹皮 10g
鱼腥草 10g	生山栀 10g	菖蒲 3g	赤芍 6g
茜草根 10g	芦根 10g		7 剂煎服

四诊,1992 年 2 月 25 日诊。

涕量减少,接近正常,血丝已没有,通气基本上通畅,引以为满意者。者番经临头痛减轻,为昔者所未有。但接触到香烟味、异气即有反应。

检查:鼻粘膜充血(红艳型),左下甲肥大前端有些破碎。舌薄苔黄染苔。脉细。

医案:诸恙次第告失,至于难适应于香烟异气者,良以坤德失其厚戴之故,应取六君子汤应付。但以粘膜红如飞丹,内蕴之热邪尚在,又非清化不可。

黄芩 3g	山栀 10g	桑白皮 10g	桑叶 6g
菊花 10g	苏子 10g	马兜铃 10g	菖蒲 3g
天竺黄 6g	路路通 10g		7 剂煎服

五诊,1992 年 3 月 6 日诊。

涕量已正常,仍然未见鼻血,通气也基本上已畅,难得有时一塞。右眼上眶有疼痛,严重时可以妨碍睡眠。对一般烟气异味也已稍能忍耐一些。

检查:鼻粘膜充血已轻,左下甲肥大。舌薄苔映黄,脉细。

医案:诸恙次第告失,扶正是其时矣。唯粘膜尚透残红,鼻甲尚嫌较大,苔亦映黄,故而稍参清热,估计不必再诊。

升麻 3g	柴胡 3g	党参 10g	白术 6g
茯苓 10g	山药 10g	金银花 10g	桑白皮 10g
菖蒲 3g	白扁豆 10g		7 剂煎服

六诊,1992 年 5 月 5 日诊。

近辍药两月,已愈诸症又渐重来。在此期间,又有两度感冒,幸程度比过去为轻。刻下鼻塞又作,活动即缓解,涕难外擤。一度止息的眉心钝痛又作,幸程度较轻。睡眠较差。

检查:鼻粘膜充血、肥大。舌薄黄苔,脉细。

医案:顽症愈而未能巩固,以致余烬再燃。治法一宗曩昔。

升麻 3g	葛根 6g	苍耳子 10g	辛夷 6g
白芷 6g	薄荷 6g	鱼腥草 10g	芦根 30g
桑白皮 10g			7 剂煎服

案十三

胡某,男,40 岁。1993 年 2 月 12 日初诊。高邮市。

鼻塞难以通气,将近匝年,涕不多,有则常从逆吸而出。伴以头痛,属于钝痛性质。咽干甚于晨兴之际,偶尔左耳鸣响。

检查:右下甲肥大,左(-),未见息肉等病变。咽峡充血艳红,舌薄黄腻苔,脉平。

医案:微循失畅,鼻甲留瘀,此鼻塞之主因。舌苔黄腻,咽峡飞丹,乃春初之际,内热外泄之征。前者为本,后者属标,虽拟标本兼顾,总难喧宾夺主。

| 桑叶 6g | 菊花 10g | 金银花 10g | 落得打 10g |

桃仁 10g	泽兰 6g	赤芍 6g	当归尾 10g
菖蒲 3g	荆芥炭 6g		7 剂煎服

二诊,1993 年 2 月 26 日诊。

上药已进 14 剂,通气改善,涕量减少。他如头痛、咽干等,亦在缓解之中。唯感食欲有萎顿之感。

检查:鼻甲正常,粘膜有些充血与干燥感。咽峡仍充血艳红。舌薄苔,脉平。

医案:浮邪虽解,积热难清,同时方药减灶,烟酒添筹,更属痊途之障。者番裁方,寄望于化瘀清热。

桃仁 10g	泽兰 10g	当归尾 10g	桑白皮 10g
赤芍 6g	金银花 10g	蚤休 10g	焦谷芽 12g
白茅根 10g	菖蒲 3g		7 剂煎服

案十四

韩某,男,55 岁。1993 年 3 月 26 日初诊。山西太原。

鼻病 8 年,发轫于感冒之后,继之涕多,色淡黄,质较稠,偶有鼻血。另则咽头终朝有粘性分泌物附丽难豁,故而频频清嗓。头有钝痛健忘,思想难以集中,平时容易感冒,几乎每月一次。X 片示排除鼻窦炎。今天此刻为最佳状态中。

检查:右下鼻甲肥大。咽峡弥漫性充血艳红,小血管扩张,左侧索肥大。舌薄苔,脉平。

医案:病历八度寒暑,证似虚实两存。言虚则卫气失藩篱之固,当然频频感冒,容易出汗;言实则五志之火偏旺,上凌咽嗌,故充血艳红。浊涕如涌者,良以"火为痰之本,痰为火之标"之故。涕痰本属同源,内火一旺,涕量哪能不多。不过补固卫气与清火之法,殊难溶于一炉。鉴于千里寻医,殊多不便,不能不巧妙安排。

黄芪 10g	白术 6g	防风 6g	天竺黄 6g
生地 10g	白茅根 10g	天花粉 10g	黛蛤散 30g

桑白皮 10g　　料豆衣 10g　　　　　　　　7 剂煎服

案十五

温某,女,16 岁。1994 年 2 月 22 日初诊。贵州。

鼻塞左右腔交替而作,发病于 3 个月前感冒后期。无嚏,涕不多。嗅觉时佳时差。

检查:鼻粘膜偏淡,双侧下鼻甲肥大水肿,奔跑后收缩敏感。中隔左侧有大型嵴突一个。舌薄苔,脉平偏细。

医案:鼻甲留瘀,嗅门受阻。治当化瘀活血。

红花 6g　　　桃仁 10g　　　落得打 10g　　当归尾 10g

赤芍 6g　　　菖蒲 3g　　　路路通 10g　　荜茇 6g

升麻 3g　　　　　　　　　　　　　　　　　7 剂煎服

二诊,1994 年 3 月 18 日诊。

20 天仅服药 6 剂,鼻塞改善一些,嗅觉基本恢复。

检查:鼻粘膜淡白渐红,右下甲收缩一些,左侧收缩良好。舌薄苔,脉平。

医案:3 周仅进药 1 周,效殊满意,大有"所持者狭而欲者奢"。照此推求,原方踔进一二,可告覆杯。

原方 7 剂煎服。

鼻 窦 炎

案一

刘某,男,22 岁,1992 年 3 月 24 日初诊。南京医科大学。

鼻病 4 年多,所苦者头疼、头昏,涕多而黄,通气以两次手术而改善。

检查:鼻道稍有分泌物潴积。舌薄苔,脉弦。

医案:泻胆热、除脾湿、养肺阴三步曲可循序以进。

龙胆草 3g	黄芩 3g	山栀 10g	夏枯草 10g
柴胡 3g	辛夷 6g	白芷 6g	鸭跖草 10g
菊花 10g	苍耳子 10g		7 剂煎服

二诊,1992 年 5 月 5 日诊。

药进 7 剂,头痛大减而黄涕敛迹。但终以一度感冒而动荡,淡黄涕再度重来。幸已不若曩者之多,通气已佳。

检查:鼻粘膜偏红,有些分泌物潴留。舌薄苔,脉平。

医案:取峻药猛攻手法,四年顽疾竟然一槌定音。惜乎感冒一扰,又有死烬复燃之势。再取清肺泻胆。

桑白皮 10g	马兜铃 10g	黄芩 3g	薄荷 6g
夏枯草 10g	鱼腥草 10g	白芷 6g	辛夷 6g
苍耳子 10g	藿香 10g		7 剂煎服

案二

俞某,女,46 岁。1992 年 5 月 15 日初诊。红光印刷厂。

1 个月前感冒,发病两三天即涕量增多,有时呈黄绿色,之后两耳憋气。伴以咳嗽而无宁息。头脑昏沉而钝痛。

检查:鼻中隔向左斜歪,鼻道有些分泌物积滞。舌薄苔,脉细。

医案:肺邪虽肃,胆热移脑。取龙胆泻肝与苍耳子散并进。

龙胆草 3g	鱼腥草 10g	黄芩 3g	白芷 6g
薄荷 6g	苍耳子 10g	辛夷 6g	桑叶 6g
芦根 30g	鸭跖草 10g		7 剂煎服

二诊,1992 年 5 月 22 日诊。

脓涕减少,但依然黄绿色。俯首位头脑与鼻腔很难受。鼻塞与耳中憋气都有所减轻。有些咳嗽,胸有痞感,心慌,多梦。

检查:鼻腔(-)。舌薄苔,脉平。

医案:取用清肝,已获初效。肺邪虽谓"清肃",看来未必尽然。者番裁方,取肺肝双肃。

桑白皮 10g	马兜铃 10g	黄芩 3g	桔梗 6g
苍耳子 10g	鱼腥草 10g	辛夷 6g	白芷 6g
冬桑叶 6g	芦根 30g		7 剂煎服

三诊,1992 年 6 月 23 日诊。

药进 14 剂,黄绿涕明显减少,咳嗽、胸闷已消失。但耳仍憋气,时觉鼻有特殊气味。

检查:鼻(-),鼓膜双侧下陷。舌薄苔,脉细。

医案:芸芸诸症,愈者已愈,残留者残留或存在。刻下总结,为双耳憋气与鼻生幻嗅。今以木香流气饮以应付憋气,甘麦大枣汤以处理幻嗅。

木香 3g	乌药 6g	枳壳 6g	路路通 10g
青皮 6g	菖蒲 3g	防己 6g	大枣 7 枚
小麦 12g	甘草 3g		7 剂煎服

四诊,1992 年 6 月 30 日诊。

药进 6 剂,幻嗅基本消失,偶尔还有过一时。鼻塞时通时堵,双耳憋气依然严重。

检查:左耳鼓膜严重内陷。舌薄苔,脉平。

医案:幻嗅消失,左耳憋气加重,鼓膜亦深凹似井,虽予流气饮而获效不佳,今得参以益气以支援其后。

黄芪 10g	升麻 3g	木香 3g	乌药 6g
白术 6g	茯苓 10g	菖蒲 3g	路路通 10g
防己 6g	甘草 3g		7 剂煎服

医嘱:自我吹张,一日数次。

五诊,1992 年 7 月 14 日诊。

在一帆风顺之下,日趋好转。但以挂号困难而改服耳聋左慈丸,服后鼻中异味已去而再来,头痛亦由之而重作。两耳憋气、作胀。

检查:两鼓膜下陷,鼻粘膜少液。舌少苔,脉细。

医案:清阳不升,浊阴上扰,于是头面诸窍被其蒙蔽,故治以理气、升清手法以纠之矫之。惜乎一篑之际,又取重镇收敛之药,毋怪乎痰浊之气卷土重来,再取升清理气。

升麻 3g	柴胡 3g	木香 3g	路路通 10g
乌药 6g	青皮 6g	枳壳 6g	天竺黄 6g
菖蒲 3g	藿香 10g		7 剂煎服

案三

胡某,男,41 岁。1992 年 5 月 24 日初诊。丹阳市。

鼻病发轫于 1970 年,主症为脓涕奇多,色黄而稠,几乎每月急性发作一次。容易感冒,通气尚可,嗅觉十分迟钝。头痛头昏域在前额。记忆力减退,思想不集中,入冬畏寒。

检查:中隔左侧有巨型嵴突。舌薄苔,质有红意,边有齿痕,脉平有弦意。

医案:念年鼻病,四窦俱炎,顽固程度不言而喻。先取龙胆泻肝汤,以后因证取药。

龙胆草 3g	山栀 10g	柴胡 3g	黄芩 3g
薄荷 5g	辛夷 6g	白芷 6g	苍耳子 10g
桑叶 6g	芦根 30g		7 剂煎服

二诊,1992 年 6 月 30 日诊。

药后涕量减少,但屡遭感冒,故而屡屡减而又增多,仍然黄而且稠,感冒之频繁,月必数次。今天即在感冒之中,咽部作痛,痰不多而稠,头痛,有时凛寒。

检查:鼻腔(-),咽峡轻度充血。舌薄苔,边有齿印,脉弦。

医案:长期感冒,表不胜表;全窦之炎,攻补俱感木然。可宗张子和之"病为身外之物",去之驱之手法。

桑白皮 10g	马兜铃 10g	辛夷 6g	白芷 6g
甜葶苈 3g	苍耳子 10g	鱼腥草 10g	夏枯草 10g
鸭跖草 10g	薄荷 6g		7 剂煎服

三诊,1992 年 7 月 14 日诊。

药进7剂,涕量进一步减少,质也逐渐稀而白。在此半月中,有过一次感冒,但很轻。咽痛已消失,痰殊不多。

检查:鼻腔(-)。舌薄苔,质嫩有齿印,脉平。

医案:"攻",功成而引退;"补",瓜代而继之。舌诊指示补在脾土。

党参 10g	白术 6g	茯苓 10g	白扁豆 10g
山药 10g	百合 10g	辛夷 6g	苍耳子 10g
白芷 6g	鸡苏散 15g		7 剂煎服

案四

李某,男,16 岁。1992 年 6 月 2 日初诊。734 厂宿舍。

七八年来脓涕奇多,质黄而稀,鼻塞,运动及擤净潴涕后可以缓解一些,嗅觉正常。两耳有些憋气右多左少,头昏伴痛。

检查:鼻腔未见明显异常,后端有空旷感。舌薄苔,脉实。

医案:垂髫病作,弱冠难痊,良以胆热长存移脑之祸使然。当清泻肝胆,以后再行随证而治。

龙胆草 3g	黄芩 3g	辛夷 6g	山栀 10g
白芷 6g	川芎 3g	桑叶 6g	薄荷 6g
芦根 30g	苍耳子 10g		7 剂煎服

二诊,1992 年 6 月 30 日诊。

上方累进21剂,涕量减少,黄虽已淡而稠粘依然,外擤、逆吸均难豁出。头脑稍昏沉。通气改善,耳中憋气消除。

检查:左鼻腔后端稍有脓性分泌物潴留。舌薄黄苔,脉平。

医案:炎炎之胆热已挫,淹缠之湿浊难清。旨步前意,方随证更。

藿香 10g	佩兰 10g	苍耳子 10g	升麻 3g
白芷 6g	辛夷 6g	鱼腥草 10g	薄荷 5g

芦根 30g　　　鸭跖草 10g　　　　　　　　7 剂煎服

三诊,1992 年 7 月 21 日诊。

共进中药 42 剂,涕量减少,很难外擤,必须逆吸而出。右鼻孔常堵塞不通,头脑昏沉依然。

检查:鼻腔(-)。舌薄苔,脉平。

医案:残存之恙,求速较难。再予益气升清。

升麻 3g　　　柴胡 3g　　　太子参 10g　　芦根 30g

辛夷 6g　　　白芷 6g　　　苍耳子 10g　　菖蒲 3g

鱼腥草 10g　　鸭跖草 10g　　　　　　　　7 剂煎服

四诊,1992 年 8 月 28 日诊。

涕量已正常,所苦者难以外擤,倒流逆吸于颅颡而殊感不适。头昏眼黑。右鼻腔仍然堵塞,运动后可以缓解。

检查:鼻腔(-)。舌薄苔,脉平。

医案:诸症进一步改善,当然事在意中。唯头昏眼黑,毫无效益,良以涕流过久,津液之损耗可知。津涕同源,故裁方斜倾扶正,隔日 1 剂。

太子参 10g　　白术 6g　　　茯苓 10g　　白芷 6g

黑芝麻 10g　　当归 10g　　白芍 6g　　　辛夷 6g

鱼腥草 10g　　甘草 3g　　　　　　　　　7 剂煎服

五诊,1992 年 10 月 23 日诊。

在取用维持量情况下,进药至今未辍,涕量已明显减少,质仍稠浓,色仍发黄,逆吸之涕症状已消失,鼻塞也较明显地缓解,头痛头昏去之殆尽。刻下所苦,每月有两度感冒。

检查:鼻(-)。舌薄苔,脉平偏细。

医案:祛邪之药,难得以恒效,刻下裁方,但求巩固,控制感冒之频临,当然祛除残存之涕,仍难放弃。

党参 10g　　　白术 6g　　　茯苓 10g　　山药 10g

黄芪 10g　　　防风 6g　　　百合 10g　　料豆衣 10g

辛夷 6g　　　白芷 6g　　　　　　　　　7 剂煎服

案五

夏某,女,34岁。1992年7月25日初诊。南京烟厂。

鼻病10多年,伴以鼻窦炎,已做4次息肉摘除手术。现在脓涕奇多,黄色而质稠,通气不畅,严重时头痛。嗅觉迟钝。咳嗽。右耳翳风处有压痛。咽干由口式呼吸而致。

检查:右中甲已息变肥大,两侧俱有脓性分泌物潴积。舌薄苔,脉细。

医案:鼻窦炎,即中医之鼻渊;中甲息变,中医称鼻痔。十年病绕,乃中州失坤德之厚戴,湿浊常困扰以上腾。治取主以扶正健脾,佐以芳香化浊。

柴胡 3g	升麻 3g	太子参 10g	白术 6g
茯苓 10g	百合 10g	鱼腥草 10g	藿香 10g
佩兰 10g	辛夷 6g		7剂煎服

二诊,1992年9月15日诊。

上方累进21剂,涕量减少,色仍黄。咳嗽及痰均减少,头痛基本消失,右翳风穴压痛已无。唯嗅觉仍然难以提高。

检查:潴涕于鼻道仅左侧稍有些,右中甲息变仍然。舌薄苔,脉细。

医案:诸症俱减,唯息变依然。内服药循序以进,息肉样变再佐外治。

①
柴胡 3g	升麻 3g	党参 10g	白术 6g
茯苓 10g	山药 10g	辛夷 6g	鸭跖草 10g
藿香 10g	佩兰 10g		7剂煎服

②苍术10g,白芷10g,明矾10g,石榴皮10g,3剂,水煎,蒸气吸熏鼻窍。

案六

邹某,男,27岁。1994年2月18日初诊。安徽巢湖。

　　鼻病 5 年,额痛头昏,鼻塞不通,黄涕奇多。去年 2 月、6 月先后做过两侧上颌窦手术,通气改善仅仅一时。现在涕仍较多,仍为黄色,比过去淡些。通气尚可,头脑有些昏沉,嗅力迟钝,咽有干感。

　　检查:中隔右倾肥厚,左侧有嵴突。两下甲瘦削,粘膜干而红,鼻道有些分泌物潴留。咽后壁轻度污红,咽峡弥漫性潮红。舌薄苔映黄,脉平。

　　医案:胆热移脑,脾湿暗蒸。治从清胆泻肝,醒脾化浊。

柴胡 3g	胆草 3g	山栀 10g	太子参 10g
黄芩 3g	白术 6g	茯苓 10g	苍耳子 10g
辛夷 6g	白芷 6g		7 剂煎服

　　二诊,1994 年 3 月 29 日诊。

　　头昏好些,头痛重点在枕及右鬓部。鼻子通气已舒,但晨起右侧不太通畅。两侧有时有少量血迹,涕量已少。嗅力逐渐恢复之中,咽已润泽。

　　检查:鼻粘膜红而且润,未见分泌物。舌薄苔,脉平。

　　医案:症情之高峰已削,恙后之调理继来。

柴胡 3g	白芍 6g	桑叶 6g	苍耳子 10g
菊花 10g	辛夷 6g	白芷 6g	鱼腥草 10g
薄荷 6g	芦根 30g		7 剂煎服

　　三诊,1994 年 4 月 19 日诊。

　　又进药 14 剂,停药 1 周,头昏消失,鬓角头痛所存无几,鼻子通气改善。唯右侧有时还有些,嗅觉接近正常。咽已润而稳定,右颈部有紧张感。

　　检查:鼻粘膜偏红,干燥。舌薄苔,脉平。

　　医案:诸症消失殆尽,唯以久病耗津,继来燥象之感,再予扫尾,以策去疾务尽。

桑白皮 10g	金银花 10g	菊花 10g	白茅根 10g
黄芩炭 3g	芦根 30g	沙参 10g	辛夷 6g

女贞子 10g　　生地 10g　　　　　　　　7 剂煎服

干燥性、萎缩性鼻炎

案一

来某,女,36 岁。1991 年 7 月 23 日初诊。搪瓷总厂。

鼻不通气右重左轻已两年。由感冒引起,冬重夏轻,堵塞时一加运动即可缓解。涕多色白,难擤而逆吸于鼻咽部下淋。晨起时咽干,常可引起泛恶呕吐。

检查:中隔右侧有嵴突,下甲肥大,用收缩剂后,见右轻度萎缩而后端空旷。舌薄苔,脉平。

医案:肺怯金枯,遇着寒冷则倍形严重,此乃肺为畏寒之脏故也。治当补肺益气。

生地 10g　　熟地 10g　　玄参 10g　　鱼腥草 10g
桔梗 6g　　　百合 10g　　麦冬 10g　　北沙参 10g
辛夷 6g　　　甘草 3g　　　　　　　　　7 剂煎服

二诊,1991 年 9 月 10 日诊。

药进 14 剂,通气微有畅感,涕量减少,泛恶消失。但辍药 1 个月后,所有诸症逐渐恢复到过去一样。新添鼻腔有酸感,有时多嚏。

检查:咽后壁淋巴滤泡增生,右鼻中甲肥大。舌薄苔,脉平偏细。

医案:药尚对症,方已获效,惜乎半途而废,坐视诸症之重来,其咎在人不在药。原方续进。

百合 10g　　生地 10g　　熟地 10g　　鱼腥草 10g
玄参 10g　　山药 10g　　沙参 10g　　麦冬 10g
辛夷 10g　　甘草 3g　　　　　　　　　7 剂煎服

三诊,1992 年 5 月 12 日诊。

去年经治之,有所改善而无不适。近来半月又发作起来,主症鼻塞不通,涕多而难以擤出,涕浓带血。干燥延及咽喉,以鼻病严重右侧头痛,两耳憋气。

检查:此番诸症,殊符"胆热移脑"。治随证转,当取清肝泻胆一法。

龙胆草 3g	黄芩 3g	山栀 10g	鱼腥草 10g
夏枯草 10g	辛夷 6g	白芷 6g	鸭跖草 10g
苍耳子 10g	芦根 30g		7 剂煎服

四诊,1992 年 5 月 19 日诊。

涕量无明显减少,血已不见。咽干难润依然,口有苦味,失眠仍然严重,但精神一无怠意。

检查:两下甲肥大,粘膜充血。舌薄白苔,脉平。

医案:仅凭泻肝清胆孤军直入,而获效无几。良以痰浊充斥,者番重取三子。

白芥子 6g	莱菔子 10g	苏子 10g	白芷 6g
桑白皮 10g	马兜铃 10g	辛夷 6g	菖蒲 3g
甜葶苈 6g	路路通 10g		7 剂煎服

案二

孙某,男,24 岁。1991 年 8 月 2 日初诊。江宁县。

鼻塞 4 年,四季皆然,运动后或劳动可以缓解一些,少涕液,嗅力迟钝,两鬓作胀,头脑昏沉,咽干喜饮,发音失泽。

检查:鼻腔正常,呼吸通畅(但本人谓不通)。粘膜干燥无液。舌薄苔,脉平。

医案:病苦于堵塞,检查正常,显然病灶所在"用"而不在"体"。考肺恶燥,燥气一凌,鼻为之干,干则关机无润,以无液而幻感易生,如堵塞、如异物附丽等等。燥则欲治以润,大补阴丸合增液汤。

川黄柏 3g	知母 10g	生地 10g	熟地 10g
沙参 10g	麦冬 10g	芦根 30g	玉竹 10g
百合 10g	柿霜 10g	天花粉 10g	7 剂煎服

二诊,1991 年 9 月 3 日诊。

时逾 1 个月,药进 14 剂,通气已通畅一些,嗅觉也似乎提高。头昏鬓胀明显减轻,咽干已式微,而饮亦减少。

检查:鼻粘膜仍偏于干燥。舌薄白苔,脉平。

医案:病由燥致,燥去则病亦去,绝无深奥之意。再予养津润燥,以扫残邪。

生地 10g	知母 10g	川黄柏 3g	熟地 10g
麦冬 10g	玉竹 10g	芦根 30g	沙参 10g
天花粉 10g	生石膏 30g		7 剂煎服

案三

石某,女,47 岁。1992 年 9 月 1 日初诊。汽车附件厂。

鼻塞 10 多年,为进行性发展。严重时以鼻为中心一区有抽搐感。堵塞时,得热气可缓解,涕虽不多,但以难擤而逆吸于颅颡。严重时右耳产生憋气感。咽部有干感。口有苦感,右额作痛,此刻为严重之际,乞灵于收缩剂而维持呼吸。血压不高。

检查:鼻中隔肥厚,粘膜干枯,鼻下甲正常。舌薄苔,脉平。

医案:鼻塞伴干,检查无明显病变。暂取养阴清肺手法,佐以缓肝润燥。

生地 10g	百合 10g	玄参 10g	桑白皮 10g
桔梗 6g	小麦 12g	甘草 3g	大枣 7 枚
女贞子 10g	墨旱莲 10g		7 剂煎服

二诊,1992 年 9 月 15 日诊。

鼻塞改善许多,弃麻黄素亦能勉强过去,抽搐感消失,唯两侧颧颊部游走性不舒服,痛则如有牙痛的抽搐感。右耳仍闭气且作痒感,咽干口苦已轻,左乳房有掣痛与牵制感。

检查:鼻腔干燥稍有好转,咽(-)。舌薄苔,脉细弦。

医案:前方中的,似乎毋事修润,唯以两颧两颊左乳有抽搐牵制,可以稍参疏肝。

柴胡 3g	白芍 6g	生地 10g	女贞子 10g
百合 10g	麦冬 10g	甘草 4g	大枣 7 枚
小麦 15g	旱莲草 10g		7 剂煎服

案四

陈某,女,21 岁。1991 年 6 月 21 日初诊。南京 714 厂。

鼻子既干且痛,涕液基本没有,发现已半年多,进行性发展,嗅觉未见丧失,但有异味感,大块涕痂脱出,时带有血丝。

检查:鼻腔未见异常,后端有空旷感(不严重)。舌少苔,脉细。

医案:正虚质弱,肺怯金枯。求愈之术,唯有一径,养阴益肺耳。

①熟地 10g	生地 10g	百合 10g	桑白皮 10g
玄参 10g	沙参 10g	白芍 6g	知母 10g
桔梗 6g	甘草 3g		5 剂煎服

②外用:蜂蜜涂鼻腔。

二诊,1991 年 7 月 26 日诊。

上月之方 5 剂之后,痛去而干依然存在,嗅觉迟钝,鼻中异味也未减轻。此一月未出血。

检查:鼻后腔已萎缩,右重左轻。舌薄苔,脉细。

医案:情符鼻槁(即萎缩性鼻炎),初诊检查未敢确诊。幸处方用药,早已及之,刻下诊断,可以定论矣。至于病因,上诊案语早已言之详矣。再步原旨深入。

熟地 10g	生地 10g	百合 10g	桑白皮 10g
玄参 10g	黄精 10g	知母 10g	肥玉竹 10g
天花粉 10g	蛤粉炒阿胶珠 15g		7 剂煎服

三诊,1991 年 8 月 1 日诊。

上方平稳,但无明显感觉。月事量多,一周始净,色红,经前少腹坠重。关节有些疼痛。

检查:鼻同上诊。舌薄苔,脉细。

医案:药不䚡凿而效微,症之顽也。补诉诸症,显示异病而同证,再加益气以摄之。

党参 10g	黄芪 10g	熟地 10g	五味子 10g
当归 10g	白芍 6g	玉竹 10g	桑白皮 10g
黄精 10g	蛤粉炒阿胶珠 10g		7 剂煎服

四诊,1991 年 8 月 9 日诊。

近来感冒第 5 天,涕一度增多,有些硬感(在鼻腔内),出过量不多的血。今天仍在发烧,头痛头昏,食欲锐减。

检查:鼻腔较干,后端同前诊。舌薄白苔,脉数。

医案:坎坷难愈之途,横遭感冒。良以虽临盛暑而凉热善变,本已荏弱之卫气,难以应变自卫而然。急则治标,先清外感为是。

桑叶 6g	菊花 10g	豆豉 6g	板蓝根 10g
金银花 10g	薄荷 5g	桔梗 6g	象贝母 10g
杏仁 10g	鸡苏散 12g		3 剂煎服

五诊,1991 年 8 月 30 日诊。

感冒早已告失,鼻干仍然严重,口唇也干,狂饮难解,无涕痰,对异气异味很难接受。嗅觉似乎有些提高。

检查:鼻后腔空旷,但尚红润。舌薄苔,脉细。

医案:痼疾难痊,力求不予发展,而且铜炉丹灶不可日日举火。建议燥季或严重(单指干燥)时进服汤药,平稳时取用药丸、药膏。

①生地 10g	熟地 10g	百合 10g	桑白皮 10g
党参 10g	山药 10g	麦冬 10g	白扁豆 10g
黄精 10g	紫河车 10g		7 剂煎服

②梨膏、二至丸(最好二至膏)长期服用。

六诊,1991 年 12 月 3 日诊。

8 月之方仅进 7 剂,另用蜂蜜涂鼻腔外治,干燥逐渐改善。现在鼻涕奇多,更在晨兴之际。伴以狂嚏及咽痛,鼻干仅仅在左侧,唇干还有一些。

检查:咽后壁淋巴滤泡散在性增生,粘膜有萎缩感,两腭弓有小血管暴露。鼻如上诊所见。舌薄苔,脉细。

医案:涕称肺液,原出于津液,古人所谓"多耗一分痰涕,即多损一分津液"。故而同时唇干。治当养阴而敛涕,因治新病更能泽及夙恙。

生地 10g	玄参 10g	麦冬 10g	益智仁 10g
乌药 6g	山药 10g	辛夷 6g	天竺黄 6g
天花粉 10g	桑白皮 10g		7 剂煎服

七诊,1991 年 12 月 10 日诊。

上诊进药 7 剂,鼻中干燥依然,涕仍多而稀者转稠,鼻子通气右侧好些,有血淋渗。

检查:咽后壁小血管网布。鼻同上诊。舌薄苔,脉细。

医案:顽症求痊,抽丝剥茧。欲求桴声竿影,事所不能。取方无讹,毋容易辙。

生地 10g	玄参 10g	桑白皮 10g	丹皮 6g
赤芍 6g	麦冬 10g	天竺黄 6g	沙参 10g
玉竹 10g	天花粉 10g		7 剂煎服

八诊,1991 年 12 月 24 日诊。

上诊之方又进 14 剂,咽鼻之干不解,右鼻堵塞,左鼻出血依然,有些头痛。

检查:立氏区粗糙,右重(不出血一侧)左轻(出血一侧),咽后壁淋巴滤泡增生,萎缩仍然难以滋润,有充血而呈苍白感,鼻咽腔未见异常。舌薄苔,脉细。

医案:取用养阴一法,虽有效而殊难惬意,深悔 8 月之初,取参苓白术散而未予继续,以致踟蹰徘徊历五月之久,医能辞其咎乎!

党参 10g	白术 6g	茯苓 10g	山药 10g
扁豆 10g	当归 10g	熟地 10g	白芍 6g
阿胶 10g			7 剂煎服

九诊,1992 年 1 月 14 日诊。

者番一药(14 剂)在此期间(20 天)仅流血 1 次,干燥感似乎也好一些,通气改善。

检查:立氏区接近正常,唯粘膜干燥,咽后壁萎缩的粘膜已有润意,小血管暴露。舌薄苔,脉平。

医案:脾气一振,精微生化沛然则津液得充,充则燥者润而枯者荣,者番用药优于前者。此《医述》之"补肾不如补脾"见解,不我欺也,当然履迹前旨。

党参 10g	白术 6g	茯苓 10g	白扁豆 10g
山药 10g	白茅根 10g	芦根 30g	桑白皮 10g
百合 10g	玄参 10g		7 剂煎服

十诊,1992 年 2 月 14 日诊。

上方累进 21 剂,通气尚可,堵塞时清除一下,鼻腔通气即可改善,至于干燥与病仍无明显改善迹象,咽则以痛为主,干则在有无之中。

检查:鼻腔粘膜干燥少液有涕屎。咽粘膜萎缩改善,小血管扩张减少。舌薄苔,脉细。

医案:法步原旨,药偏生津。

太子参 10g	山药 10g	黄精 10g	白扁豆 10g
百合 10g	知母 10g	玉竹 10g	沙参 10g
麦冬 10g	芦根 30g		7 剂煎服

十一诊,1992 年 3 月 13 日诊。

上诊之方又进 20 剂,通气尚可,干燥依然难润,干甚即痛,痛亦未减。近来 1 个月晨起由干而鼻痒,由痒而狂嚏,嚏后得涕而可以滋润些,同时即有出血,大便也干而难解,咽有痛感,晨暮时厉害。

检查:咽后壁淋巴滤泡增生,充血已淡,鼻左立氏区有血痂、充血。舌薄苔有朱点,脉细弦。

医案:旱魃鸱张,奇干难润,轻洒军稚无效,只能求乞于倾盆,玉女煎合大补阴丸。

熟地 10g	川黄柏 10g	知母 10g	生石膏 30g
麦冬 10g	乌梅 10g	玉竹 10g	芦根 30g
竹叶 10g	灯心草 3g		7 剂煎服

案五

马某,男,56 岁。1992 年 3 月 10 日初诊。航运专校。

萎缩性鼻炎已 3 年,呼吸特别通畅,未见痂块,唯出过血,有气味,在疲劳及情绪不佳时更浓郁。讲话后咽头作干。两耳齐鸣,入夜为甚。

检查:鼻腔干燥,未见异常。收缩剂用后检查亦未见异常。鼻咽部(-)。两鼓膜下陷。舌薄苔,脉细。

医案:金弱肺怯,清阳不升。年未八八,赢象已生。所谓臭气"主观""客观",现难确答。姑从升清培土入手,则益气补肺亦寓其中矣。

百合 10g	生地 10g	熟地 10g	桔梗 6g
柴胡 3g	升麻 3g	党参 10g	白术 6g
山药 10g	甘草 3g		7 剂煎服

二诊,1992 年 3 月 17 日诊。

初进几剂,有减轻反应,后以骑车迎风受凉,在深呼吸到最后气味又可闻到。自感鼻中的气味别人闻不到。耳鸣仍然,左耳更响,多言之后,咽鼻腔仍有干燥感。

检查:鼻腔(-),耳同上诊。舌薄苔,脉细。

医案:取用百合固金汤加减,依然为适合之方。唯臭气出于"主观",更应缓肝润燥,取药之稍加调整者,责是故也。

原方去柴胡、桔梗,加小麦 12g、大枣 7 枚,7 剂煎服。

案六

吴某,男,60 岁。1993 年 7 月 23 日初诊。南京装用车厂。

客岁初夏开始,鼻腔、口腔作干,之后鼻衄,舌尖作痛,而且舌背部渗血。大便稀薄已 1 年。

检查:鼻左下甲瘦削,中隔肥厚;右侧有大嵴突一个,其下有一出血点。咽后壁污红,干枯。舌背未见异常,舌苔厚腻而糙,上覆灰苔,质红少津,脉平偏细。

医案:脾失健运,大便长期稀薄;脾弱于生华精微之权,当然口鼻常干而燥。燥甚则痛而灼矣。脾失统血,血失摄纳而任意外溢矣。治宗李东垣手法。

党参 10g	白术 6g	茯苓 10g	白扁豆 10g
山药 10g	乌梅 10g	焦苡仁 10g	酸枣仁 10g
大枣 7 枚	甘草 3g		7 剂煎服

二诊,1993 年 7 月 30 日诊。

药进 7 剂,干燥者明显改善,残存无几。鼻衄已除。舌痛舌衄,亦所存不多。大便接近正常。新的变化为舌的表面有热感。余身乏力。

检查:鼻腔同上诊,出血点消失。咽后壁污红干枯改善。舌苔已化,呈薄苔,脉平。

医案:时处盛夏大暑,舌苔厚腻且糙,取用峻补重敛之剂得能苔化迅速,诸恙悉减者,可以证实中医之辨证论治之独到之处。求痊之扉叩开,循径再进。

党参 10g	白术 6g	茯苓 10g	酸枣仁 10g
山药 10g	乌梅 10g	仙茅 6g	仙灵脾 10g
大枣 7 枚	甘草 3g		7 剂煎服

三诊,1993 年 8 月 6 日诊。

干燥已不明显,但舌头仍然疼痛烧灼,又有出血。大便再度稀薄。

检查:左重右轻,两颊粘膜呈地图型浅在性糜烂,周围充血而红(似乎糜烂型扁平苔癣)。舌薄苔,脉平。

医案:干燥得润而口疮糜烂,同时大便失调,宗脾开窍于口,舌为心苗论治。

竹叶 10g	灯心草 3g	白茅根 10g	白术 6g
茯苓 10g	山楂 10g	六曲 10g	白扁豆 10g
六一散 12g			7剂煎服

养阴生肌散,外用吹口腔患处,一日数次。

鼻 炎 小 结

鼻炎有急慢性之分:急性者,多因受凉感冒所致,俗称"伤风";慢性者又有慢性单纯性鼻炎、肥厚性鼻炎、干燥性鼻炎、萎缩性鼻炎等。鼻窦炎,有上颌窦炎、筛窦炎等,也有急慢性之分。以上这些都是西医分类的方法。干师对这些疾病的治疗,除干燥性鼻炎、萎缩性鼻炎外,辨证治疗的方法大体一致。

急性期:伴有肺卫症状者,多宜疏风宣肺为主,方选桑菊饮加减。若鼻涕淡黄而稠,量多,伴咳嗽、头昏而胀者,多以清肺热为主,方用黄芩汤或泻白散加减,常用药如桑白皮、黄芩、鱼腥草、莘苈子、桔梗、薄荷、芦根、辛夷、白芷等。若涕黄绿色,甚至口干而苦,发热等,认为是"胆移热于脑,则辛颏鼻渊",治宜清泻肝胆湿热,方取龙胆泻肝汤之意,药用龙胆草、黄芩、山栀、柴胡、辛夷、白芷、鹅不食草、藿香、菖蒲等。

慢性期:若鼻涕稀浊,长期不敛,常以益气敛肺,方用六君子汤合温肺止流丹加减。若以鼻塞为主,涕不多,查见鼻下甲水肿肥大,粘膜淡红者,用益气升清法,常用药有黄芪、党参、炒白术、升麻、柴胡、桔梗、苍耳子、川芎、藿香等。若鼻塞,涕不多,鼻下甲肥大而粘膜红润,体质壮,多为肺气壅滞,常用莘苈大枣泻肺汤加减。若鼻塞,下鼻甲肥大质紫黯,甚则如桑椹状,治以活血通窍,方取通窍活血汤加减。

干燥性鼻炎,若是燥邪所致,治宜清燥润肺,方取清燥救肺汤加减。若是肺肾阴虚,治当滋补肺肾之阴。萎缩性鼻炎,干师认为与内分泌失调有关,治愈较为困难,缓解症状尚可,常对症处理,常规取用补益肺肾为主,加藿香、佩兰、辛夷等芳香之品。

鼻 息 肉

案一

刘某,女,39 岁。1992 年 3 月 10 日初诊。安徽宣城。

上颌窦炎两侧均有,头痛、涕多黄秽、鼻塞为时已久,确诊在前年,伴有息肉,于去年 3 月做过摘除(双侧),术后无明显改善。为进行性发展,故而现在更严重。左耳憋气,听力丧失殆尽(有过化脓性中耳炎)。

检查:两侧鼻孔内俱有鼻息肉组织,鼻腔无脓性分泌物,垂测(-),鼻中隔两侧有嵴突。左鼓膜菲薄,标志不清。舌薄苔,脉平偏细。

医案:两侧息肉对峙而生,鼻渊虽似雌伏,但难言无恙。良以脾湿常停,化浊上蒸,以致灶突必无净土。正规治疗,摘除息肉为先决之策。唯心无准备,暂时先取中药,必要时中西结合处理。

①藿香 10g 佩兰 10g 白术 6g 茯苓 10g
  陈皮 6g 半夏 6g 升麻 3g 辛夷 6g
  白芷 6g 薄荷 6g 苍耳子 10g 7 剂煎服
②白芷 10g,藿香 10g,石榴皮 10g,3 剂,水煎熏鼻窍。

二诊,1992 年 3 月 27 日诊。

鼻塞依然不通,涕量少些,头痛依然,耳中憋气依然。

检查:鼻腔息肉俱无改变。舌薄腻苔,脉平。

医案:鼻渊求痊,需先窦口通畅,息肉阻堵,焉能求通。耳中憋气,祸起于鼻,当然鼻息肉难逃其咎。但息肉又非内治可愈,建议先除祸首,再言药治。

藿香 10g	佩兰 10g	柴胡 3g	苍耳子 10g
升麻 3g	辛夷 6g	白芷 6g	干地龙 10g
薄荷 6g	菖蒲 3g		7 剂煎服

三诊,1992 年 6 月 8 日诊。

术后经过良好,冲洗时有干酪样腐败物出现。进药未辍,现在头痛、鼻塞、多涕俱已减轻。鼻血少而未止,精神已振作一些。

检查:右鼻腔(-),左侧息肉尚有少许残存。舌薄苔,脉细。

医案:取升清化浊之法,已有端倪。唯以干酪出现,不能不加重化浊以应付。

①
升麻 3g	太子参 10g	白术 6g	藿香 10g
佩兰 10g	枸橘李 10g	菖蒲 3g	辛夷 6g
干地龙 10g	苍耳子 10g		7 剂煎服

②苍术 10g,白芷 10g,枸橘李 10g,石榴皮 10g,7 剂,水煎熏鼻窍。

四诊,1992 年 6 月 30 日诊。

刻下头痛、鼻塞所存无几,涕量已正常而稠浓异常。近来一个多月间未出过鼻血,嗅觉迟钝,仍有干燥感,干酪样物仍有。

检查:鼻腔空旷,两侧仍然有息肉残根存在,无分泌物。舌薄苔,脉平偏细。

医案:息肉如耿山之肉,旋割旋起,湿浊也。酪样物虽少而尚有,湿浊也。嗅觉迟钝,清阳失举也。鼻腔空旷而干,津液失其灌溉也。治当化湿浊、升清阳、增津液三者兼顾,仅有振作土脾一法最为主导。

①
柴胡 3g	升麻 3g	党参 10g	白术 6g

　　　山药10g　　　藿香10g　　　　黄精10g　　　　芦根30g
　　　百合10g　　　佩兰10g　　　　　　　　　　　7剂煎服

　　②石榴皮10g,苍术6g,白芷10g,枸橘李10g,5剂,水煎熏鼻窍。

　　五诊,1992年7月14日诊。

　　头昏明显好转,头部已可以自由旋转,鼻塞好些而依然不畅时为多。涕量少些,血仍未出,偶有锈色涕而已。浓郁气味可以闻到一些,耳朵已不憋气而十分舒畅。

　　检查:息肉存在,有些收敛缩小。右鼻腔尚有少量干酪样分泌物,左腔后端空洞萎缩。舌薄苔,质嫩淡,脉平。

　　医案:全窦炎、鼻息肉、干酪样病变、轻度萎缩性鼻炎,诸症麇集于肺窍,则其能无恙乎。取用升清益气作核心的方药有效,例当循径深入,不过求其覆杯则非旦夕可至。

　　　太子参10g　　白术6g　　　　茯苓10g　　　陈皮6g
　　　荷茎30cm　　升麻3g　　　　柴胡3g　　　　辛夷6g
　　　六一散15g　　藿香10g　　　　佩兰10g　　　7剂煎服

　　六诊,1992年8月21日诊。

　　上方又累进33剂,头昏已消失,头部活动自如,黄涕少些而仍然较多,锈涕已净多时。嗅觉恢复不理想,仅能闻到浓郁的臭味。

　　检查:鼻甲正常,下道尚宽畅,息肉仍存在,唯稍收敛一些。舌净质嫩而淡,脉细。

　　医案:鼻科诸顽症麇集一身,处治之难,不言可喻。幸而进药锲而不舍,好转殊惬人意。治从扶正与去疾骈取。

　　①党参10g　　　白术6g　　　　茯苓10g　　　山药10g
　　　柴胡3g　　　　升麻3g　　　　辛夷6g　　　　鱼腥草10g
　　　陈皮6g　　　　甘草3g　　　　　　　　　　　7剂煎服

　　②苍术10g,白芷10g,明矾10g,角针5g,7剂,水煎熏鼻窍。

　　七诊,1992年9月22日诊。

28 天隔日一进者已进 14 剂,刻下在上诊基础上稳定进步,现症涕量反而厌少,锈色还有一些,呈干酪样,嗅觉恢复仍不理想。

检查:鼻息肉右大左小,仍有。舌薄苔,脉细。

医案:诸症渐退,息肉难除,建议再予一摘。但昔者三月一手术,屡去屡作,旋摘旋生,今也五月依然,而稍有收敛,故而首以药物取胜。

①太子参 10g　　藿香 10g　　　升麻 3g　　　百合 10g

　鱼腥草 10g　　辛夷 6g　　　菖蒲 3g　　　芦根 30g

　桑白皮 10g　　麦冬 10g　　　　　　　　　7 剂煎服

②石榴皮 10g,白芷 6g,明矾 5g,5 剂,水煎熏鼻窍。

案二

陶某,男,20 岁。1991 年 12 月 6 日初诊。南京。

鼻病 6 年,诊断为慢性鼻窦炎。1987~1991 年做过两次鼻息肉摘除术。现在症状稠涕奇多,色黄难擤,偶然出血。通气在手术后短期内尚可,嗅觉迟钝,头胀昏沉,记忆力日差。

检查:左中道又有小息肉 1 个,鼻腔分泌物潴积。舌薄苔,脉实。

医案:鼻痔、鼻渊连襟而作,已淹缠六度春秋。良以中州湿浊充斥弥漫,上凌空清之窍而然。欲清突曲之浊,必去灶下之薪。取醒脾制湿一法。鼻痔已两度手术,再生又作,暂可外治。

①升麻 3g　　　葛根 6g　　　陈皮 6g　　　苍耳子 10g

　半夏 6g　　　茯苓 10g　　　藿香 10g　　　鱼腥草 10g

　佩兰 10g　　　辛夷 6g　　　白芷 6g　　　7 剂煎服

②苍术 10g,白芷 10g,明矾 10g,3 剂,水煎熏鼻窍。

二诊,1992 年 1 月 3 日诊。

上方内服 14 剂,外用药也用了 14 天,通气改善,涕虽减少无多,但已能擤出,头脑昏沉改善,嗅觉依然迟钝。

检查:左侧息肉已有敛意,潴留分泌物很少。舌薄苔,脉平。

医案:药后得能改善,以顽症而言,已感庆幸,再宗原旨踵进。盖治法虽多,恨无选择,所有厚望独寄于中药。

①升麻 3g　　葛根 6g　　白术 6g　　太子参 10g
　茯苓 10g　　陈皮 6g　　半夏 6g　　辛夷 6g
　藿香 10g　　佩兰 10g　　　　　　　7 剂煎服

②苍术 10g,白芷 10g,明矾 10g,3 剂,水煎熏鼻窍。

三诊,1992 年 1 月 14 日诊。

上方进 7 剂,获效不及初诊明显。通气左侧依然堵塞,涕量不能进一步减少,嗅觉依然木然不闻。头脑昏沉基本消失。

检查:右鼻腔(-),左中道息肉存在,中下甲收缩迟钝。舌薄白腻苔,脉平偏细。

医案:多型化鼻病,今也主在息肉,摘而去之,则嫌太小而有杀鸡用牛刀之感,药而敛之,殊费时日,不过亦舍之而更无它径。

辛夷 6g　　　藿香 10g　　白芷 6g　　苍耳子 10g
薄荷 6g　　　桑叶 10g　　芦根 30g　　党参 10g
白术 6g　　　茯苓 10g　　　　　　　7 剂煎服

四诊,1992 年 10 月 16 日诊。

左鼻堵塞,稍稍缓解,涕量仍然而色呈黄绿,只能逆吸而出。头脑昏沉,已难得有,嗅觉稍稍提高一些。外用药已停了一个时期。

检查:两侧鼻中道俱有息肉存在,粘膜偏干。舌薄苔,脉平偏细。

医案:病非重症,情属噜苏,再取升清化浊以内治,收敛赘息以外求。

①柴胡 3g　　升麻 3g　　太子参 10g　白芷 6g
　薄荷 6g　　辛夷 6g　　苍耳子 10g　菖蒲 3g
　鱼腥草 10g　鱼脑石 10g　　　　　　7 剂煎服

②白芷 10g,苍术 10g,角针 5g,石榴皮 10g,5 剂,水煎熏鼻窍。

案三

朱某,女,52 岁。1991 年 10 月 30 日初诊。五金搪瓷厂。

鼻病 10 多年,入冬加重。主为鼻塞,交替发作,如出汗及太阳下可以缓解,涕多如涌,以黄色为多,头痛,有时嚏多,甚则狂嚏。近以咳嗽痰多,无其它症状。

检查:右中鼻甲息变,嗅裂消失。舌薄白苔,脉平。

医案:肺怯本虚,祸延鼻窍。刻下选方,先取苍耳子散,之后随证裁方。

苍耳子 10g	白芷 6g	薄荷 6g	辛夷 6g
鱼腥草 10g	桔梗 6g	升麻 3g	菖蒲 3g
路路通 10g	桑叶 10g		7 剂煎服

二诊,1991 年 11 月 15 日诊。

鼻塞较前有所减轻,清涕减少,鼻中新增痒感。烧灼感已轻,涕中有血。咳嗽反而加重、善汗。

检查:左中鼻甲典型息变如上诊。又发现后端空旷。舌白腻较厚苔,脉细。

医案:鼻后端空旷如磬,好在年过更年,可以视而不睹。刻下淫汗应敛,咳难制遏。鼻塞多涕,均已好转。裁方可以退居次位。

料豆衣 10g	浮小麦 12g	杏仁 10g	陈皮 6g
干瘪桃 10g	天竺黄 6g	半夏 6g	白芷 6g
鱼腥草 10g	辛夷 6g		7 剂煎服

小　结

鼻息肉,中医称之为"鼻痔",与鼻腔、鼻窦粘膜的变态反应性疾病或慢性炎症的刺激有关。干师认为本病还是西医手术摘除为佳,但是手术摘除后的复发率很高,中医中药在减少或控制其复发方面,有一定的效果。

干师认为本病的产生为"突边安有净土",即指"湿热熏于肺门,如雨霁之地,突生芝菌也",湿浊是其主要病因,治疗常宜内治与外治相结合。

内治:芳香化浊、化湿通窍为主要大法。常用药有藿香、佩兰、辛夷、白芷、菖蒲、苍耳子、陈皮、茯苓、鸡苏散等。偏于实者加黄芩、龙胆草等,偏于虚者加党参、白术、升麻等。

外治:主要用于手术后,或鼻息肉较小,未影响鼻腔通气者。常用方以白芷、苍术、乌梅、五味子、五倍子等,水煎熏鼻窍。每次熏5分钟左右,每天1~2次,20天为1个疗程。此法对小的鼻息肉有消除作用,术后熏用可减少复发。对慢性上颌窦炎、肥大性鼻炎也有一定的疗效。

过敏性鼻炎

案一

程某,男,44岁。1991年9月4日初诊。南京铁路段。

鼻病匝年,主症鼻痒、狂嚏,清涕滂沱,其清如水。症殊典型,四季皆然。唯遇冷风及闻异气,势必竿影而作。

检查:鼻粘膜苍白,前庭充血粗糙。舌薄苔,脉平偏细。

医案:鼽嚏一症,冯瞻鲁称为"金叩之鸣",实能作,虚亦能作,寒能作,热亦能作,而且更有互相骈存者。用方则方无定律,今先取调和肺气,兼脱过敏手法,拟投石问路之计。

川桂枝 3g	白芍 6g	茜草 10g	旱莲草 10g
干地龙 10g	蝉衣 3g	紫草 10g	诃子肉 10g
石榴皮 10g	甘草 3g		7剂煎服

二诊,1991 年 9 月 11 日诊。

药进 7 剂,诸症缓解一些,而且发作时间有所缩短。

检查:鼻粘膜淡白,前庭充血消失。立特氏区仍粗糙。舌少苔,脉细。

医案:采方温凉并取(桂枝汤、脱敏汤),理论中西骈存。获效尚称满意。孙真人(思邈)之遗风,看来临床颇有价值,当步原旨,再加深入一层。

川桂枝 3g	白芍 6g	干地龙 10g	茜草 10g
徐长卿 10g	紫草 10g	旱莲草 10g	乌梅 10g
诃子肉 10g	石榴皮 10g	甘草 3g	7 剂煎服

三诊,1992 年 4 月 8 日诊。

去秋治后,有 2~3 个月平稳无恙。唯近来两个月鼻痒又开始发作,狂嚏再度重来,其状作痒、狂嚏、清涕……如曩昔而不若过去严重。

检查:左下甲肥大,粘膜正常。舌少苔,质胖而红,脉平。

医案:鼽嚏顽症,客岁经治,一度平安。刻又卷土重来,幸无曩昔之严重,治以脱敏。

川桂枝 3g	白芍 6g	干地龙 10g	蝉衣 3g
徐长卿 10g	茜草 10g	旱莲草 10g	紫草 10g
料豆衣 10g	辛夷 6g		7 剂煎服

四诊,1992 年 4 月 24 日诊。

一度告痊,近又卷土重来,幸"狂"者改为"善","滂沱者"现"少些"。但鼻孔红赤、烧灼、刺痛感。

检查:两鼻翼皮肤充血,鼻前庭浸润充血,颏颌下未扪到结节。舌薄苔,脉平。

医案:过敏性鼻炎已入覆杯境界;鼻前庭炎跟踪而来。取清火熄风,佐以淡渗。

荆芥炭 6g	苍耳子 10g	蝉衣 3g	黄芩 3g
桑白皮 10g	豨莶草 10g	山栀 10g	赤芍 6g

| 绿豆衣 10g | 丹皮 6g | | 7 剂煎服 |

案二

陈某,女,43 岁。1991 年 11 月 2 日初诊。台湾。

鼻病 15 年,初期晨起、遇冷、迎风即狂嚏。刻下嚏减轻,但阵发时仍有狂嚏,同时从客岁开始终朝流滴清涕。鼻塞左右交替而作,遇暖、运动之后可以缓解。严重时两耳憋气。去年起善出汗;有视力疲劳;3 周前咳嗽,咳前先作喉痒,有痰不多。

检查:鼻粘膜苍白,右下鼻甲肥大,垂测(-),稍有浆液性分泌物。咽(-),耳(-)。舌薄苔,质淡嫩,脉细。

医案:鼻病当责肺系,盖肺开窍于鼻。多汗者,肺主皮毛,肺气不充则玄府洞开而多汗。粘膜苍白、脉细、舌嫩,一派不足之征。脉、舌、查三者结合,显然肺怯金寒证。治当补肺温金,不过刻有咳嗽,不宜峻补收敛,取药时务宜酌而斟之。

太子参 10g	白术 6g	茯苓 10g	百合 10g
川贝母 10g	杏仁 10g	薄荷 3g	辛夷 6g
桔梗 6g	甘草 3g		7 剂煎服

又:寓旅金陵,为期仓促,进一步方剂,势难复诊。为之另裁一方,待咳敛之后服用。

黄芪 10g	白术 6g	防风 6g	川贝母 10g
百合 10g	党参 10g	山药 10g	益智仁 10g
乌药 6g	诃子肉 10g	甘草 3g	10 剂煎服

案三

张某,男,73 岁。1991 年 6 月 28 日初诊。南航。

过敏性鼻炎,病历 10 多年,至今仍然发作。曩昔轻微一些,今朝加重。慢性咽炎历二十春夏,干燥出现于晚间,有些痰尚易咯。1984 年做过声带息肉摘除术,经过良好,唯有结痰成块,咯出即舒。

检查:鼻粘膜正常,鼻中隔两侧俱有小型嵴突,咽壁小血管扩张网布,轻度充血,声带肥厚尚清白,闭合良佳,唯后联合处有局限性充血,两侧室带中度增生,未见小结息赘。舌薄苔质润,脉平偏细。

医案:年居杖国杖朝之间,阴液内怯,事在意料之中,同时肾阳少温而难以煊温空清之窍,终至鼻多齁嚏,声音失泽,咽干多痰。三窍(鼻、咽、喉)俱病,但原出一宗。治则擒王射马,先在滋养。

太子参 10g	白术 6g	黄芪 10g	防风 6g
白扁豆 10g	生地 10g	山药 10g	百合 10g
陈皮 6g	桔梗 6g	甘草 3g	7 剂煎服

案四

黄某,男,12 岁。1991 年 8 月 4 日初诊。南京。

三四年来,入冬清涕奇多,色则白多黄少,现在也有一些。不论何时,一遇寒即嚏,每次 2~3 个。

检查:鼻腔(-),划测(-)。舌少苔,脉细。

医案:童年禀赋未充,金寒肺怯。治以益肺升阳。

升麻 3g	百合 10g	白术 6g	陈皮 6g
辛夷 6g	太子参 10g	诃子肉 10g	甘草 3g
			7 剂煎服

二诊,1991 年 8 月 30 日诊。

初诊后天天服药,累计 26 剂,喷嚏已止,涕量似乎少些。但近两天新添咳嗽,流涕再度增多,色黄而浊,鼻腔烘热,口干求饮。

检查:左鼻腔有涕液潴留。舌薄苔,质红。脉平。

医案:嚏止涕多,现可关注治涕,不过愈途坎坷,横袭感冒,循例先治感冒,但以挂号殊难,不能不一拟两方,前后序进。

①先服方:

桑叶 10g	菊花 10g	金银花 10g	天竺黄 6g

| 连翘 6g | 杏仁 10g | 蝉衣 3g | 板蓝根 10g |
| 鸡苏散 12g | | | 7 剂煎服 |

②后服方：

桑白皮 10g	辛夷 6g	薄荷 6g	苍耳子 10g
鱼腥草 10g	白芷 6g	黄芩 3g	鸭跖草 10g
天竺黄 6g	藿香 10g		7 剂煎服

案五

郭某，男，9 岁。1991 年 10 月 25 日初诊。解放路。

过敏性鼻炎 4 年，治而无效，不能受凉。鼻有塞感，严重时头痛。平时涕多，色有白有黄。平素多汗，四季皆然。

检查：鼻粘膜淡白，两下甲肥大，收缩良好。舌薄苔，脉平。

医案：多汗狂嚏，体胖而且衰。过敏 4 年，禀质之赋。前医取玉屏，系中的之矢，再予脱敏，以策其全面照顾。

料豆衣 10g	黄芪 10g	防风 6g	干地龙 10g
徐长卿 10g	乌梅 10g	白术 6g	石榴皮 10g
蝉衣 3g	辛夷 6g		7 剂煎服

二诊，1991 年 11 月 1 日诊。

嚏已减少，涕量得敛，淫汗已无。唯畏寒怕冷，入睡难酣。

检查：左下甲肥大，粘膜欠血色，有浆液性分泌物。舌薄苔，脉细。

医案：童年禀质未充，加之体胖而气怯。原方踪进。

黄芪 10g	白术 6g	防风 6g	生姜 2 片
蝉衣 3g	山药 10g	百合 10g	干地龙 10g
乌梅 10g			7 剂煎服

三诊，1991 年 11 月 15 日诊。

嚏仅偶然一作，涕量接近正常。唯鼻塞仍存在，但较前改善一些。汗已减少到正常。

检查：鼻粘膜仍偏淡白，左下甲水肿，分泌物为浆液性而少。舌薄苔,脉平偏细。

医案:嚏、涕、(鼻)塞、汗四症,俱已式微,可证益气固卫之法,未有虚掷。至于进展姗姗,良以体胖而气怯使然,宗原法。

料豆衣 10g	黄芪 10g	白术 6g	防风 6g
广地龙 10g	蝉衣 3g	乌梅 10g	党参 10g
益母草 10g	红花 6g		7 剂煎服

案六

李某,男,11 岁。1991 年 10 月 25 日初诊。光华标营。

从 2~3 岁开始,鼻塞,狂嚏,清涕滂沱,哮喘,目痒。四季中春重秋剧,子夜更甚,甚则不能平卧。

检查:鼻粘膜偏于淡白,咽后壁淋巴滤泡散在性增生,充血艳红。舌薄苔,尖有红意,脉平。

医案:行年 10 岁,病缠 8 年,禀质已虚,非补难矫其偏。鼻粘膜苍白,而舌尖、咽殷红,而且身居北国寒区,由诸症可知,显然热伏于内,而寒裹其外。治当攻补兼施。

紫河车 10g	干地龙 10g	黄芪 10g	乌梅 10g
旱莲草 10g	诃子肉 10g	紫草 10g	茜草 10g
蝉衣 3g			7 剂煎服

二诊,1991 年 11 月 1 日诊。

药进 7 剂,狂嚏已明显减少,鼻涕量已收敛,目痒减轻,哮喘仍然,痰多。

检查:鼻粘膜偏白,咽后壁充血减轻。舌少苔,质艳红,脉平。

医案:诸症悉减,大有一槌定音之概,上诊之方有使用价值。唯以舌质红艳,稍佐清心之品。

原方除蝉衣,加淡竹叶 10g,7 剂煎服。

三诊,1991 年 11 月 26 日诊。

又进药 14 剂,狂嚏已止,鼻塞仍无通意,涕量仍多,清涕中偶有稠厚,哮喘未见出现。

检查:鼻粘膜淡白,右下甲正常,左甲肥大。舌薄苔,尖有红意,脉平。

医案:狂嚏、鼻塞、涕多、哮喘四者已去其二。刻下涕多而出现稠厚,鼻塞而矿测尚通,主在气怯,取升阳益气。

党参 10g	山药 10g	升麻 3g	紫河车 10g
柴胡 3g	黄芪 10g	荜茇 5g	红花 6g
甘草 3g			7剂煎服

案七

刘某,男,14岁。1991年10月30日初诊。南京安仁街4号。

从小即善嚏,狂嚏,嚏后清涕淋漓,严重时伴以哮喘,春秋两季为好发季节。平时鼻塞不通,交替而作,对温暖、运动无反应。

检查:鼻下甲水肿。舌薄苔,脉有数意。

医案:病起于提携,年迎弱冠而无痊意。言寒则遇温不能缓解;言热则鼻部未呈红意。暂取调和肺气而脱敏。

桂枝 3g	白芍 6g	菖蒲 3g	路路通 10g
茜草 10g	紫草 10g	蝉衣 3g	干地龙 10g
红花 6g	甘草 3g		7剂煎服

二诊,1991年11月12日诊。

药进7剂,稀涕转稠,鼻塞缓解,而狂嚏则未减少。

检查:左下甲肥大水肿。舌薄苔,脉平。

医案:《孟子》"七年之病,必求三年之艾",病起垂髫,时逾七载。药仅七剂,更非三年,效之来迟,恐量未及耳,原方再进,力求量达。

原方7剂煎服。

案八

杨某,女,41岁。1991年11月12日初诊。审计所。

去夏风扇下受凉后,流清涕,狂嚏,伴以鼻塞,活动及得暖后即缓解。背脊有冰凉感。

检查:鼻下甲肥大,苍白,表面粗糙韧硬。舌薄白苔,脉细。

医案:盛夏当风,直袭肺经,盖肺主皮毛之故。寒邪伏困,循经直犯鼻窍,盖肺开窍于鼻也。金寒兑冷,毋怪乎鼻粘膜如此惨白。曾进竣温之品,亦获效茫然。刻下应付只求阳和一转,可得回春。

熟地 10g	麻黄 3g	鹿角霜 10g	乳香 3g
肉桂(后下)3g	红花 6g	大贝母 10g	归尾 10g
益母草 10g	白芥子 6g		7 剂煎服

二诊,1991 年 12 月 6 日诊。

上药累进 24 剂,清涕已少,狂嚏也轻,鼻塞好得多。

检查:鼻粘膜苍白基本上如初诊,肥大者已收敛,粗糙者转光滑。舌薄苔,脉细。

医案:诸症俱减,苍白难红,良以阴沉之阳气渐充,瘀滞之微循难畅。者番裁方应向化瘀倾斜。

红花 6g	当归尾 10g	丹参 10g	益母草 10g
乳香 3g	细辛 3g	桃仁 10g	鹿角霜 10g
菖蒲 3g	淫羊藿 10g		7 剂煎服

案九

许某,男,27 岁。1991 年 11 月 19 日初诊。南京港务局。

从小即有鼻塞与狂嚏,历 20 年之久。鼻塞交替而作,在暖的地方或活动后即明显缓解。嚏则先作痒,之后喷嚏狂作,作后清涕不止。失眠由鼻塞气憋而致。大多在季节迭更之际为严重。嗅觉随鼻塞之存在与畅通而能闻与失嗅。

检查:鼻粘膜苍白,两下甲肥大,表面粗糙,收缩迟钝。舌薄腻苔,有裂痕(对酸咸无刺激),脉细。

医案:兑寒金冷,肺失调和,狂嚏阻塞,长期存在者历 20 年。

治当调和肺气,借热祛寒。

川桂枝 3g	炮姜 5g	红花 6g	桃仁 10g
益母草 10g	泽兰 6g	白芍 6g	升麻 3g
路路通 10g	地龙 10g	甘草 3g	7 剂煎服

二诊,1991 年 12 月 10 日诊。

药后狂嚏减少,鼻塞稍通。近来感冒 1 周,因之鼻塞不通而又作,狂嚏则未见增多。现在感冒基本告愈。

医案:念年顽症,稍稍小效于今朝,又来感冒之扰,加之舌示黄苔,原方总难踵进。虽谓感冒已历 1 周,看来残邪尚未清彻。宗急标缓本规章另拟一方,权作过渡。

薄荷 5g	苏梗 10g	桑叶 6g	板蓝根 10g
桂枝 3g	白芍 6g	菊花 10g	路路通 10g
菖蒲 3g	甘草 3g		5 剂煎服

三诊,1992 年 1 月 21 日诊。

药后效果不差,但辍药 20 多天,狂嚏由少而又多,鼻塞加重,嗅觉也因之而不能进一步提高。

检查:两下鼻甲肥大水肿,充盈满腔,收缩不够敏感,粘膜苍白不红。舌薄苔,脉平。

医案:有效之方,中途停辍,当然已去之疾卷土重来矣,大有前功尽弃之叹,不得不从"零"做起。

桂枝 3g	细辛 3g	红花 6g	徐长卿 10g
桃仁 10g	蝉衣 3g	升麻 3g	路路通 10g
菖蒲 3g	白芍 6g	甘草 3g	7 剂煎服

四诊,1992 年 2 月 28 日诊。

鼻痒减轻而嚏亦影随而少,也有全天不作者。清涕已少,通气也可,嗅觉基本上恢复正常。两个月来大便不成形。

检查:鼻下甲仍肥大,但矿测正常,苍白者稍稍红润些。舌薄苔,脉平。

医案:藉此诸症进入低谷之际,急予固本以求巩固。

黄芪 10g	白术 6g	防风 6g	淫羊藿 10g
山药 10g	百合 10g	细辛 3g	路路通 10g
菖蒲 3g	升麻 3g	甘草 3g	7 剂煎服

案十

刘某,女,36 岁。1992 年 1 月 21 日初诊。公交公司。

典型的过敏性鼻炎,时历 10 年。开始作于春秋两季,现在四季皆然,鼻塞时无流淌清涕,鼻通时即清涕自流。近增口干,喉有痰样物附丽,努力清嗓后有时有块状稠痰。同时右眼闪光,经眼科治而好转。

检查:鼻粘膜淡白,右中鼻甲肥大,嗅裂被压迫而消失,咽后壁粘膜萎缩大半,淋巴滤泡散在性增生。舌薄苔,脉细。

医案:已投玉屏风散参脱敏有效,唯进步姗姗者,良以正气不充,诸病麇集而然。再续原旨酌参眼病,方取杞菊地黄与玉屏风。

黄芪 10g	白术 6g	防风 10g	枸杞子 10g
熟地 10g	山药 10g	泽泻 6g	茯苓 10g
丹皮 6g	石斛 10g		7 剂煎服

二诊,1992 年 1 月 28 日诊。

药进 7 剂,反应为涕量、狂嚏两俱减少,以通气改善而咽部得以舒畅。痰也少些。咽干常以通气佳否而轻重。

检查:鼻粘膜苍白及右中甲肥大,稍有改善。咽后壁稍感滋润一些。舌薄苔,脉细。

医案:"一矢中的"不等于"一锤定音",方既生效,当然踵进坚守。

原方 7 剂煎服。

三诊,1992 年 2 月 11 日诊。

清涕滂沱,狂嚏阵作,在进药时可以控制,辍药后诸症又来。眼病经眼科治疗而视力有好转。

检查:鼻、咽基本同上诊。舌薄苔,脉细。

医案:眼病非药不可,咽鼻亦难以辍药,而且两者难以糅合于一方。但日进两药,胃何能堪,不得意之下,鼻咽取药从简而有力,俾减少胃气之伐伤。

黄芪 10g　　　乌梅 10g　　　石斛 10g　　　7 剂煎服

四诊,1992 年 3 月 3 日诊。

清涕减少接近正常,狂嚏消失。刻下所苦,为鼻塞不通,呼吸困难,咽头有痰难豁。

检查:鼻下甲虽感肥大而不甚,咽后壁粘膜萎缩。舌薄苔,脉细。

医案:眼疾、鼻病、咽患同时骈作,应付亦应接不暇,而且难以"证"作纲领,每病一方,仓禀之胃府焉能接受。只能进眼科汤剂,喉科成药,鼻病外治。

金果饮,每次 20ml,每日 3 次。

辛夷 20g,蔻仁 10g,共研末,纱布包塞鼻孔。

案十一

王某,女,27 岁。1992 年 4 月 17 日初诊。金陵饭店。

两三年来,鼻多清涕,质稀色白,自行淋漓难控。善嚏,四季皆然。鼻塞左右交替而作。

检查:两下甲肥大,粘膜偏红。舌薄苔,质红,脉小弦。

医案:肺经壅滞,清阳难以用事。言虚则无虚象,言实亦无实症。暂试清肃中佐以敛涕。

桑白皮 10g　　马兜铃 10g　　辛夷 6g　　　菖蒲 3g

甜葶苈 10g　　鱼腥草 10g　　升麻 3g　　　葛根 6g

鸭跖草 10g　　路路通 10g　　　　　　　　7 剂煎服

二诊,1992 年 5 月 15 日诊。

药进 21 剂,涕少嚏息,自淋之涕得以控制。但近来又见反复,涕量再度多些,但咽多稠痰,故而清嗓频频。

检查:同上诊。舌薄苔,脉细。

医案:清肃之剂,只能适可而止.故而第 10 剂开始又动荡而反潮,盖瓜代之剂,应取益气固卫之法,如其续取清肃,则此方成为覆舟之水矣。

黄芪 10g	白术 6g	防风 6g	太子参 10g
茯苓 10g	山药 10g	乌药 10g	益智仁 10g
诃子肉 10g	甘草 3g		7 剂煎服

案十二

顾某,男,30 岁。1992 年 5 月 12 日初诊。海门县。

过敏性鼻炎,症状典型,为时 10 载,日趋严重。曩昔时作时息,今也几无宁日,入冬更严重。此外进热汤则清涕自淋,平时鼻塞,平卧即告不通,运动后即通。有时上腭、眼睑等处也痒。

检查:皮肤划测试验弱阳性。鼻腔未见异常,唯干燥无液。舌薄苔,质胖嫩,边有齿痕,脉细。

医案:肺气失调,且乏阳气之温煦,当然多嚏、清涕、堵塞之患均来。取温阳中调和肺气之法。

桂枝 3g	白芍 6g	仙茅 10g	仙灵脾 10g
黄芪 10g	白术 6g	防风 6g	荜茇 6g
红花 6g	甘草 3g		7 剂煎服

二诊,1992 年 6 月 2 日诊。

已进药 12 剂,嚏已明显减少,涕渐敛,鼻塞也改善而还有一些。

检查:鼻粘膜少液,咽后壁污红。舌薄苔,质胖,脉细。

医案:肺以土衰而失其温养之原,质禀过敏而金叩即鸣。前者证之本,后者证之标。治标以温调,治本已固卫。今也治标之药尚欠一篑之功,治本之法即将买棹言旋,只能原方再进 7 剂。另拟一方,待者番之药服完后待进。

| 黄芪 10g | 白术 6g | 防风 6g | 料豆衣 10g |

| 仙茅 6g | 党参 10g | 白术 6g | 仙灵脾 10g |
| 山药 10g | 甘草 3g | | 7 剂煎服 |

案十三

沈某,男,21 岁。1992 年 8 月 21 日初诊。金陵石化公司。

西医诊断过敏性鼻炎,已 3 年,大多在春秋两季为甚,症状十分典型。

检查:鼻腔(-)。舌薄黄苔,脉平。

医案:肺经积热,循经上犯,当然喷嚏如狂。《锦囊秘录》谓之"金叩乃鸣"。治亦欲制其鸣,先当清金。

桑白皮 10g	黄芩 3g	山栀 10g	茜草 10g
干地龙 10g	紫草 10g	蝉衣 3g	乌梅 10g
墨旱莲 10g	诃子肉 10g		7 剂煎服

二诊,1992 年 10 月 13 日诊。

过敏性鼻炎,进药 21 剂后,喷嚏减少。辍药之后狂嚏再度重来,而且鼻塞日趋严重。

检查:两鼻甲尚正常,但潴涕很多(在擤尽潴涕后有所改善;运动后明显改善)。舌薄苔,脉数(方才跑步运动)。

医案:初诊以泻肺清金而获效,但彼秋今冬而且刻下粘膜偏淡,事难刻舩胶柱,今取温通。

桂枝 3g	白芍 6g	红花 6g	落得打 10g
桃仁 10g	辛夷 6g	蝉衣 3g	干地龙 10g
鸭跖草 10g	甘草 3g		7 剂煎服

案十四

李某,女,50 岁。1992 年 8 月 25 日初诊。南化研究院。

咽病干涩、痒咳、轻痛,经轻清养阴脱敏药治后,明显好转。但鼻病受凉之后,而导致的鼻腔辛颏、狂嚏、清涕滂沱加重。因之正在改善之咽病又姗姗而裹足。自己感咽之不能速愈者,由于涕液回缩,逆流于咽部所致。

检查:鼻下甲水肿。咽峡充血消失。舌薄苔,脉细。

医案:鼻病咽病,病两宗而证一。改清养脱敏为和肺气、脱过敏。

桂枝 3g	白芍 6g	茜草 10g	旱莲草 10g
紫草 10g	蝉衣 3g	桔梗 6g	干地龙 10g
诃子肉 10g	甘草 3g		7 剂煎服

二诊,1992 年 9 月 4 日诊。

乍进之初,很有效,之后又不明显。现在咽干、痒咳而痛,保持原状。鼻酸、狂嚏、涕涌,一度明显好转,潴涕于颃颡者亦好些。

检查:右下鼻甲感肥大,咽(-)。舌薄苔,质胖,脉细。

医案:药效在平稳中趋向进步,当然顽固之恙,本难迅速告痊。仍步原方,加强温金。

川桂枝 3g	白芍 6g	蝉衣 3g	干地龙 10g
徐长卿 10g	细辛 3g	甘草 3g	诃子肉 10g
仙灵脾 10g			7 剂煎服

三诊,1992 年 10 月 13 日诊。

上方累进 28 剂,鼻病诸症已明显改善,唯在冷风一吹之下,仍然有发作之象。咽痒、干咳及痛一度改善,殊不稳定,痰不多,幸已能咯,清噪仍然。有过两次涕与痰中带有血丝但不多。右耳门疼痛已多年。

检查:咽(-),鼻下甲稍肥大,鼻咽部不合作未能满意检查。舌薄苔,脉平。

医案:斗转星移,病症亦已非曩昔。刻下裁方,志在清金润肺,化痰制咳。

桑白皮 10g	黄芩 3g	柿霜 10g	杏仁 10g
川贝母 10g	苏子 10g	桔梗 6g	玄参 10g
天竺黄 6g	甘草 3g		7 剂煎服

四诊,1992 年 10 月 27 日诊。

上方又进 7 剂,基本上(咳嗽)宣告"痊愈"。平安片刻,咽头又来干涩、胀感、堵塞感。痰不多,如有分泌物,大多从鼻咽腔逆吸而出。

检查:鼻(-),咽(-)。舌薄苔,脉细。

医案:事属症状改善,情非宣告痊愈,只有乘胜追击,以求覆杯。

桑白皮 10g	百合 10g	熟地 10g	玄参 10g
天竺黄 6g	杏仁 10g	苏子 10g	沙参 10g
大贝母 10g	甘草 3g		7 剂煎服

案十五

周某,女,30 岁。1992 年 10 月 13 日初诊。省理化测试中心。

过敏性鼻炎已 10 多年病史,每年以秋季为最严重。平时鼻塞不通,夜间更严重,得暖即通。常年在空调下工作。严重时眼睛、鼻子、耳朵也痒。

检查:鼻腔粘膜淡白。舌薄苔,脉细。

医案:常伴空调,则寒暑颠倒,肺气势必违和。肺开窍于鼻,同时肺主皮毛,嚏门玄府首蒙其害,当然龉嚏之恙亦持久而难瘥。暂取桂枝汤合玉屏风散主之,以观后效。

黄芪 10g	白术 6g	防风 6g	料豆衣 10g
桂枝 3g	白芍 6g	蝉衣 3g	干地龙 10g
石榴皮 10g	甘草 3g		7 剂煎服

二诊,1992 年 10 月 27 日诊。

上药方进 12 剂,鼻痒狂嚏已止,唯严重的鼻塞依然不通,新添咳嗽已 1 周,环唇干燥。

检查:鼻粘膜淡白,有浆液性分泌物潴积。两下甲水肿,收缩敏感。舌薄苔,脉平。

医案:两宗鼻病已去其一,今应改善微循环是尚。有此新添咳嗽,亦不能视而不见。

麻黄 3g	杏仁 10g	桔梗 6g	象贝母 10g
红花 6g	桃仁 10g	泽兰 6g	菖蒲 3g
陈皮 6g	甘草 3g		7 剂煎服

三诊,1992 年 11 月 3 日诊。

又进 7 剂,鼻痒殊轻,嚏亦不多,接近正常。通气亦有改善,咳嗽已止,环唇干燥已滋润一些。刻下所苦,一为有时鼻塞还较严重;二为涕液逆吸还有。

检查:鼻腔(-)。舌薄苔,脉细。

医案:初诊取补,以应症情;复诊取泻,亦应病情。刻下邪已云去,当然取补之法,用以调理巩固。

党参 10g	白术 6g	茯苓 10g	山药 10g
百合 10g	红花 6g	桃仁 10g	当归尾 10g
落得打 10g	甘草 3g		7 剂煎服

案十六

马某,男,20 岁。1992 年 10 月 23 日初诊。南京模范路。

典型过敏性鼻炎已两年,每年秋冬两季最显著。今年之作比过去严重。平时鼻塞,运动及得暖可缓解。嗅觉迟钝。在暖和的环境中较舒服。平时也有清涕,常自淋而下,常以鼻痒、鼻塞而防碍正常睡眠。

检查:鼻腔未见明显病变,粘膜正常,右下甲水肿,运动后收缩敏感。舌薄腻苔,舌尖有红意,脉平。

医案:血气方刚,正是"戒斗"之年,当从实治。

桑白皮 10g	马兜铃 6g	黄芩 3g	山栀 10g
甜葶苈 3g	干地龙 10g	蝉衣 3g	桃仁 10g
当归尾 10g	辛夷 6g		5 剂煎服

二诊,1993 年 9 月 21 日诊。

药进 14 剂,多处之痒减轻,嚏亦相应而少。口腔之干已接近消失,但对寒冷很敏感。

检查:咽峡充血艳红,右下鼻甲肥大,皮肤划测(-)。舌黄薄苔,有朱点,脉平。

医案:方取脱敏,已有效果,不妨步迹深入。

黄芩炭 3g	荆芥炭 6g	蝉衣 3g	乌梅 10g
苍耳子 10g	干地龙 10g	紫草 10g	茜草 3g
墨旱莲 10g	石榴皮 10g		7剂煎服

三诊,1993年10月26日诊。

鼻中奇痒,虽有缓解而不快,作痒部位不在前庭而在中道之区。口腔上痒已轻,喷嚏已少。干燥及烧灼感严重,通气改善,嗅感仍然失敏。

检查:右下鼻甲稍有水肿,咽峡充血已淡。舌薄黄苔,尖红,脉平。

医案:采取刘河间清火一法,殊感合适,但多少尚有嫌轻之感。步原方而药加重。

甜葶苈 6g	川黄连 3g	生地 10g	荆芥炭 6g
豨莶草 10g	山栀 10g	丹皮 6g	干地龙 10g
冬桑叶 6g	大枣 7枚		7剂煎服

四诊,1993年11月9日诊。

此方进14剂,反应为近两天,鼻痒之晨作者已没有,嚏亦因之而辍歇,口腔上腭之痒亦消失,通气改变而难言畅,干燥及烧灼感已轻。嗅觉似乎稍提高而总难敏感。

检查:右侧鼻腔下甲肥大、不充血,左侧正常。舌薄苔,脉平。

医案:峻剂一清一泻,总算未负此博浪之锥。"宽以济猛",改用抚按。

太子参 10g	白术 6g	茯苓 10g	山药 10g
干地龙 10g	百合 10g	蝉衣 3g	桃仁 10g
乌梅 10g	菖蒲 3g	甘草 3g	7剂煎服

五诊,1993年12月21日诊。

经治两月,痒息嚏无,早告有效而且殊感稳定。后遗鼻塞,刻下左侧已通畅,右侧尚有一些,嗅觉稍有恢复。

检查:鼻腔,左正常;右下甲尚肥大,奔跑后收缩迟钝。舌薄苔,脉平。

医案:鼻甲留瘀,事无异议,治取化瘀,亦履常规处理。唯运动后收缩迟钝则不能不考虑帅血之气失其充沛所致。纵然年仅弱冠,仍然重佐益气。

黄芪 10g	升麻 3g	红花 6g	益母草 10g
桃仁 10g	当归尾 10g	赤芍 6g	干地龙 10g
菖蒲 3g	路路通 10g		7 剂煎服

案十七

惠某,男,37 岁。1992 年 10 月 23 日初诊。省外贸。

鼻炎有 15 年历史,过敏性鼻炎已 10 年之久。两者综合出现症状,为平时鼻塞,夏轻冬重,而且乞灵于收缩剂者,已 20 年之久。鼻痒狂嚏,清涕滂沱,两耳憋气。咽干由于口式呼吸而致。头痛。

检查:鼻粘膜偏淡白,两下甲肥大充盈(用过收缩剂后 1 小时),表面粗糙。咽后壁小血管扩张网布。舌薄苔,脉平。

医案:10 多年鼻病、咽炎困扰,肺气哪得调和,加之长期乞灵于收缩剂,则助桀作伥之害,亦不言可喻。盼愈之求,谅能获得,求速之效恐难如愿。良以病久病杂,治来亦如抽丝剥茧中进行。

桂枝 3g	荜茇 6g	白芍 6g	干地龙 10g
红花 6g	桃仁 10g	泽兰 6g	落得打 10g
蝉衣 3g	甘草 3g		5 剂煎服

二诊,1992 年 12 月 29 日诊。

在服药 15 剂时,诸症改善较明显。昨天可能受凉,嚏又增多,鼻塞也加重。

检查:两下鼻甲肥大。舌薄苔,脉细。

医案:药已对症,至于痉途动荡,本系斯症特点,无足为奇。抱宗原旨。

淡附片 6g	桂枝 3g	白芍 6g	细辛 2g
诃子肉 10g	黄芪 10g	蝉衣 3g	红花 6g
桃仁 10g	泽兰 6g	甘草 3g	7 剂煎服

案十八

胡某,男,44 岁。1992 年 12 月 18 日初诊。省农工。

3 年中困厄于过敏性鼻炎.症状典型,例应入冬缓解,但刻下仍然诸症难消,不发作时涕量也多,色则黄多白少(当在秋令之际,冬无黄涕),通气常难通畅。

检查:鼻中隔严重反"C"字形弯曲,左侧立氏区十分粗糙。舌薄苔肤黄,脉细。

医案:肺怯金枯,是其中心局面。其涕色黄,良以冬为藏令敛令,细芥之炎郁而难泻之故。未必目为热象。暂取养肺润金,作轻舟过峡之计。

生地 10g	麦冬 10g	沙参 10g	旱莲草 10g
丹皮 6g	赤芍 6g	茜草 10g	干地龙 10g
紫草 10g	柿霜 10g		7 剂煎服

二诊,1992 年 12 月 25 日诊。

鼻痒、狂嚏已减少,涕量稍减,黄色渐转为色白。

检查:两侧立特尔氏区越出范围的干涩、燥裂,虽无活动性出血,但有蔑血前夕之慨。舌薄苔,脉平。

医案:鼽嚏日趋平稳,但鼻衄又见来临先兆。良以以暴易暴之势未能额手言痊。证也肺枯转燥,今以润肺作核心。

①
黄芪 10g	防风 6g	白术 6g	生地 10g
沙参 10g	麦冬 10g	丹皮 6g	赤芍 6g
茜草 10g	紫草 10g		5 剂煎服

②黄芩油膏,外用涂鼻腔。

案十九

张某,女,42 岁。1992 年 12 月 25 日初诊。自行车总厂。

典型过敏性鼻炎已两年,秋冬季节严重,头痛在两鬓。平时鼻塞不通,运动或加暖可以缓解一些。

检查:鼻腔未见特殊异常。舌薄苔,脉平。

医案:质禀过敏,兑金少温,喷嚏狂作,尤以秋冬为甚。取桂枝、玉屏、脱敏于一炉。不过张山雷而评之,当然又是"杂乱无章"矣。

黄芪 10g	白术 6g	防风 6g	川桂枝 3g
白芍 6g	紫草 10g	蝉衣 3g	旱莲草 10g
茜草 10g	地龙 10g		7 剂煎服

二诊,1992 年 1 月 12 日诊。

上药进 14 剂,狂嚏明显减少,即使作嚏,也仅仅三四个而已。严重鼻塞稍作缓解,头痛亦稍减轻,涕不多。

检查:两下鼻甲肥大,运动后收缩良好。舌薄苔,脉平。

医案:"杂乱无章"之剂,狂嚏显然缓解,唯鼻塞求通难能满意,事出微循失畅,温之通之可矣。

黄芪 10g	白术 6g	防风 6g	干地龙 10g
桂枝 3g	白芍 6g	红花 6g	落得打 10g
蝉衣 3g	甘草 3g		7 剂煎服

多 涕 症

案一

杜某,女,5 岁。1991 年 7 月 23 日初诊。南京上海路。

流清涕已 14 个月。去夏一度歇止,今夏则不能自敛。另无一切自觉症状。

检查:鼻腔(-)。舌薄苔,脉平。

医案:清涕滂沱,查无阳性,宗多涕症处理。以无邪无感,独虑内虚,收之敛之。

党参 10g	益智仁 10g	山药 10g	乌药 6g
百合 10g	诃子肉 10g		7 剂煎服

二诊,1991 年 8 月 14 日诊。

涕量已减少到正常,近以风扇吹风过多而再度滂沱淋漓,色清不黄不稠。

检查:鼻腔有浊性分泌物潴积。舌薄苔,脉细。

医案:淫涕始敛,一经风冷而再度增多,当责之卫气不固,玉屏风散主之。

黄芪 10g	料豆衣 10g	白术 6g	防风 6g
百合 10g	诃子肉 10g	辛夷 6g	7 剂煎服

案二

张某,男,27 岁。1991 年 8 月 20 日初诊。南京。

鼻病 6 年,主症清涕奇多,滂沱淋下,质清似水,四季皆然,善嚏。做过下鼻甲部分切除后缓解一些,但近来依然如旧。

检查:鼻腔无特殊。舌薄苔,脉平偏细。

医案:涕称肺液,故其荣辱虚实,全隶于手太阴。其多而质清、畏寒拒冷,显然肺气之虚怯可知。治从温金补肺入手。

黄芪 10g	白术 6g	防风 6g	益智仁 10g
乌药 6g	山药 10g	百合 10g	诃子肉 10g
细辛 3g	甘草 3g		7 剂煎服

二诊,1991 年 10 月 21 日诊。

药进 10 剂,诸症改善,涕多则明显减少。有一规律,天晴者很好,天气一阴症情必重。幸停药至今,尚未反复。

检查:鼻腔(-)。舌薄苔,脉平。

医案:6年顽症,10剂玉屏风、缩泉丸竟然矢中其的。当然毋事奢求,唯根据睛瘙阴重一事,足证阳气式微。原方加升阳之品。

原方加升麻 3g,7 剂煎服。

案三

徐某,女,23 岁。1992 年 12 月 29 日初诊。中国银行。

鼻病 18 年之久,涕出奇多,清稀似水,难以控制,经常自淋而下。鼻塞不通,长期以口式呼吸。多嚏如狂,但无鼻痒。头痛在前额两鬓,嗅觉迟钝。平时易感冒,便稀畏寒,咽干多饮。

检查:鼻甲肥大,运动时收缩敏感。舌薄腻苔,脉细。

医案:金寒土薄,自小即然,取温通收敛。

太子参 10g	黄芪 10g	白术 6g	益智仁 10g
台乌药 6g	山药 10g	防风 6g	诃子肉 10g
淫羊藿 10g	甘草 3g		7 剂煎服

二诊,1993 年 1 月 12 日诊。

时历半月,药进 7 剂,涕量减少,但鼻塞仍然严重,狂嚏已少,头痛仍然,在此期间感冒过一次。便稀、畏寒依然,鼻塞依然。

检查:鼻粘膜苍白,下鼻甲肥大。舌薄苔,脉细。

医案:时历 2 周,药进 8 剂,此一曝十寒也。办公室空调释热,更骤寒而骤热,肺气焉能调和。获效殊微,亦理所当然。

原方加细辛 3g,7 剂煎服。

案四

端某,女,49 岁。1993 年 2 月 20 日初诊。红霞商店。

10 多年来,鼻涕奇多,大有擤之不尽感,滂沱外溢,一向涕黄如脓,近来转成白色而稀,四季皆然。天癸已由乱而刻下很少。通气则时塞时开而无定规。

检查:鼻腔(-)。舌薄苔,脉细。

医案:溢涕 10 载,早已无邪可言,可取敛法。唯时在初春,网开一面,参酌苍耳(子散)。

党参 10g	山药 10g	益智仁 10g	乌药 6g
白术 6g	茯苓 10g	苍耳子 10g	辛夷 6g
白芷 6g	生姜 2 片	大枣 7 枚	7 剂煎服

二诊,1993 年 3 月 12 日诊。

累进 14 剂,涕量明显减少,通气改善多多。

检查:鼻腔(-)。舌薄苔,脉平。

医案:病状明显改善,诚有"一剂知,二剂已"之概。乘胜追击,直抵黄龙,指日可待。

党参 10g	白术 6g	茯苓 10g	益智仁 10g
山药 10g	百合 10g	乌药 6g	辛夷 6g
甘草 3g			7 剂煎服

鼻 出 血

案一

李某,女,10 岁。1991 年 8 月 6 日初诊。南京罗廊巷。

鼻衄两年多,初时数月一出,近来匝旬一作,量较多。鼻腔堵塞已一年,涕不太多,鼻中很不舒服,前庭作痒。

检查:两立氏区糜烂、粗糙,面积已超过 1cm 直径。两颌下区各有指头大淋巴结 1 个,压痛。舌薄苔,脉平。

医案:热伏肺经,祸延鼻窍。立氏区糜烂正是出血之通途。治当清肺凉营,佐以外治。

①黄芩 3g	桑白皮 10g	丹皮 6g	赤芍 6g
麦冬 10g	墨旱莲 10g	生地 10g	白茅根 10g
			7 剂煎服

②黄芩油膏,外用涂鼻腔,每日2次。

二诊,1991年8月20日诊。

药仅7剂(以挂不到号而停治)。在此两周未出血。

检查:两侧立氏区(左)已明显改善,接近粗糙状态,(右)已收敛一些。舌薄苔,脉平。

医案:纵然衄停半月,但立氏区尚未康复,总难言痊。刻下金秋燥令,更宜常思一润。

黄芩 3g	丹皮 6g	赤芍 6g	桑白皮 10g
麦冬 10g	沙参 10g	生地 10g	白茅根 10g
百合 10g	茜草 10g		7剂煎服

三诊,1991年8月3日诊。

在此期间未出血,一般情况良好。

检查:两侧立氏区仅为粘膜粗糙,充血接近消失。咽后壁有充血感,扁桃腺(双)Ⅱ度肿大。舌薄苔,脉平。

医案:黎区日趋正常,痊愈指日可待。唯以咽峡潮红,淡化品仍难遗弃。为时久计,药量取维持(即隔日1剂)。

桑白皮 10g	金银花 10g	丹皮 6g	赤芍 6g
甘中黄 3g	芦根 30g	白茅根 10g	生地 10g
玄参 10g			7剂煎服

案二

支某,男,8岁。1991年10月22日初诊。南京下关。

衄血8年,独甚于春秋两季。前天大衄,且从口腔溢出。

检查:两侧立氏区糜烂、充血、结痂。舌薄白苔,脉小弦。

医案:衄血8年,营虚肺热,加之脾失摄血之权,逢春之木旺,秋之金燥,故而独甚之际也。

①桑白皮 10g	当归 10g	赤芍 6g	丹皮 6g
藕节炭 6g	生地 10g	麦冬 10g	山药 10g
酸枣仁 10g	远志 6g		7剂煎服

②黄芩油膏,外涂鼻腔,每日 2 次。

二诊,1992 年 3 月 6 日诊。

去年药后一直良好未衄。1 周前又在衄血,量亦奇多。

检查:立特氏区右粗糙,左充血严重。舌薄苔,脉平。

医案:春旺于木,木火刑金,稳定一时之蔑血,又蠢然而来。实证实治。

①龙胆草 3g 夏枯草 10g   菊花 10g   山栀 10g
　丹皮 6g   桑白皮 10g   生地 10g   赤芍 6g
　麦冬 10g 甘草 3g   7 剂煎服

②黄芩油膏,外用涂鼻腔,每日 2 次。

三诊,1992 年 9 月 11 日诊。

鼻衄在去年今日,在此药治而痊。近来又出血已近 1 周。

检查:两立氏区糜烂,左重右轻。刻下无活动性出血。舌薄腻苔,脉平。

医案:张仲景之所谓"衄家",今秋初至而夙疾又临,良以金秋一燥,粘膜易裂,血热妄行,离经外溢也。治当清肺凉营,佐以润燥。

①生地 10g 白茅根 10g   桑白皮 10g   黄芩 3g
　山栀 10g 麦冬 10g   双花炭 10g   丹皮 6g
　赤芍 6g   藕节炭 2 个   7 剂煎服

②黄芩油膏,外用涂鼻腔,每日 2 次。

案三

夏某,女,40 岁。1991 年 10 月 5 日初诊。中山陵园。

20 年衄家,入夏即作。做过冷冻。最近上周又出过血,量多,但能加压而止。平时清涕较多(已 10 年之久),大多自淋难敛,通气尚可,善嚏。左耳做过乳突根治术(1975 年)。右耳鸣响,有时鸣而伴眩晕,听力差。扁桃体 1976 年行摘除术。咽头多痰,异物感。

检查:咽后壁小血管扩张。鼻中隔弯曲,找不到出血点,立氏区(−),左鼻翼底部有损伤后的皮痂。右耳干燥。舌薄苔,脉细。

医案:五官俱病,为时亦久,取扶正一法,以六君子汤加减。

党参 10g	茯苓 10g	陈皮 6g	半夏 6g
百合 10g	仙茅 6g	当归 10g	丹参 10g
白芍 6g	甘草 3g		7 剂煎服

二诊,1991 年 11 月 26 日诊。

药后 14 剂,耳鸣已轻些,鼻未见出过血。清涕之多,变化不大,喉头痰已减少,异物感不明显,而胸膺痞闷。脱发纷纷,头皮干燥而不痒。下午面赤掌灼。

检查:咽后壁小血管扩张明显减轻;鼻前庭痂落炎消。舌薄苔,脉平。

医案:初诊主诉遗漏多多,责是裁方亦颇感片面,纵然获有微效,总感难惬于心。今也重作分析,印象为气血双亏,龙雷暗动。

知母 10g	川黄柏 3g	熟地 10g	地骨皮 10g
当归 10g	党参 10g	白术 6g	桑椹子 10g
茯苓 10g	黄精 10g		7 剂煎服

三诊,1992 年 2 月 14 日诊。

鼻衄未作,咽痛平稳,听力提高。喉头鲠介还有,痰多而嗽,能吐能咯,胸口闷痞,下午头痛颧红,两耳有憋气感,大便干结难解。

检查:鼻、咽无异常。舌薄苔,脉平。

医案:上诊之方,尚感如意。唯以诸恙稍有斗换星移之感,故而方亦"四君"减灶,"六味"添筹。

知母 10g	川黄柏 3g	熟地 10g	柏子仁 10g
山药 10g	丹皮 6g	泽泻 6g	地骨皮 10g
茯苓 10g	补骨脂 10g		7 剂煎服

案四

孙某,男,17 岁。1992 年 1 月 21 日初诊。南京炼油厂。

反复鼻衄已年多,量也较多,曾输过 400ml 血。近 3 天来出过血。曾做过 5 次冷冻,也未能控制。近来发现耳鸣。

检查:右侧立特氏区大面积及较深的溃疡 1 个,上有血痂。舌薄苔,质淡白,脉大而数。

医案:周年大衄,营血之亏,已不言而喻,同时立氏区溃疡如此之深,亦属罕见。宗中医"见血不治血"论点,取峻剂扶正,当然所谓扶正者,亦气血两补也。

黄芪 10g	紫河车 10g	党参 10g	山药 10g
苏子 10g	酸枣仁 10g	当归 10g	白芍 6g
阿胶 10g	甘草 3g		7 剂煎服

二诊,1992 年 1 月 28 日诊。

在此一周中,未见出血。耳鸣暂息,胃纳依然木然。

检查:右立氏区溃疡已浅许多;左侧也有些粗糙。舌薄黄苔,脉平。

医案:匝旬不衄,当然属佳事。但黎区病灶未除,病根依然存在,未可额手过早。

①黄芪 10g	党参 10g	白术 6g	酸枣仁 10g
茯苓 10g	远志 6g	山药 10g	苏子 10g
木香 3g	甘草 3g		7 剂煎服

②黄芩油膏,外用涂鼻腔,每日 2 次。

三诊,1992 年 2 月 21 日诊。

时历 20 多天,天天进药不辍,故而一直没有出血,唯鼻腔有干燥感。

检查:立氏区右侧尚有浅在性溃疡,左侧粗糙。舌薄苔映黄,脉平。

医案:鼻血已止,乃症状之改善无疑。黎区之粗糙,为病患之未愈无讳,改用清金乃鼻科之常规。稍参补脾,效疡科之"溃疡首重脾胃"之旨耳。

桑白皮 10g	黄芩 3g	金银花 10g	党参 10g
白扁豆 10g	茯苓 10g	山药 10g	丹皮 6g
赤芍 6g	连翘 6g		7 剂煎服

案五

张某,女,11 岁。1992 年 8 月 14 日初诊。常熟市。

4 岁开始鼻衄,主在夏天,量很多,难以一压而止。每次发作,前后天数很长。者番剧发已 3 星期。入夏肤热掌灼。

检查:立特氏区大面积糜烂右重左轻,上盖痂皮,现无活动性出血。舌薄苔,脉细数。

医案:血热必然妄行,夏火秋燥,故而更见频繁。治当清火凉营,佐以润燥。

生地 10g	白茅根 10g	竹叶 10g	侧柏叶 10g
茜草 10g	紫草 10g	麦冬 10g	甘中黄 3g
丹皮 6g	赤芍 6g		7 剂煎服

二诊,1992 年 9 月 22 日诊。

时历月余,药进 14 剂,药后未见出血,但在近 5 天感冒发烧(39.5℃),于昨日在一个喷嚏时又出血,量多难止。

检查:两侧立氏区糜烂,刻下无活动性出血。舌薄苔,尖有红意,脉有数意。

医案:药后鼻衄平稳,即不见红。但一度高热,蒆衄又以红汗恣态而又来。曾血检而知血小板为数少,则下诊再酌情裁方。

桑叶 6g	菊花 10g	金银花 10g	连翘 6g
生地 10g	白茅根 10g	竹叶 10g	侧柏叶 10g
丹皮 6g	甘中黄 3g		7 剂煎服

三诊,1992 年 10 月 6 日诊。

上次门诊之后,未见出血。

检查:立氏区糜烂消失,但粗糙及轻度充血。舌薄苔,脉细。

医案:衄止症状减轻或消失,立氏区现象病灶亦明显好转。治从养血凉血入手。

阿胶 10g	百合 10g	生地 10g	侧柏炭 10g
当归 10g	白芍 6g	白茅根 10g	桑白皮 10g
双花炭 10g	甘草 3g		7 剂煎服

案六

孔某,男,25 岁。1993 年 2 月 9 日初诊。秦淮区文化馆。

从 4 岁开始鼻出血,历 20 年反复而作。7 年前做过烧灼后,平稳一个时间。近来又发作频繁。

检查:左侧立特氏区大面积(已越出立氏区范围)糜烂,有血痂,现在无活动性出血。舌薄苔,尖红,脉实。

医案:念年衄家,面临春季,当然发作频繁。治当降气、清营、润燥、柔木四者兼顾。

夏枯草 10g	菊花 10g	生地 10g	白茅根 10g
丹皮 6g	赤芍 6g	麦冬 10g	苏子 10g
盐水炒牛膝 10g		黄芩 3g	7 剂煎服

二诊,1993 年 2 月 16 日诊。

服药按期按量完成,在此一周中,出过一次血,量不多,经压即止,近来全身有累感。

检查:左侧立氏区的糜烂改善许多。舌薄苔,脉细。

医案:蔻衄初步控制,所待者粘膜之修复耳。

生地 10g	竹叶 10g	灯心草 3g	黄芩炭 3g
白茅根 10g	丹皮 6g	赤芍 6g	地榆炭 10g
苏子 10g	麦冬 10g	百合 10g	7 剂煎服

三诊,1993 年 3 月 16 日诊。

汤药进服未辍,近来又几度出血,可能工作较累而致。自感疲乏无劲,睡眠差。

检查:鼻(左)腔变化不大。舌薄苔,脉平偏细。

医案:衄止而又来,症型动荡,改取归脾汤大意而保存清热。

丹皮 6g	山栀 10g	黄芪 10g	酸枣仁 10g
党参 10g	茯苓 10g	当归 10g	藕节炭 10g
苏子 10g	盐水炒牛膝 6g		7 剂煎服

四诊,1993 年 7 月 27 日诊。

药后出血已不频,在 5 个月中仅少量出血两次且尚易止。乏力易疲劳,食欲失旺,睡眠难甜者,为时已久,迄来加重。

检查:立氏区(双)基本上已正常。舌薄苔,尖红,脉平偏细。

医案:黎区完整,祸首已除,所求之愿,幸已如矣。刻下诸证,仅须醒脾扶土以应付。

①太子参 10g	白术 6g	茯苓 10g	山楂 10g
焦六曲 10g	藿香 10g	佩兰 10g	泽泻 6g
桑白皮 10g	六一散 12g		7 剂煎服

②黄芩油膏,外用涂鼻腔,每日 2 次。

案七

王某,女,11 岁。1993 年 1 月 5 日初诊。江宁县。

3 年来鼻衄频频,冬天加重,最近一次在 4 天前出血。夙恙血小板不足,仅 4.9 万。

检查:立氏区十分粗糙,右重左轻,充血。舌薄苔,脉细。

医案:血小板不足,内因也;入冬起燥,立氏区粘膜易于破裂,外因也。治当养血润燥中求之。

①熟地 10g	当归 10g	川芎 3g	酸枣仁 10g
白芍 6g	苏子 10g	黄芪 10g	麦冬 10g
沙参 10g	蒲黄炒阿胶珠 10g		7 剂煎服

②黄芩油膏,外用涂鼻腔,每日 2 次。

二诊,1993 年 2 月 12 日诊。

服药不辍,月余未衄,面色及精神亦有好转,但检查血小板提高到 7.2 万。

检查:以立氏区血痂脱尽,发现有溃疡。舌薄苔,尖有红意,脉平。

医案:溃疡固发现于今日,形成则在于昔时,以症情而视,毕竟在向痊愈中迈进。

①原方 7 剂继服,后可用维持量打持久战。

②外用药继续使用。

案八

李某,男,55 岁。1993 年 4 月 9 日初诊。南京电力自动设备厂。

右鼻出血,已 11 个月,天天必作,大多夹在涕中,也有流血而无涕者,在干燥时更多。右眼眶不舒服,头脑稍有胀感。血压不高。

检查:两侧立特氏区粗糙。舌薄苔,脉平有弦意。

医案:热停肺系,衄出鼻腔。纵然有辛颏鼻渊兼证,刻下当清肺金。

桑白皮 10g	黄芩炭 3g	山栀 10g	生地 10g
地骨皮 10g	墨旱莲 10g	丹皮 6g	赤芍 6g
藕节 2 个	白茅根 10g		7 剂煎服

二诊,1993 年 10 月 26 日诊。

药后衄止,衄来再药,反复循环吃了 20 多剂。现在出血已不勤。刻下头痛发胀,重点在右额,鼻腔干燥,口干殊甚,无液狂饮,不择温凉。

检查:咽后壁污红充血(红艳型),鼻腔干燥无涕,右下甲后端有一个出血点,鼻咽部检查未能全部可见。舌薄苔,脉平。

医案:衄作得药即止,可知方已对证。今也干燥明显,右下甲有血迹,更证如此药路,毋庸更章。

桑白皮 10g	黄芩炭 3g	生地 10g	丹皮 6g
赤芍 6g	白茅根 10g	沙参 10g	麦冬 10g
玉竹 10g	芦根 30g		7 剂煎服

三诊,1993 年 12 月 10 日诊。

上方已进 21 剂,停药 20 多天。当进药之际不出血,停药后又出,但量已少。每当出血之前,右眼即先发胀,出血后胀亦消失。血压正常,血小板低。

检查:鼻腔干燥右下甲前区有一出血点。咽后壁污红,舌薄苔,脉平。

医案:对症之药,症状虽失,病难言愈,中途辍药,当然鼻衄又来,仍取清养而兼顾手法。

黄芩炭 3g	桑白皮 10g	生地 10g	丹皮 6g
绿豆衣 10g	夏枯草 10g	赤芍 6g	山栀 10g
白茅根 10g	盐水炒牛膝 10g		7 剂煎服

案九

袁某,男,18 岁。1992 年 10 月 20 日初诊。中山东路 518 号。

鼻衄两年,严重时溢出频繁,每年四季皆然。鼻腔堵塞。

检查:左侧立特氏区糜烂,上附丽血痂,现在无活动性出血。两颊痱痤已半年多。舌薄苔,脉平。

医案:鼻衄而立区糜烂,肺经之热加燥也;两颊痱痤,胃经之伏火使然。治当清肺泻胃。

桑白皮 10g	黄芩炭 3g	芦根 30g	白茅根 10g
生地 10g	茜草 10g	紫草 10g	丹皮 6g
麦冬 10g	赤芍 6g		7 剂煎服

二诊,1992 年 10 月 27 日诊。

药进 7 剂,事属平稳,言效果则药仅 7 剂,当然不能明显。今晨在前庭摸到一些血迹,通气仍然未见改善。

检查:两侧右轻左重,立氏区、中隔、下甲俱有溃疡,血痂附丽。两颊痱瘰,色呈黯紫,舌薄黄苔,脉平。

医案:方裁清肺、泻胃,证未见变,当然药不更方。治程可能偏长,痊愈总能获得。

①原方7剂煎服。

②黄芩膏继续涂鼻腔外用。

三诊,1992年12月18日诊。

清肺凉血之剂,累进42剂,血量已少,仅能擦而得之,但终难言"已止"。一度胸闷,刻已告失。而食后泛恶,欲吐无物。

检查:左侧立氏区及其周围大面积糜烂,无活动性出血。舌薄苔,脉有软意。

医案:肺胃之实热,早已逃遁,而且似有克伐无辜之嫌,其食后泛恶者正是其证。今也证移药转,旋踵间改取汪石山所谓"溃疡首重脾胃"论点裁方。

①党参 10g	白术 62	茯苓 10g	白扁豆 10g
山药 10g	阿胶 10g	当归 10g	白芍 6g
百合 10g	甘草 3g		7剂煎服

②黄芩油膏1盒,外用涂鼻腔。

四诊,1993年1月15日诊。

在此一段时间内,未见出血,如其停擦黄芩膏则鼻腔立起干燥不舒。近来咳嗽匝周,咽痛伴以粗糙感,有清涕,头有转胀感。

检查:立氏区粗糙,轻度充血,咽峡轻度充血。舌薄苔,脉平。

医案:两年立区糜烂而衄,经门诊治疗接近痊途,唯以新邪一袭,咽炎陡然而作,循例急急缓缓,先驱浮邪。

①桑叶 6g	菊花 10g	金银花 10g	薄荷 5g
杏仁 10g	芦根 30g	桔梗 6g	象贝母 10g
荆芥炭 6g	甘草 3g		7剂煎服

②黄连膏2盒,外用涂鼻腔。

五诊,1993年2月5日诊。

在此期间,没有出过血,唯以在北方过年,故而特别怕冷,南旋之后,又改善良多,咳嗽已止,咽痛还有些,清涕已少,头已不胀。

检查:两立特氏区仍然粗糙及轻度充血。咽峡充血(红艳型)。舌薄苔,脉平。

医案:四诊权衡,衄已告失;局检提示,病未根除。昨日立春,正是蔑衄盛作之时,黎区粗糙,更是予衄症之畅开大门。刻下关键时刻(约两个星期)切勿待缓。

①黄芩炭 3g　　桑叶 6g　　山栀 10g　　菊花 10g

　金银花 10g　　丹皮 6g　　赤芍 6g　　白茅根 10g

　芦根 30g　　麦冬 10g　　　　　　　　7 剂煎服

②黄芩膏 1 盒,外用涂鼻腔。

六诊,1993 年 2 月 23 日诊。

在此期间,药进 14 剂,时计 18 天,仅仅两次稍稍有些沁渗,咽已不痛。牙齿进热作痛,进冷时即酸,怕外来冷风。

检查:左重右轻糜烂改善,但还残存一些在内侧边缘,门齿龈有病变。舌薄黄苔,尖红伴以朱点,脉平。

医案:颜颊属阳明,痞瘰之作阳明之热,牙龈属胃,牙齿属肾,久已遇冷而酸,病在肾与胃也。鼻为肺窍,但溃疡久作,《外科理例》认为溃疡首重脾胃,故而衄多责肺,立氏区久溃者责脾,脾为胃之里,当然胃之咎亦责无旁贷。总之,三症同证,阳明有余,少阴不足。方取张介宾之玉女煎。

①熟地 10g　　生石膏 20g　　知母 10g　　麦冬 10g

　山药 10g　　黄芩炭 3g　　女贞子 10g　　旱莲草 10g

　芦根 30g　　太子参 10g　　　　　　　　7 剂煎服

②黄芩膏 1 盒,外用涂鼻腔。

七诊,1993 年 3 月 23 日诊。

刻下依然出血,幸量少而次亦不勤,门齿仍然怕冷气。两颊痤痱明显衰退。

检查:立氏区右侧轻度破碎,左侧粗糙充血。咽后壁极轻度污红。舌薄苔,脉平。

医案:方选玉女,似最恰当,务需坚守为是。

熟地 10g	生石膏 30g	知母 10g	麦冬 10g
百合 10g	女贞子 10g	旱莲草 10g	桑椹 10g
菟丝子 10g	阿胶珠 10g		7 剂煎服

八诊,1993 年 8 月 24 日诊。

上诊之后至今出血 3 次,血量不多,加压即止。

检查:鼻立氏区右侧已正常,左侧还有些粗糙。舌薄苔,脉平。

医案:衄息而立氏区粗糙尚存,总难以谓愈。再取清肺,现以丸药缓图。

二至丸,每次 6g,每日 2 次。

黄芩膏,外用涂鼻腔。

小　　结

鼻出血的原因非常复杂,各家学说也很多。干师主要将其归纳为以下 4 个方面。

一、燥:燥由六淫中的燥邪直接侵害,也有其它病因转化而来,如风、火生燥,还有体内转化因素,如血虚、阴伤、津亏、液枯化燥等。其特点是鼻粘膜干燥,立特氏区粗糙皲裂,或见鼻甲干瘪、鼻道空旷,全身见有皮肤干燥,心烦唇燥,善饮,便秘,舌少苔无液,质红,脉细数。治取养阴润肺生津,方用养阴清肺汤、清燥救肺汤、沙参麦冬汤类。

二、火:火有五志之火与六淫之火。其特点是出血量多而急,鼻粘膜充血,烦热,口渴喜冷饮,大便干结,小便黄赤,舌苔黄腻,脉弦数或洪数。治以清火凉血,常用方犀角地黄汤。偏于肺火者加桑白皮、黄芩;偏于胃火者加生石膏、芦根;偏于肝火者加夏枯草、焦山栀等。

三、气虚脾不统血：鼻出血量不多而频繁反复不休，劳累尤甚，神疲乏力，面色㿠白，食欲不振。舌质淡而胖嫩，脉细无力。方用归脾汤加减。

四、阴虚阳亢：阴虚，主要是肺肾阴虚；阳亢，是肝阳相火有余。出血量多，鼻粘膜干而充血，头胀头昏，面红目赤，急躁善怒，口干唇燥，耳鸣失眠，舌红苔少，脉细数而弦。方取羚角钩藤汤或知柏地黄丸。

干师在治疗鼻出血者，常加用苏子，其理是气降血亦降，降气则血归经。鼻粘膜溃疡经久不愈者，常宗脾论治，乃外科常规，"溃疡首重脾胃"。出血涌甚者用羚羊角粉，理由是"肝藏血"。寓居之室一凉，则血可安居矣。

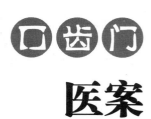

口齿门

医案

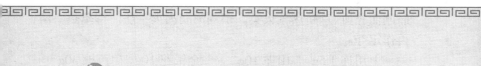

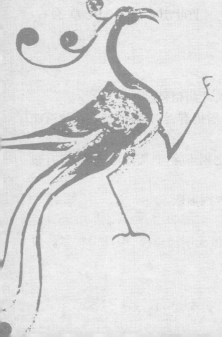

口 疮

案一

刘某,女,42 岁。1985 年 4 月 18 日初诊。省水产研究所。

口疮已有 10 多年病史,约每年发作一次。近来发作频繁,现在则每一周必作,甚至前赴后继,永无宁日。疼痛也较严重,刷牙有血。

检查:上下唇粘膜偏右各有 1 个溃疡,创面约 0.8cm×0.8cm 之谱,周围衬以严重充血。舌薄苔,脉小弦。

医案:顽症多年,发作日趋频繁。纵然非一涌一泄可愈,但痛剧而充血,总是热象火类。宗刘河间泻火一法。待蕴热一清,再作定夺。

上川连 1.5g	山栀 10g	金银花 10g	芦根 30g
生石膏 30g	白茅根 10g	竹叶 10g	灯心草 3g
甘中黄 3g			5 剂煎服

绿袍散,外用吹口腔患处。

二诊,1985 年 4 月 22 日诊。

疼痛已减轻一些,齿血依然,牙痛稍轻。

检查:下唇溃疡已愈合。上唇仍有,但充血已轻。舌薄苔映黄,脉小弦。

医案:炎炎之火稍挫,绵绵之累难除,只需耐心进药,定有覆杯之日。

原方除川黄连,加升麻 3g,5 剂煎服。

三诊,1985 年 4 月 29 日诊。

口疮正在收敛之中。颜面虽无明显虚浮,但绷得很紧。口干而不思饮水。刷牙出血已无。

检查:上唇溃疡有愈合倾向。舌薄苔,脉细。

医案:溃疡日趋瘥境,事非愈合,不过暂作敛迹而已。仍须清解。

甘中黄 3g	生地 10g	金银花 10g	芦根 30g
人中白 6g	白茅根 10g	升麻 3g	玄参 10g
鸡内金 10g	滑石 12g		5 剂煎服

四诊,1985 年 7 月 19 日诊。

口疮自 5 月份治疗之后,没有发作过。近来又在发作,已有 1 周,疼痛较剧。

检查:多个小溃疡,布散于两颊、唇部粘膜。舌薄苔,脉细。

医案:口疮,客观上痊途坎坷,主观上懒于就医。争取根治,难乎其难!

藿香 10g	佩兰 10g	滑石 12g	鸡内金 10g
金银花 10g	山楂 10g	升麻 3g	芦根 30g
白茅根 10g	竹叶 10g		5 剂煎服

五诊,1985 年 7 月 23 日诊。

口疮,右侧已敛,左侧又有蠢发。

检查:右颊粘膜还有一处未敛,左侧有充血。舌薄苔,舌尖红,脉细。

医案:发作、痊愈乃病途中惯例,现虽小愈,仍然一时之敛迹耳。

原方 5 剂煎服。

六诊,1985 年 7 月 30 日诊。

这几天很平稳。即使有些蠢发,但能自行退隐。

检查:口腔(-)。舌薄苔,脉平。

医案:上诊按语"难乎其难",其实此难,非挟泰山以超北海也。治以巩固。

太子参 10g	白术 6g	白扁豆 10g	山药 10g
鸡内金 10g	茯苓 10g	淡竹叶 10g	灯心草 3g

六一散 12g　　　山楂 10g　　　　　　　　　5 剂隔日煎服

七诊,1991 年 8 月 6 日诊。

当时已多年的复发性口疮,经治告愈,而且疗效巩固。近两个月又开始发作、疼痛,严重时不止一两个,大便秘结。

检查:下唇粘膜有绿豆大溃疡 2 个,上有义膜,周围轻微红晕。舌薄黄腻苔,脉细有濡意。

医案:复发性口腔炎,10 年之恙愈于 1985 年经治之后。者番颞项成灾,脾土再度受困,多年宿疾再度驾轻就熟而重来,急予清剂,先挫其势。

①藿香 10g　　　佩兰 10g　　　六曲 10g　　　山楂 10g

　芦根 30g　　　白茅根 10g　　　茯苓 10g　　　升麻 3g

　金银花 10g　　碧玉散 12g　　　　　　　　　7 剂煎服

②养阴生肌散,外用吹患处。

案二

姜某,女,22 岁。1992 年 2 月 16 日初诊。南通市公安局。

7 年之前发生口腔病(复发性口腔炎),反复发作者已多时,但近已不太发作。凡在出现症状后,用西瓜霜或锡类散涂擦可以控制。每岁入冬,上唇起脓疱、水肿、作痒痛(下唇也有),两三天疼止,1 周左右自瘥,最近一次已 12 天,今天方才痂脱告瘥。前年之秋以急性鼻炎发轫,至今也有溃疡、肿胀、红赤,竟无痊愈之日,唯时轻时重而已,严重时伴以发烧、凛寒、头痛,通气尚可,嗅觉正常,无蒉衄。由于鼻中分泌物逆吸,倒流到咽部而引起溃疡,严重时也疼痛及烧灼感。作干而不思饮。多带,尿频,入冬怕冷逾常人,多汗,四末冷,偶有耳鸣但轻,口腔中自觉有气味(旁人也能闻到),为抹布味。今天为比较平稳阶段。

检查:两侧鼻腔四壁俱有浅在性溃疡。创面不正规,边缘不清楚,稍有血痂。两立氏区糜烂,左重右轻。无出血现象,无气味。咽(-),口腔粘膜无明显病变。耳两侧鼓膜严重内陷、混浊、标志不清。舌薄苔,质淡白,边有齿痕如锯,脉细。

医案:禀质脾衰土弱,坤德不充,致内湿自生,病程多年,更增其累。口腔溃疡事属常见,鼻腔溃疡临床上殊难遇到。良以脾土之湿,无阳气之濡养,邪浊积蕴,久困中州,郁蒸而上凌清窍使然。谚谓:"粪边无净土",其理相同。治当益气升清,最属惬当。

升麻 3g	柴胡 3g	党参 10g	白术 6g
茯苓 10g	山药 10g	六曲 10g	藿香 10g
佩兰 10g	甘草 3g	白扁豆 10g	7 剂煎服

二诊,1992 年 2 月 21 日诊。

自觉左侧缓解,左侧鼻翼、下甲处有自发性疼痛。

检查:咽(-)。口腔(-)。鼻腔溃疡消失过半,仅存 1/2 的溃疡存在。耳(-)。舌薄苔,脉细。

医案:药仅 6 剂,获效良多,大有"所持者狭而所获者奢"之势(原文在《史记·滑稽列传》中作"欲"字),至于自诉"鼻中有一肿物"者乃下甲,无人无之,无则即病(萎缩性鼻炎)。方已有效,何事奢求,踵原方再进。

升麻 3g	葛根 6g	党参 10g	白扁豆 10g
白术 6g	茯苓 10g	山药 10g	桑白皮 10g
藿香 10g	川黄柏 3g	甘草 3g	14 剂煎服

三诊,1992 年 3 月 9 日诊。

在此期间,虽然"杞人忧天"而迹近悲观,但客观上已减轻达一半,虽有一处小的动荡,总是趋向好转。白带多,有低烧。

检查:咽腭弓及双鼻中甲处有少许溃疡。舌薄苔肤黄,脉平。

医案:益气升清,一击而中。如有动荡,亦乃慢性病常具特征。原旨再进。

①升麻 3g　　葛根 6g　　党参 10g　　地骨皮 10g

　白术 6g　　茯苓 10g　　山药 10g　　甘中黄 3g

　藿香 10g　　佩兰 10g　　山楂 10g　　黄芩 3g

　　　　　　　　　　　　　　　　　　　　7 剂煎服

②珠黄散 1 支、黄芩膏 1 盒,调匀外用于鼻腔。

四诊,1992 年 3 月 17 日诊。

右鼻疼痛减轻,左侧又有溃疡出现,有些疼痛。咽部毛涩减轻,但咳而咽不太干。

检查:左鼻中隔部、左下甲前仍见有溃斑,两侧前庭粗糙。舌薄苔,边有齿痕,脉平偏细。

医案:鼻腔四壁方告清净而第二批又有续来之势,而且低烧徘徊难去,带下亦较多。总之脾阳之困,虽然初醒,依然难离厄境。仍守原旨。

柴胡 3g　　升麻 3g　　党参 10g　　紫河车 10g

茯苓 10g　　白术 6g　　黄芪 10g　　土茯苓 10g

白鲜皮 10g　　功劳叶 10g　　　　　　5 剂煎服

案三

黄某,女,54 岁。1992 年 3 月 11 日初诊。南京正学路。

口腔溃疡 28 年之久;类风湿性关节炎 16 年;胆结石(1.5cm)发现已 3 年。

检查:颊部粘膜右侧粗糙变厚,左侧溃疡成片,肉芽峥嵘。舌薄苔而白腻,脉细。

医案:坤失德而不能厚载,湿浊之邪又兽困难泄,治当本求脾土之健,标取解泄伏邪。

①党参 10g　　白术 6g　　土茯苓 10g　　茯苓 10g

　升麻 3g　　葛根 6g　　功劳叶 10g　　防风 10g

　山药 10g　　秦艽 6g　　　　　　　　7 剂煎服

②珠黄散,外用吹口腔患处。

二诊,1992 年 3 月 27 日诊。

药进 12 剂,自感口腔诸恙改善许多。

检查:右颊粘膜仅存地图形几块殷红区,左侧峥嵘之肉芽已收敛,仅有一小块残余。舌右边糜烂残迹存在,白腻苔,内有一小块白色,脉细。

医案:脾窍责脾,事无异议,前旨中鹄,不应更章。同时左侧关节诸恙,亦得附骥而改善。

党参 10g	白术 6g	茯苓 10g	白扁豆 10g
山药 10g	升麻 3g	葛根 6g	焦苡仁 10g
防风 6g	秦艽 10g	功劳叶 10g	7 剂煎服

案四

华某,男,70 岁。1992 年 7 月 4 日初诊。水文水资研究所。

房颤在 1986 年被发现,1988 年患脑栓塞而右瘫,伴糖尿病。今年 2 月开始口腔出现糜烂,舌苔厚腻,上丽毵毛,色有黄意。左侧耳后一块皮炎,虽出现于去年之秋,但从此与口腔病有同荣共辱之概。口腔病为进行性发展,四月达到高峰,使用激素后有所好转,从此乞灵于"强的松"至今未辍。口中疼痛,涎水虽如泉喷,而干燥殊甚。对甜、酸、咸尤其过敏。全身症状无发烧,小便正常,大便有里急后重感,但不进药物不能圊,嗜睡而懒于活动、言语。

检查:以舌背、两颊为重点,有不规则的糜烂,义膜较厚,下垫边衬红色肉芽多处,无气味。舌苔部分薄腻,部分厚腻,脉平乏力而软。

医案:年逾杖国,撄病 6 年,正气之衰,不言可喻。正气重点责在土脾,加之久病常坐更增其"久坐伤脾"。治应培养坤德,但以其它诸恙之扰,取药总有东顾西虑之势。方从补中益气汤、缩泉丸、四妙汤三者综合取舍而立方。

①党参 10g　　黄芪 10g　　金花 10g　　升麻 3g

　白术 6g　　茯苓 10g　　山药 10g　　益智仁 10g

　乌药 6g　　枳壳 6g　　甘草 3g　　3 剂煎服

②珠黄散,外用吹口腔患处。

二诊,1992 年 7 月 10 日诊。

药进 3 剂,口水明显减少 2/3,对气味的过敏似觉好些。

检查:糜烂已定,义膜减少,无口涎流淌。舌薄苔,脉细。

医案:补敛兼收之剂,似已中鹄。效不更方,坚守深入。

党参 10g　　黄芪 10g　　益智仁 10g　　乌药 6g

山药 10g　　白术 6g　　仙灵脾 10g　　仙茅 10g

茯苓 10g　　　　　　　　　　　　　　7 剂煎服

三诊,1992 年 7 月 25 日诊。

药进 7 剂,口水少而不如初诊。辍药 8 日又多了起来,糜烂情况又多一块。

检查:满口糜烂已定,但各处肉芽暴露伴以增生,更以舌体为重点。舌薄腻苔,脉细。

医案:胃热以正衰而欲炽无能,肉芽以津亏而暴露难敛,纵然尚存内湿之困扰,但亦不能理湿而带来劫津后果。裁方肘掣多多,只能步原旨而求平稳。

①生黄芪 10g　　党参 10g　　白术 6g　　茯苓 10g

　益智仁 10g　　乌药 6g　　山药 10g　　扁豆 10g

　六一散 15g　　佩兰 10g　　　　　　　7 剂煎服

②珠黄散,外用吹口腔。

四诊,1992 年 8 月 14 日诊。

口水仍多,但已不甚滂沱,口腔溃疡依然。大便干结难解。

检查:口水已接近正常,溃疡依然满布。舌薄苔,脉不驯。

医案:所谓其“火”甚旺,乃龙雷上潜,假象也。方取四妙合桂附八味化裁。

①肉桂 2g　　生黄芪 10g　　党参 10g　　白术 6g

当归 10g　　益智仁 10g　　乌药 6g　　　熟地 10g

山药 10g　　柏子仁 10g　　郁李仁 10g　　3 剂煎服

②珠黄散继续吹用。

③晚蚕砂 30g,水煎漱口用。

案五

吴某,女,57 岁。1992 年 9 月 22 日初诊。东南大学。

舌边根部(左)破碎已 20 多天,疼痛由局部放射到左耳根后部,言语及饮食时加重。

检查:舌体左侧比右侧丰腴(肿)。舌边约在 $\dfrac{}{4\,7}$ 齿处有白点 1 个,衬以周围充血,压痛,柔软。舌白腻苔,脉弦。

医案:心火偏旺,因舌为心苗。肝热助桀,乃舌边属于肝。同时舌苔厚腻,当然痰浊湿热亦参与其间。治当主清心肝两经之火,佐以清化痰湿。

①生地 10g　　竹叶 10g　　白茅根 10g　　菊花 10g

龙胆草 3g　　藿香 10g　　佩兰 10g　　陈皮 6g

夏枯草 10g　　六一散 12g　　　　　　　7 剂煎服

②绿袍散,外用吹口腔患处。

二诊,1992 年 9 月 29 日诊。

药进 4 剂时反应漠然,第 5 剂之际陡然改善,从此疼痛锐减,放射性疼痛接近消失,进食已无牵掣而正常,言语亦方便。刻下一向疼痛区域出现僵硬感,口干而渴,狂饮求润,喜冷。大便干结,间日一圊。口中有粘腻感。

检查:左侧舌体稍有丰腴感,溃点淡化,周围充血已消失。舌苔已较前化些,脉平。

医案:心火肝热,逐渐式微,痰浊湿热,升居主位,当然属于向愈之态,唯左边一点白色小斑,依然存在不去,再予观察。方承上旨倾向清化痰浊。

厚朴花 30g	苍术 6g	山楂 10g	六曲 10g
藿香 10g	佩兰 10g	陈皮 6g	竹叶 10g
白茅根 10g	六一散 12g		7 剂煎服

三诊,1992 年 10 月 6 日诊。

疼痛接近消失,言语进食已无妨碍,僵硬感消除,口渴缓解许多,口中粘腻者已清爽。唯舌尖有些烧灼感,大便仍干结,鼻腔出现热气冒火感;两眼睑有痒感。

检查:舌体正常,乳头收敛,在十分注意之下,还可发现左边舌体有些丰腴感,左舌边一个白点已淡化,边缘已模糊不清。舌薄苔,脉细。

医案:初诊清心肝之火,复诊治痰浊之凝,俱能应手。刻下裁方取清扫余火,养津滋液。

生地 10g	白茅根 10g	芦根 30g	柏子仁 10g
麦冬 10g	玄参 10g	山楂 10g	全瓜蒌 12g
金银花 10g	甘草 3g		7 剂煎服

案六

王某,男,51 岁。1992 年 10 月 20 日初诊。长江油运公司。

病起 10 年,症为口腔破碎型炎,前几年发作于春交,近来但在秋冬。5 天前满口有多颗溃疡,进药 5 剂,全部消失殆尽。所虑者诚恐继续发生。

检查:口腔未见病变,粘膜偏于潮红。舌薄苔,质有红意,脉平。

医案:考口腔多发性溃疡,虚则脾土衰弱,坤德难厚,本症不属此型。实则肺胃积热,外泄口腔,本症属实,唯一般常情大多作于春夏,今也独作于秋冬者,良以秋收冬藏,肺胃之火欲泄无门之故,故而在清化剂中,务加表药。同时建议每届秋凉,如有先兆之季,可服发表之剂(如感冒冲剂、板蓝根冲剂),先予解表以防常年受累。

荆芥 6g	薄荷 5g	生地 10g	黛灯心 3g
竹叶 10g	芦根 30g	白茅根 10g	甘中黄 3g
山楂 10g	六曲 10g		7 剂煎服

案七

韩某,男,30 岁。1992 年 12 月 18 日初诊。83123 部队。

十六七岁时曾患肺系诸病,未予好好处理。近三四年来在齿根部出现难以言语表达的不舒服,只能切齿而咬,咬后有疲劳感。口腔破碎亦经常不断,每月中仅 2/3 时日可正常无恙,经屡治疗,已感改善一些。头脑里也经常失去"空清"之感。X 线片示有慢性上颌窦炎。涕不多,通气一般。运动量大后有泛恶,口有臭气及苦味(现在轻些)。

检查:咽后壁淋巴滤泡呈孤立性珠状突起增生,充血(红艳型),粘膜轻度充血。脉大。

医案:龈属阳明而齿属肾,重点所在,其在斯乎。嗑咬之作,其实热无疑,当然习惯使然亦难以排除,不过始作俑者,决非习惯。拟取玉女煎而以清胃为主。

白茅根 10g	生石膏 30g	知母 10g	熟地 10g
麦冬 10g	藿香 10g	佩兰 10g	金银花 10g
连翘 6g	甘中黄 3g		7 剂煎服

二诊,1992 年 12 月 25 日诊。

上药已进 7 剂,无一切反应,所有症状如前。补诉咬牙之前,有两年呃逆史,昨起口腔破碎又有开始发作倾向。

检查:咽部一切如上诊。舌薄苔肤黄,脉平。

医案:7 剂之药,反应漠然。良以其量未及之嫌。仍其原方,稍加损益。

生石膏 30g	知母 10g	熟地 10g	白茅根 10g
白芥子 6g	枳实 10g	苏子 10g	莱菔子 10g
鸡内金 10g			7 剂煎服

三诊,1993 年 1 月 5 日诊。

第二诊方已进 13 剂。当进此方第 1 剂后有些反应,但之后漠然无感觉,咬齿动作依然。口腔溃烂,在两周中发作一次,程度则减轻(表现已不痛),口臭已消失,口中苦涩味也明显减轻。现在自己感觉到"清嗓"之作,不在咽喉而出于胃里,大便偏稀,小便偏黄。

检查:咽后壁所见同初诊,有些弥漫性充血。鼻粘膜偏红而干。舌薄苔而腻,脉细。

医案:玉女煎基本有效,但生石膏总有凌厉之感。但摈弃石膏则玉女煎难以成方矣。参阅内科之方殊感欣赏。在此他山之石供镜。可取醒脾手法以统一。

柴胡 3g	苏梗 10g	鸡内金 10g	山楂 10g
六曲 10g	白术 6g	太子参 10g	茯苓 10g
木瓜 10g	省头草 10g		7 剂煎服

四诊,1993 年 1 月 19 日诊。

口腔之烂仍然准时而作,咬牙亦仍然如旧,当上方初进之际,十分舒服,但之后漠然无变化。口苦仍有而口臭已无,右部腰部也很不舒服,大便偏稀。

检查:咽后壁珍珠型淋巴滤泡减少许多,充血也消,前庭处有一小白点,其它无明显破碎,唯有小血管暴露。舌薄苔,脉小。

医案:症既云顽,又伴"戏药",看来常规论治迹近敷衍,改取两仙合甘麦大枣,以观其效。

仙茅 6g	仙灵脾 10g	仙鹤草 10g	甘草 5g
小麦 12g	大枣 7 枚	鸡内金 10g	灯心草 3g
功劳叶 10g			7 剂煎服

案八

周某,女,25 岁。1993 年 4 月 9 日初诊。黑龙江德都沾河林业局。

1986 年 10 月开始,发热(稽留热)及口腔糜烂,伴以双目失明,刻下只能见到亮光。前阴两次糜烂,刻已告愈。西医诊断为白塞氏综合征。治疗至今,一无成效。用激素已两年半。刻下口腔仍在糜烂、疼痛,有污气臭味(客观性),口干善饮冷拒热。大便干燥三天一圊,食欲很差,听力下降,耳鸣,全身浮肿。月事近来较正常,量少而淡。

检查:以舌体为重点糜烂,粘膜苍白。舌薄苔如糜,质淡。脉细。

医案:顽固沉疴,药弊助桀,正气早已告衰,病魔仍在施虐,百孔千疮,治从何处入手? 不过擒王射马,急求先厚坤德。

①党参 10g　　白术 6g　　　茯苓 10g　　　白扁豆 10g

　山药 10g　　六曲 10g　　山楂 10g　　　焦米仁 10g

　六一散 12g　　　　　　　　　　　　　　7 剂煎服

②珠黄散 5 支,外用吹口腔。

③蚕砂 250g,分次煎水含漱口用。

二诊,1993 年 6 月 12 日诊。

来信函诉:药后病情好转,口腔溃疡发作减少,久服之激素已减少了 2/3,精神体力渐旺,食欲转佳,但依然凛然无温,头痛未去,双目作胀,喉痒而咳,大便偏于干结,数日一圊,月事难以准期而潮,而且一届经临之前,诸症倍形加重。

医案:关山阻隔,仅凭一纸传音,四诊不全,似难凭空悬拟。不过统观全局,仍然偏虚,填之补之,谅无柄凿。

黄芪 10g　　党参 10g　　白术 6g　　　茯苓 10g

山药 10g　　藿香 10g　　当归 10g　　仙茅 6g

仙灵脾 10g　淡苁蓉 6g　甘草 3g　　　7 剂煎服

小　　结

口疮即口腔炎。对于一般急性口腔炎,中医运用清心火、清胃火等法,加外用药粉,可以说是药到病除。而复发性口腔炎,是非常难以根治的疾病,干师对本病的治疗确有独到之处。

一、心脾积热:大多在初步阶段,病程未长,溃疡多见于唇颊、舌尖、舌边等处,数目较多,表面呈黄灰色,周围粘膜红赤,疼痛剧烈,进食时尤甚,大便干结,小溲色赤,口渴善饮,舌薄苔,质红,脉数有力。治疗时,偏重于心火者用泻心汤;偏重于脾火者用凉膈散。

二、清阳不升,浊蒙清道:溃疡大多融合成片,基底灰白,上面覆盖着灰白色或浅黄色渗出物,周围粘膜淡白。有时口气呈抹布味,口水增多,口有淡味或甜味,四肢沉重,舌有腻苔,质嫩而胖,脉多沉细。治以补中益气汤加藿香、佩兰、砂仁、神曲、鸡内金等芳香化浊之品。

三、阴虚龙雷之火上潜:病程较长,经常彼伏此起而出现时轻时重,溃疡也连续不断,基底的肉芽红赤,疼痛在午后加重,有烧灼感,口干多饮,在疲劳、失眠及情绪不佳时倍形严重。常有烦躁感,大便干结,失眠。舌少苔,质瘦而红,脉细而数。常以知柏八味汤合玉女煎化裁。

干师在临床上最常用的是芳香化浊加健脾益气之品为多,也是治疗复发性口腔炎的主要法则。

口 腔 杂 病

口腔溃疡癌变

案一

李某,男,64岁。1991年8月31日初诊。宿迁市。

前两年舌根部曾有溃疡出现几次,吃了消炎药即瘥。1月之前又有溃疡出现,逐渐扩大,吃药无用,有疼痛波及右耳,进食尚可。西医病理检查为"癌变"。

检查:舌体右侧有深在性溃疡,创面污秽,约2cm×4cm,周围水肿轻度漫侵,张口三指。右颈侧扪到淋巴结3~4个,最大如白果,未有粘连。舌薄苔,脉细。

《谦益斋医案》《疡科心得集》早已指明"四大之症"之一。刻下光疗、化疗虽已失"东隅",但尚有"桑榆"可盼。惜羞涩阮囊,坐观恨失良机,殊为惋惜。中药治疗,功在晚期。只能攻补兼施,冀鲁阳之挥戈,日返三舍之延长。

黄芪 10g	藿香 10g	佩兰 10g	石上柏 10g
蚤休 10g	当归 10g	金银花 10g	石打穿 10g
马勃 3g	白花蛇舌草 10g		7 剂煎服

舌下腺囊肿

案二

孙某,男,33 岁。1991 年 6 月 12 日初诊。南京肉联厂。

以左侧舌下腺囊肿,手术后出血颇多,并缝合线残留一点,故而反复感染,今天已清除。刻下主症,右侧舌系带部有异物感,无疼痛。

检查:舌下系带右侧有小泡一个,无充血,柔软。颌下及颈部未扪到淋巴结。舌薄苔,脉细。

医案:心苗肿胀,事在离火。刻下左侧已手术而去,右侧舌腹又有水肿如疱。良以火为痰之本,痰为火之标,标本相互所致。取清火化痰。

①
天竺黄 6g	生地 10g	竹叶 10g	川黄连 3g
大贝母 10g	白茅根 10g	白芷 6g	车前子 10g
白芥子 6g	甘草 3g		5 剂煎服

②通用消肿散,外用吹患部。

二诊,1991 年 7 月 10 日诊。

药进 5 剂,似有好些反应,异物感基本上消失,舌体转仄也较灵活一些。

检查:舌下系带右侧水疱已消,但隆起丰满仍然明显。舌系带的歪斜也较前改善一些。舌薄苔,脉细。

医案:丙丁之火,一药而焰消。当然离火一清,痰浊由此而减,肿亦大退。不过口腔属脾,脾恶湿,偏偏淫雨无情,阴霾困脾,脾困则残余之肿难平。刻下裁方,应舍河间之方,就东垣之法。

① 天竺黄 10g　　佩兰 10g　　　茯苓 10g　　　白术 6g

　　大贝母 10g　　藿香 10g　　　白芷 6g　　　白茅根 10g

　　莱菔子 10g　　六一散 15g　　　　　　　　　7 剂煎服

② 通用消肿散,外用吹患处。

三诊,1991 年 7 月 17 日诊。

异物感消失之后,尚未重见,舌体尚舒服,稍有些木感。

检查:隆超丰满有些收敛。舌系带歪斜又矫正许多。舌薄苔,脉平。

医案:初取清火化痰,凭苦寒以挫其势;再化浊痰,以应梅天淫雨之环境,即所谓"天人合一"之论。两战两捷,其效满意。今则取健脾以制痰,亦即攻补兼施之意耳。

太子参 10g　　白术 6g　　　茯苓 10g　　　山楂 10g

白扁豆 10g　　六曲 10g　　　白芷 6g　　　大贝母 10g

白芥子 6g　　天竺黄 6g　　　六一散 12g(荷叶包剌洞)

　　　　　　　　　　　　　　　　　　　　7 剂煎服

白塞综合征

案三

韩某,男,29 岁。1992 年 7 月 21 日初诊。淮阴市。

西医诊断"白塞综合征"。起病于 1984 年,当时由口腔溃疡开始,之后眼睑一度发生溃疡、阴部几度溃疡。口腔溃疡终朝存在,唯乍轻乍重而已。两胫红斑满布,左膝漫肿。平时畏风及不规则低烧。今天恰在急性发作之前奏,精神萎靡,头脑昏沉,大便偏干,小便色黄。曾在上海某医院住院治疗未能控制。

检查:口腔粘膜点点小溃疡,重点在前庭。两胫皮肤色素沉着斑块满布,伴有红色的斑,左大腿肌肉萎缩松弛,膝关节对侧为肥大。舌薄白苔,边有齿印如锯,脉濡。

医案:脾土失健,坤德难充,因之内湿自生;湿困中州,其浊再藉以成,湿浊交蒸之下,脾窍首蒙其祸,"突边安有净土"当然溃疡破碎,彼伏而此起矣。同时四肢属脾;眼科肉轮属土;阴部为至阴之处,当然池鱼之殃势所不免。暂宗健土益脾,佐以芳香化浊。方从金匮赤小豆当归汤化裁。

①赤小豆 15g　　当归 10g　　　白术 6g　　　　茯苓 10g

　　太子参 10g　　山药 10g　　　藿香 10g　　　佩兰 10g

　　山楂 10g　　　六曲 10g　　　六一散 15g　　7 剂煎服

②养阴生肌散,外用吹口腔患处。

二诊,1992 年 8 月 11 日诊。

时历两旬,药进 14 剂。始服 7 剂,自感效果较好;续进 7 剂,效若蒸梨(无效)。溃疡彼伏此起,幸这次之疡,比曩昔为轻。两胫红斑减轻,未见蠢然之再动。

检查:口腔前庭小点溃疡仍然星罗棋布,周围充血。两胫如上诊,左侧红斑已消,右侧也在待消之中。舌薄苔,边红而有齿印,脉平。

医案:古方今用,幸无明日黄花之叹,只能步迹原旨。唯需予嘱病家,病症反复发作,经过曲折迂回,是其特点,情绪务须稳定,虽然求痊不易,但锲而不舍,终能获愈。

　　赤小豆 10g　　　当归 10g　　　太子参 10g　　　白术 6g

省头草 10g	茯苓 10g	生石膏 30g	山药 10g
益元散 12g	六曲 10g	荷叶一角	7 剂煎服

养阴生肌散,外用吹患部。

三诊,1992 年 9 月 1 日诊。

无明显变化,总之药物之有效与否,全部依托情绪、劳逸而变化。情绪舒畅、休息则不药亦能向愈。情绪失畅、疲劳,即使进药也无效。

检查:两胫斑块,大多已色素沉着。口腔所见大体同上诊。舌苔厚腻而糙,边艳红充血,脉平。

医案:病历 8 年,遍访名医,足履各地,终以棘手以辞。不过束手坐视,总不及搜索枯肠,乞灵于僻方冷药,以冀万一之幸。取张介宾玉女煎。

熟地 10g	生石膏 30g	麦冬 10g	丹皮 6g
赤芍 6g	地骨皮 10g	当归 10g	甘草 3g
小麦 12g	赤小豆 12g	大枣 7 枚	7 剂煎服

四诊,1992 年 9 月 22 日诊。

上药方又进 14 剂后口中破碎改善许多,干也稍润,而且新增者似已停止。烧灼感及喉痛还有一些。膝关节酸痛仍严重。更其是在天气骤变之际,步履有艰难晃然之感,自知无力。终朝凛然无温,重衣不暖,易汗。大便干结难圊。

检查:右侧颊粘膜及前庭粘膜尚有小溃疡 5~6 个。两胫沉着的色素在吸收淡化中。舌薄腻苔(已比上次明显改善),边有齿痕,脉平。

医案:玉女煎显然有效,所恐者"戏药"之症驾临耳,前方再深入。

熟地 10g	生石膏 30g	山药 10g	知母 10g
当归 10g	赤小豆 12g	六曲 10g	甘草 4g
小麦 12g	大枣 7 枚		7 剂煎服

五诊,1992 年 10 月 13 日诊。

又进药 14 剂,进程中殊感平稳,在此期中(两周)仅仅发过两次,但很轻微,轻而且速愈。阴部有溃疡,比过去反而重些。小便有灼热感。入晚凛感及咽痛已轻,鼻有干燥感,有血丝及血痂。

检查:口腔还有两个溃疡,鼻中隔"C"型弯曲。两耳廓有红斑及冻伤样破碎。舌白或腻苔,边有齿痕如锯,脉细。

医案:四度门诊,仅仅求得平稳而稍稍能驭制,顽症难医,事属必然,以舌诊而论,宜从脾土入手;以黑箱而言,金匮之赤小豆当归合《景岳全书》中玉女,也尚满意。同时两下肢足跟疼痛,步履艰难,又不能坐视。

熟地 10g	知母 10g	川黄柏 3g	赤小豆 10g
当归 10g	山药 10g	小麦 12g	怀牛膝 10g
甘草 3g	大枣 7 枚		7 剂煎服

六诊,1992 年 11 月 3 日诊。

在此 20 天间,曾一度高烧,幸汗泄而解。烧退而又进水药,低烧已制住,阴部溃疡消失,溺出之际灼热感已无,鼻干血迹都已消失。口腔溃疡,仅仅减轻而未能根除。

检查:口腔内无明显破碎,环唇起燥皲。舌薄苔,边有齿痕大而深,脉细。

医案:赤小豆当归、甘麦大枣,俱出仲景之手,施之今日锋芒不减当年,以古方治顽症,殊感得心应手,当然不敢草率更方。

熟地 10g	知母 10g	川柏 3g	赤小豆 10g
当归 10g	甘草 3g	小麦 15g	大枣 7 枚
金银花 10g	白茅根 10g	芦根 30g	7 剂煎服

七诊,1992 年 12 月 18 日诊。

急发之右眼巩膜充血已消失。口腔溃疡在最近 3 个月中,无明显动荡。现在环唇干燥,皲裂角化。在疲劳之后,仍然有感觉,但幸无明显表现。以左膝关节为重点的多发性关节酸、痛、肿三者并存,严重时活动有障碍,畏寒,左大腿肌肉有萎缩感,两小腿皮肤痒,非热水烫洗难解;皮肤呈独立性色素沉着者数十处,皮肤干燥起屑。近来出过一次鼻血(3天前),量一般。

检查:口腔(－)。鼻腔立氏区粘膜粗糙左重右轻。舌薄苔,边有齿痕如锯,脉平。

医案:口腔、眼睑、下体,百天俱持平稳安宁,总有向愈发轫之始。此外关节、肤痒,亦当同时关注。

赤小豆 10g	当归 10g	山药 10g	小麦 10g
大枣 7 枚	甘草 3g	独活 6g	功劳叶 10g
桑寄生 10g	绿豆衣 10g	油松节 2 个	7 剂煎服

案四

李某,男,60岁。1993年1月29日初诊。江浦县。

口腔及唇,大片糜烂,连及咽喉已一个月之多。疼痛,舌体僵化,涎液不多,无臭秽之气。龟头上有红点而溃已 10 多天。近来低烧 37.8℃左右。大便稀薄,圊后有血及轻微裂痛。

检查:血压正常,扁桃体双侧各Ⅲ度肿大,满口腔粘膜淡白且不红,上腭呈地图形糜烂,但很浅在,两颊两唇深度糜烂,舌背与齿龈也斑澜作腐,有轻度抹布样气味。颌下区扪到多枚淋巴结,无压痛及粘连。舌少苔,脉有涩意。

医案:病在口腔,源出血液,标本显然,治更掌握缓急,前途曲折迂回,务宜精心掌舵。

蒲黄炒阿胶珠 10g	紫河车 10g	党参 10g
白术 6g	茯苓 10g	料豆衣 10g	升麻 3g
当归 10g	山药 10g	鸡血藤 10g	7 剂煎服

珠黄散,久用吹口腔患处。

口腔粘膜扁平苔癣

案五

董某,女,68 岁。1991 年 1 月 24 日初诊。

西医诊断为"扁平苔癣、鳞状上皮轻度不典型增生"。自感左颊粘膜粗糙,别无其它感觉。

检查:左颊粘膜角化严重,病变区韧厚而色灰,周围轻度充血。舌薄黄腻苔,两侧有紫气,脉平偏细。

医案:病程时历 20 春秋,病症已冥顽不灵。各诊互参,既湿浊之蕴藏,又瘀滞之助桀。治当健脾以燥湿,化瘀以破滞,以其顽症,更应坚持服药。

益母草 10g	三棱 6g	莪术 6g	红花 6g
太子参 10g	白术 6g	茯苓 10g	桃仁 10g
鸡内金 10g	山楂 10g		5 剂煎服

二诊,1991 年 2 月 8 日诊。

自感已好些,自己照镜子观察觉惨白斑淡了一些。

检查:充血及惨白者,稍改善一些。舌淡黄薄苔,有紫气,脉平偏细。

医案:征途遥远,5 剂仅仅为发轫之始,稍有良好反应,已深感满意,方药不事五日京兆。原方 5 剂煎服。

三诊,1991 年 7 月 9 日诊。

上诊处方一直服用至今未辍,自觉好得多。

检查:两颊粘膜厚灰白色角化全部消失。唯粘膜似乎并未完整,左重右轻,小血管迂回曲折怒张,在粘膜下层,左侧尚有。舌苔糙腻(比过去稍薄些),紫意淡些,脉平。

医案:念载顽疴,半年改善,虽不能谓摧枯扫烂。但意外之速如移榆者,亦不能否认。治步前旨,稍偏于补,俾坤德一充,痊门更近。

党参 10g	白术 6g	黄芪 10g	茯苓 10g
山药 10g	红花 6g	桃仁 10g	鸡内金 10g
山楂 10g	六曲 10g	甘草 3g	5 剂煎服

案六

肖某,女,45 岁。1992 年 5 月 14 日初诊。市政公用局。

一个半月前发现口腔粘膜病变,西医诊断为"扁平苔癣",余无一切症状。

检查:粘膜变厚,粗糙,边缘不清,左重右轻。舌薄苔,脉平。

医案:湿郁于下,浊蒸于上,治当清理湿浊。

鸡内金 10g	藿香 10g	佩兰 10g	土茯苓 10g
赤小豆 10g	山楂 10g	六曲 10g	桔梗 6g
六一散 15g			7 剂煎服

养阴生肌散,外用吹口腔患处。

晚蚕砂 70g,煎水含漱用。

二诊,1992 年 5 月 19 日诊。

药进仅服 4 剂,即觉口腔粘膜似乎好些,尤其是口内粘糊感明显减轻。但右颈及右智齿疼痛,沁及耳根。

检查:两颊粘膜损害范围均缩小。舌薄映黄腻苔,脉平。

医案:即使药而神效,则三四天中决无括目之变,故而上诊处方坚守不改,牙系贼风入络之痛,先予应付。

桑叶 6g	荆芥炭 6g	防风 6g	薄荷 5g
蝉衣 3g	忍冬藤 10g	桔梗 6g	络石藤 10g
丝瓜络 10g			5 剂煎服

待牙痛愈后仍服用一诊方。

案七

张某,男,68 岁。1992 年 9 月 22 日初诊。台湾。

今年年初两侧颊粘膜舐觉粗糙右重左轻,对热、辣的食物刺激十分过敏。曾做过活检,诊断为"扁平苔癣",用过西药,疗效不满意。刻下自觉症状轻微,仅仅对物理性刺激敏感及舐之稍感粗糙。

检查:两颊粗糙斑斓型充血(右)伴小血管郁血现象,触诊柔软,唯左侧扪到一处有硬结感(取病理标本处)。舌薄腻苔,淡黄,脉平偏细。

医案:脾之窍为口,则口腔疾患,理当责之于脾。良以脾气不充,内湿易滞,湿滞则困顿脾阳而清阳难升,致阴霾笼罩,浊蒸清窍。同时湿浊久困,口腔常蒙湿浊之凌,则"突边安有净土"可言矣。责是当从振作脾气为是,至于升清之品,缘于血压不稳,暂不敢取,所谓投鼠忌器之谓。方从补中益气汤、六君子汤综合化裁,唯以军事以喻,冲锋突阵事暂而易为,戍守边疆,无年无月而难为。所以予其大方大药之猛攻猛打,反不如丹方小剂以茶代药之长期打算为宜。下裁两方,希取其第二。

①太子参 10g　白术 6g　　茯苓 10g　　陈皮 6g
　葛根 10g　　藿香 10g　　佩兰 10g　　山楂 10g
　六曲 10g　　甘草 3g　　　　　　　　　7 剂煎服
②佩兰 5g,炒麦芽 15g,可加茶叶,泡茶饮服。

案八

贾某,女,64 岁。1993 年 4 月 2 日初诊。东台市政府。

西医诊断为口腔扁平苔癣,去年年底开始以有豆粒大小的一块异样感,当时活检无明确诊断。从此面积扩大,厚度加深,出现痛感。口干狂饮难润,求热而局部拒热。大便偏干,借麻仁丸或香蕉方可正常。

检查:两侧颊粘膜糜烂,十分粗糙,左重右轻。舌薄苔,脉平。

医案:传统理论,脾开窍于口,口腔诸恙责之于脾,实则泻之,虚则补之。但时至今天,获效虽艰,循章处理,仅仅敷衍而已。

欲立新功,不能不另觅新径。

三棱 6g	莪术 6g	红花 6g	益母草 10g
桃仁 10g	当归尾 10g	赤芍 6g	鸡内金 10g
山楂 10g	佩兰 10g		7 剂煎服

二诊,1993 年 4 月 9 日诊。

口干缓解一些,大便已趋正常,疼痛依然。

检查:两侧糜烂已改善许多。舌薄苔,脉平。

医案:抛弃常规,僻方投治,尚称应手。再宗原旨深入。

①

三棱 6g	莪术 6g	红花 6g	桃仁 10g
山楂 10g	六曲 10g	白术 6g	鸡内金 10g
六一散 12g			7 剂煎服

② 蚕砂 120g,分次煎水含漱外用。

三诊,1993 年 6 月 6 日诊。

药进 71 剂,现在口腔舒服一些,疼痛在热饮热食时有些,但又见白斑出现,大便正常。

检查:右颊已接近正常,左侧糜烂改善许多,但出现米粒大局限性孤立性白色硬斑小粒,较浅在。舌薄苔,脉平。

医案:培土以厚坤德,是乃立本之策,当然紧握不舍。唯以白斑重视,不得予之以攻。

①

党参 10g	白术 6g	茯苓 10g	山药 10g
扁豆 10g	蛇蜕 3g	蝉衣 3g	三棱 6g
莪术 6g	藿香 10g		7 剂煎服

② 锡类散 2 瓶,局部吹用。

四诊,1993 年 7 月 2 日诊。

服药认真,上方又进 19 剂,口腔一切在平稳中。唯时临暑季,向有"疰夏"夙恙,今则饮食渐感呆顿,幸大便正常。

检查:同上诊。舌薄苔,脉细。

医案:脾经之恙,时临暑夏之天,而且明显之有疰夏亦及时而致,厚土健脾之剂,大有合于证而碍于时,重作调整,者番两全其美。

藿香 10g	佩兰 10g	陈皮 6g	白扁豆 10g
茯苓 10g	青蒿 10g	桔梗 6g	焦苡仁 10g
夏枯草 10g	六一散 12g	荷叶一角	
西瓜翠一团（自加）			7 剂煎服

口腔粘膜白斑

案九

祝某,男,44 岁。1992 年 3 月 7 日初诊。

多年来两颊粘膜经常咀嚼时受伤,1990 年确诊为"粘膜白斑"经过几次冷冻,病变区明显缩小,现在又再扩大。另三四年来晨起自流清涕难敛,量亦较多,入冬而作,春去而安。

检查:左颊粘膜上有 1cm 大小白斑 2 个,并溶成一片,边缘不清。舌薄苔,根部较腻,脉细。

医案:身负大企业的荣枯重任,操劳深虑,所谓"思虑伤脾",脾窍为口,下病上祸,白斑之作,毫不足怪。同时流涕、咽炎,亦为异病而同证。治当醒脾健土,但以常规立治,合于理而不叛于历代各家学说,不过施于临床,迹近保守,而消斑之力不强,不能不骈取捷径以求。捷径者攻坚化瘀。

三棱 6g	莪术 6g	泽兰 6g	红花 6g
桃仁 10g	藿香 10g	茯苓 10g	太子参 10g
白术 6g	山药 10g	六一散 12g	7 剂煎服

案十

冯某,女,66 岁。1992 年 2 月 25 日初诊。宜兴市。

舌体及口腔出现溃疡,已达五六年之久,过去一月中有 2/3 在病痛中,现在则已无宁日,有时粗糙感,同时消化系统也不康宁,脘胃部作胀及泛酸,大便偏干。

检查:左颊粘膜有白斑样一块白色物,有韧感。舌边有几处小溃疡。舌薄苔映黄,质红有裂纹,脉弦。

医案:口腔顽症,时历六度春秋,追踪索源,脾气失充,湿浊久困之故。同时操作心烦,更有添薪助燃之嫌,治暂调理脾胃,并予活体检查,以燃犀瞩奸。

太子参 10g	白术 6g	茯苓 10g	焦米仁 10g
陈皮 6g	藿香 10g	佩兰 10g	山楂 10g
六曲 10g	六一散 15g		7 剂煎服

取组织病理检查。

二诊,1992 年 3 月 3 日诊。

活检报告"粘膜组织慢性炎,伴鳞状上皮增生及角化过度"。药进 7 剂,舌舐粘膜自感好些,溃疡现在已没有,脘胃作胀不舒稍稍缓解。

检查:左侧咬嚼线一条还有苍白感,未见溃疡。舌薄苔,脉细。

医案:选择调理脾胃之药,应付脾窍口腔之病,已有效益,毫不足奇,再取原旨踵进。

党参 10g	白术 6g	茯苓 10g	白扁豆 10g
山药 10g	山楂 10g	六曲 10g	焦米仁 10g
佩兰 10g	六一散 12g		7 剂煎服

三诊,1992 年 4 月 14 日诊。

时隔 40 天,隔日一剂,至今未辍,溃疡基本上没有,舌舐粗糙感也好些,唇燥口干,求饮喜凉,咽部失舒,干而有鲠感,严重时作痛,血压偏高。

检查:会厌溪丰满,小血管扩张。舌薄黄苔,脉平。

医案:脾土渐健,离火骤生,加之肝阳助桀,方当更易。

生地 10g	白茅根 10g	竹叶 10g	夏枯草 10g
金银花 10g	菊花 10g	芦根 30g	罗布麻 10g
玄参 10g	甘草 3g		7 剂煎服

案十一

廖某,男,60岁。1992年6月2日初诊。淮海新村2幢7号。

1989年初在咽部出现溃疡,一直难以愈合。在今年春节又复发,又到肿瘤医院光疗(4月份)又再度"痊愈"。5月份在右咽又出现一个溃疡,现在西医在观察中。近两天中无退无进,在踟蹰僵持中。现在自觉症状几乎没有,但有些干。

检查:左右软腭各有白斑样物。舌白腻苔,脉细弦。

医案:几度溃疡出现于咽峡及其周围,西医确诊,症非一般,中医裁方取攻坚破瘀,佐以化浊。

①石上柏 10g   蚤休 10g   三棱 6g   莪术 6g

   桃仁 10g   泽兰 6g   当归尾 10g   藿香 10g

   佩兰 10g   白花蛇舌草 10g   7剂煎服

②养阴生肌散 5g,吹口腔局部。

二诊,1992年6月26日诊。

上药进14剂,同时也伴以西药,昨天肿瘤医院检查认为在稳定中有好转。口干及大便干结依然。

检查:右侧白斑边缘已模糊,左侧已消失而残存一些。舌白腻苔,脉平偏细。

医案:药后效益殊堪满意,不过中药不能攫美,盖尚进服西药,上方专事取攻坚化瘀化浊,宗"效方不更"遗训,不似三日京兆。

原方7剂煎服。

三诊,1992年8月25日诊。

在此期间上方进21剂。向无自觉症状,大便干结,仍无改善,只能乞灵于麻仁丸。

检查:见到的白斑右侧薄些,面积依然,左侧因边缘出现模糊而似乎扩大一些。舌薄苔,有轻度脑纹舌,脉细。

医案:病情平稳可喜,唯大便依然,艰难告苦。在原旨中稍稍扶正。

①太子参 10g　　白术 6g　　茯苓 10g　　三棱 6g
　石上柏 10g　　莪术 6g　　桃仁 10g　　泽兰 6g
　白花蛇舌草 10g　　　　　蚤休 10g　　甘草 3g
　　　　　　　　　　　　　　　　　　　　7 剂煎服

②晚蚕砂 250g,分次煎水含漱口腔。
　养阴生肌散 6g,外用吹口腔患处。

舌海绵样血管瘤

案十二

任某,女,60 岁。1992 年 3 月 10 日初诊。宜兴市。

舌体血管瘤(海绵状),1959 年第 1 次手术,第 2 次在 1960 年,1990 年第 3 次,当年第 4 次(不是切除而是结扎血管)手术。现在舌体有撕痛感,全口皆然,饮水求润喜凉,运动正常,唯自觉有肥厚感,夜间尿多。

检查:舌体柔软,运动正常,舌尖偏右及侧根部有紫色隆起,两个豌豆大。舌薄苔,脉细。

医案:心之苗为舌,心火一旺则祸及舌体,而且血受煽则滞。治当清化凉营。

生地 10g　　柏子仁 10g　　竹叶 10g　　灯心草 3g
丹参 10g　　绿豆衣 10g　　乌不宿 10g　　石上柏 10g
甘中黄 3g　　　　　　　　　　　　　　　7 剂煎服

二诊,1992 年 3 月 27 日诊。

药进 14 剂,撕裂痛明显减轻,残痛难去,干燥感稍稍滋润,夜间狂饮减少,自感舌体肥大者依然,夜溺仍多。

检查:舌上紫块稍有收敛,一向明显的边缘现为模糊不清。

舌薄苔,脉细。

医案:采清火凉营手法,血管瘤竟然有所缩小,例应踵进坚守原旨。至于两胫肿胀念年,右耳根肿痛月余,证非同宗。恕难兼顾。

生地 10g	竹叶 10g	灯心草 3g	柏子仁 10g
赤芍 6g	当归尾 10g	甘草 3g	石上柏 10g
乌不宿 10g	落得打 10g		7 剂煎服

三诊,1992 年 7 月 3 日诊。

上方累进 70 剂,一度接近痊愈。一个月前又剧发一次,疼痛加剧,并烂了两个小洞,仍然坚进前方,病又逐渐式微。现在以睡眠不佳,故而疼痛又增加起来,而且波及左侧咽喉,水更难解,口干求饮喜凉。

检查:舌尖右侧稍呈磊块感,未见硬块,并有豌豆大紫斑一块,稍感隆起,左颈前三角区有硬块一个,边缘不清,有粘连感。舌苔薄腻,脉平。

医案:滋养清化一法,久投仍然适宜,不过迹近于守。者番裁方,稍参攻意。

生地 10g	石上柏 10g	蚤休 10g	乳香 3g
没药 3g	当归尾 10g	落得打 10g	赤芍 6g
象贝母 10g	玄参 10g		7 剂煎服

唇炎(茧唇)

案十三

别某,女,30 岁。1992 年 5 月 12 日初诊。大厂区。

咽病两年,唇病一年。主症始以多稠痰而咳,经治后咳止而稠痰减少。有时胸膺痞塞。环唇皲裂,之后以感冒之扰而上下唇俱肿胀,继之环唇及口腔出现糜烂,言语、进食障碍,伴以疼痛而且较剧,口水奇多,外溢难止。干则结痂,烧灼感(患有红斑性狼疮。现服激素、雷公藤片、六味地黄丸)。

检查:口腔硬腭有两块严重充血斑,未见溃疡,环唇糜烂,下唇水肿,两口角为重点,舌严重脑纹样,深达 0.3cm,纵行 10 数条。少苔而瘦。脉细。

医案:貌似茧唇(剥脱性唇炎)而实难列入茧唇行列。舌背脑纹,深而且多,纵然有阴虚之感,但脾经之湿浊未除,总难单纯以养阴。暂取醒脾化浊,同时亦难取香燥。

①茵陈 10g   车前子 10g   太子参 10g   茯苓 10g
　山楂 10g   碧玉散 15g   土茯苓 10g   藿香 10g
　佩兰 10g   六曲 10g   　　　　　　　7 剂煎服

②黄芩膏、养阴生肌散调和,涂唇部。

二诊,1992 年 5 月 19 日诊。

自感好些,咽痛接近消失,干燥略润,浓痰依然很多,胸膺痞塞仅有晨时有些,环唇燥裂明显改善,烧灼感减轻,燥裂以涂擦油膏而没有。颌下颔下的结节似乎在发展。

检查:颌下、刻下两区桂圆核大小的淋巴结十数个结实坚韧,无粘连、无压痛。环唇尚滋润(擦油膏)。两口角有糜烂,舌裂均同上诊。少苔。脉细。体温 37.1℃(上午)。

医案:蕴结之湿浊渐化,阴虚之象迹更显,治当倾向扶正滋阴。不过颌痰核磊块,总非一般常见之恙,另当扣外科之扉,深入检查另予治疗。

川贝母 3g   玄参 10g   昆布 10g   海藻 10g
煅牡蛎 20g   沙参 10g   当归 10g   白芍 6g
白扁豆 10g   生地 10g   　　　　　　7 剂煎服

外用药续用。

三诊,1992 年 8 月 14 日诊。

咽喉浓痰奇多,吞咽稍有痛感,发音失泽,环唇糜烂一度缓解而刻又如前。低度发烧,至今未清,喉头异物感严重,常以干燥奇痒而导致频频干咳,头昏沉感。

检查:咽峡充血(红艳型),两侧出现散在性增生溃疡,环口唇红赤糜烂,喉检不配合而失败。舌红而光无苔、纵行裂痕深而且多。脉细有数意。

医案:虚热日趋严重,津液已至涸境,非玄武南海之水,似乎难制其炎炎之焰。急取大补阴丸合玉女煎。狂澜之挽,事非易易。

熟地 10g	知母 10g	川黄柏 3g	生石膏 30g
麦冬 10g	石斛 10g	乌梅 10g	女贞子 10g
鳖甲 10g	青蒿 10g	墨旱莲 10g	7 剂煎服

珠黄散 3 支,吹用。

舌 癌 术 后

案十四

叶某,女,33 岁。1991 年 7 月 2 日初诊。淮阴市工行。

长期口腔溃疡,重点在右侧舌体。1991 年 5 月确诊为"舌癌",6 月做切除手术,切去 3/5 的右侧舌体,并将左腕肌肉移植到切除部位。手术相当成功,但亦做了颈部淋巴结清除。创伤较大,病者体质极度衰弱,需他人助扶进入科室。舌体肿胀充血,炎性症状无法消退;鼻腔干燥冒火,手掌灼热,因而来求中医治疗。

检查:张口仅一指,舌体肥胖,正中傍线(左)一纵行缝合线,前端(舌尖部)还露些肉芽。$\frac{6\ 8}{6\ 8}$齿龈肿胀。右颊比对侧明显丰腴,右颈手术区组织结实韧硬。舌苔厚腻如傅粉(左),(右)为移植的"舌体",有毳毛。右脉细。

医案:病发于心苗之舌,虚起于磨折正亏,正是峻补之证。但骨蒸苔腻,虚不受补,而且时临盛夏,滋腻之品正在投鼠忌器之例,暂取轻清轻养。

地骨皮 10g	青蒿 10g	生地 10g	竹叶 10g
石上柏 10g	灯心草 3g	丹皮 6g	赤芍 6g
白扁豆 10g	白花蛇舌草 10g		7 剂煎服

二诊,1991 年 7 月 9 日诊。

药进 7 剂,牙痛已无,掌灼依然,鼻干咽干,冒火感似乎轻些。一度多痰难咯,药前体温 38.3℃,药后 37.1℃,总之稍平稳,口气极重现已转轻,精神大为好转。

检查:开口为一指多些,缝合线痕移于中央(因右半舌体的肿胀退消),舌苔左半少许,右半并非舌苔而浊腻,脉细(右)。

医案:初试轻清轻养手法,虽有离于治病要诀"立求攻补"之旨,但以轻舟过峡而言,殊感很妥。以其去恙无多,不宜急切求功而进求峻剂,仍应原旨化裁。

青蒿 10g	生地 10g	竹叶 10g	石上柏 10g
蚤休 10g	藿香 10g	丹皮 6g	地骨皮 10g
赤芍 6g	白花蛇舌草 10g		7 剂煎服

三诊,1991 年 7 月 19 日诊。

舌部诸恙较平稳,唯咀嚼时可以咬着舌边(左)。右耳深部作痛(手术后的),右耳轮麻木发冷感依然,低温仍有(下午 37.5℃)。口中口气很重。

检查:舌中缝合痕又向右侧偏移(说明右侧在收敛),舌体胖,边有齿痕。张口不足两指,右外耳道(−)。舌薄苔,脉细。

医案:梅涝始去,酷暑来临,加之疲劳过甚,至口、齿、舌三病,殊有动荡之感,治从清化祛暑。

青蒿 10g	地骨皮 10g	生地 10g	金银花 10g
藿香 10g	石上柏 10g	佩兰 10g	马勃 3g
丹皮 6g	六一散 12g	白花蛇舌草 10g	

西瓜翠一团(自加)　　　　　　　　　　　5 剂煎服

四诊,1991 年 7 月 27 日诊。

上药进 7 剂,情况殊感平稳,耳疼得减,掌灼渐轻,颊肌自噬亦不若过去之严重。

检查:右耳(−),张口达二指,舌体接近正常。舌薄白苔,脉平。

医案:值已"客避邮亭,船藏密浦"之际,尚无一切不舒,幸甚。原方不敢轻率更张。

青蒿 10g	地骨皮 10g	生地 10g	藿香 10g
佩兰 10g	石上柏 10g	丹皮 6g	石斛 10g
白花蛇舌草 10g		西瓜翠一团	7 剂煎服

五诊,1991 年 8 月 22 日诊。

上药服后,途中口腔溃疡已愈合。左侧下槽牙 $\frac{}{8}$ 疼痛,掌心仍然有灼热。

检查:舌已正常,活动自如,张口已与正常人相似大小。埋伏齿部红肿。舌薄苔,脉平。

医案:舌病基本告失。刻下所苦,掌心灼热,虽退些而尚存,同时左智齿疼痛。处方之主在乎掌灼肤热,齿则能拔则拔,最为上策。

桑叶 6g	菊花 10g	蝉衣 3g	生地 10g
丹皮 6g	青蒿 10g	芦根 30g	地骨皮 10g
鳖甲 10g	红枣 5 枚		7 剂煎服

六诊,1991 年 9 月 5 日诊。

舌体平稳良好,唯舌根部右侧有异物感,口气减轻,掌灼似乎也退些,睡眠比较尚可。唯左前臂刀口有"疤痕疙瘩"出现。舌薄苔,脉细。

医案:刻下所苦,厥为掌心灼热与口气,至于喉头舌根鲠介感事可佐以理气之品;"疤痕疙瘩"事非药力所能应付,必要时光疗可试。

熟地 10g	麦冬 10g	川黄柏 3g	生石膏 15g
知母 10g	青蒿 10g	鳖甲 10g	地骨皮 10g
丹皮 6g	苏梗 10g	佛手 5g	7剂煎服

七诊,1991年10月22日诊。

上诊方药进服20多剂,很舒服,以挂号困难,在其它医院治疗,方药似不对症。现在主症为口腔干燥,求饮以润,但维持滋润者为时不久。口中气味很重,掌灼还有一些。

检查:右侧舌体稍有胖意。脉平偏细。

医案:症登佳境,毋事奢求。刻下宜于轻清胃火,淡扫积浊,毋用峻方重药以自扰。

藿香 10g	佩兰 10g	生地 10g	绿豆衣 10g
竹叶 10g	灯心草 3g	金银花 10g	地骨皮 10g
丹皮 6g	白茅根 10g		7剂煎服

八诊,1991年10月31日诊。

刻下一切正常,唯为口咽之干所苦。舌薄苔,脉平偏细。

医案:重肉白骨,力挽狂澜,归功于西医手术。驻足红颜,再薰春暖,资助于中药微功。药以治病,矫枉毋须过正。事务观察,关注营养。

太子参 10g,生地 10g,麦冬 10g,泡水代茶饮。

味 觉 丧 失

案十五

薛某,男,65岁。1991年7月14日初诊。肉类加工厂。

自觉食而无味,满口粘糊,晨起口苦,口气严重。

检查:滑腻厚苔,情同敷粉,厚度约有1mm,脉濡。

医案:久苦梅天,今处泽国,六淫之湿毒外侵。脾衰者土怯,久病者多虚,内因之湿浊弥漫。内外交困,藜霍之体何堪! 而且一向鼻无分泌,体禀虚寒。燥之清之,总有投鼠忌器之感,只能方取五苓,功在一桂。

猪苓 10g	茯苓 10g	白术 6g	泽泻 6g
藿香 10g	佩兰 10g	葛根 6g	白扁豆 10g
桂枝 3g			7 剂煎服

二诊,1991 年 7 月 26 日诊。

口粘苔腻在化,脘胃舒畅。唯以足癣,浸泡藿黄合剂,两天之后即项后冒汗不敛。刻已停用。舌腻厚者已薄,脉濡。

医案:湿为粘腻之邪,易滞而难化,前进五苓,正在清理化解之际,过用酸醋收敛之品,当然邪又再度内遏。幸而外治于局部,而且立即中辍。原方踵进,稍变一二。

猪苓 10g	车前子 10g	茯苓 10g	泽泻 6g
木通 3g	白鲜皮 10g	藿香 10g	佩兰 10g
绿豆衣 10g	六一散 15g	荷叶 1 角	7 剂煎服

案十六

王某,男 65 岁。1991 年 12 月 13 日初诊。南京秣陵路 101 村。

一年以来,舌背粘糊,伴以甜味,上齿槽发酸,久治鲜效。环腰一匝作胀已多年。夜间多梦,梦多一般工作或亲友。

检查:舌厚白腻苔,密布横行裂痕(底部侵入舌质),脉平。

医案:舌固主心,但寓于脾窍之口,而且舌尖属心肺,舌边属肝,舌根属肾,则余下版图悉属于脾。《内经》脾属土气,其味为甘,则脾之为病显然。粘糊之作,必有媒介,口中媒介,只有脾液之唾,以《千金要方》论梦而言,多梦工作亲友,乃脾主思虑折射于南柯使然。试取醒脾健土。

茯苓 10g	白术 6g	陈皮 5g	半夏 6g
藿香 10g	佩兰 10g	山楂 10g	六曲 10g
苍术 6g	仙茅 6g		5 剂煎服

齿 龈 炎

案十七

黄某,男,17 岁。1992 年 10 月 25 日初诊。安徽淮北市。

三年多来,$\frac{8|7}{|8}$齿龈上出现溃疡,少痛而不臭,一直维持到现在。今年七八月份急性发作一次,稍加处理而自愈,本月初老病灶又加重急发,肿痛发炎,胃纳差,睡眠难,但无寒热。翌日除夙恙区肿胀外,波及两颊,右颜漫肿,经过治疗,俱有好转。昨天 21 点,舌头陡然疼痛及麻肿。

检查:两侧上方智齿龈后肿胀,伴以溃疡,创口有僵化现象,舌体右侧大面积破碎。右侧颌下区扪到淋巴结,指头大 4~5 颗,有压痛。舌薄腻苔,脉洪大而数。

医案:龈病 3 年,暂姑不论。舌体之烂,决非浅在。暂先重剂清心。

水牛角 15g	生地 10g	丹皮 6g	赤芍 6g
穿心莲 10g	川黄连 3g	金银花 10g	芦根 30g
紫地丁 10g	甘中黄 3g		2 剂煎服

二诊,1992 年 11 月 4 日诊。

在此期间,住在口腔医院,上方 2 剂已服,今日刚出院。刻下舌体发炎之势已消失,剧痛消除,但刺激性疼痛难免。大便偏干,夜寐不酣,子夜即醒,胃纳一般。

检查:舌右边舌面及背大片糜烂,两颊近冠周部有洞样。舌薄苔,边有较深齿痕,脉平。

医案:炎性期间当宗"舌为心苗"论治,刻已炎失而去,溃疡则应宗"脾开窍于口"论点处理。西医考虑为"肢端肥大症?"而结论为"特殊型腺周口疮"。纵然中西医体系各殊其途,但四肢属脾,总之以归经而论,属脾土。以八纲而言隶虚证,从重剂益脾补土以观后效。

①党参 10g　　白术 6g　　　茯苓 10g　　　山药 10g

　百合 10g　　白扁豆 10g　　仙茅 6g　　　仙灵脾 10g

　柏子仁 10g　甘草 3g　　　　　　　　　　7 剂煎服

②养阴生肌散 20g,外用吹口腔患部。

③白米 2/3、干山药粉 1/3,煮粥吃,以协助治疗。

其它门

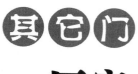

医案

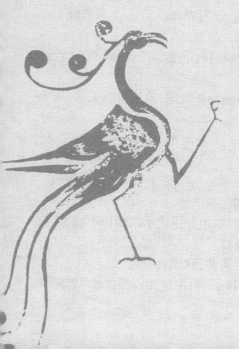

慢性化脓性腮腺炎

案一

潘某,女,45岁。1991年12月13日初诊。安徽。

右腮起硬块已4个月,块上加压,口内有咸味分泌物溢出,无自发性疼痛,仅有压痛。

检查:无明显肿块,张口自如,舌薄白苔,边有齿痕,脉细。

医案:疰腮一症,理属风邪时气,但时日拖延一久,早已时移证变。宗薛己之"溃疡首重脾胃";仿《外科全生集》之"以消为贵"进行裁方。

党参 10g	白术 6g	茯苓 10g	土贝母 10g
山药 10g	桔梗 6g	白芷 6g	蒲公英 10g
白芥子 5g	丝瓜络 10g	甘草 3g	7剂煎服

二诊,1992年1月14日诊。

压痛仍有,排出物增多,咀嚼时有酸感。检查:同上诊,舌薄苔,脉细。

医案:进步似乎姗姗,良以病种所决定,治法自感无讹,从此深入。

蒲公英 10g	党参 10g	紫河车 10g	白术 6g
白扁豆 10g	茯苓 10g	大贝母 10g	山药 10g
白芥子 10g	甘草 3g		7剂煎服

三诊,1992年2月14日诊。

上方又进15剂,经过良好,口中分泌之水已稀而不咸,疼痛还有,舌尖上也有痛感,有时觉辣。

检查:无明显阳性体征,舌薄苔,脉细。

医案:宗张元素"满座皆君子,小人自无容身之地"思想裁方,似乎踏进痊途矣。理应原方踵进,唯以舌尖疼痛,则稍予增损一二。

蒲公英 10g	党参 10g	茯苓 10g	山药 10g
白扁豆 10g	白芷 6g	生地 10g	竹叶 10g
白芥子 6g	白茅根 10g	甘草 3g	7剂煎服

案二

高某,女,14岁。1991年5月30日初诊。省水建公司船厂。

五六岁之际,双侧腮腺发炎,从此隆肿不消,而且经常急性发作。初则年发1~2次,刻下见每月最少2次。发则发烧(39℃左右),疼痛有脓,加以处理,1周可平缓。此次已第5天。平时大便偏干。口干喜冷饮。

检查:两侧腮腺木肿,大约直径5.5cm,坚硬,边缘不清,有压痛。开嘴一指半。两颊粘膜红润。咽(-),颌下扪到白果大淋巴结2个。舌无苔,有刺,红绛。脉细而有劲。

医案:七八年病之折磨,童体受损久伤。其所以进行性发展,正提示病之与日俱增。刻下虽似高峰已越,但阴津消耗严重。治标之策,只能从养阴中消炎。至于今后应付方法,只能待其反应而决定。

生地 10g	玄参 10g	沙参 10g	金银花 10g
连翘 6g	赤芍 6g	象贝母 10g	天花粉 10g
白芷 6g	蒲公英 10g		5剂煎服

二诊,1991年6月9日诊。

药进5剂,两侧腮腺明显缩小。已进入"康复"境界。

检查:两腮腺肿势基本消退殆尽。唯两侧耳根部仍扪到蚕豆大硬结各1个,无压痛。张口已达3指。舌薄苔,质正常,脉平。

医案:急性发作之消退,毫无喜庆可言,只有控制急发,才是称获效。刻下以益气化痰裁方,深冀残肿(可能一直存在的)尽去,从此不再发。

昆布 10g	海藻 10g	蒲公英 10g	党参 10g
白术 6g	茯苓 10g	陈皮 6g	白芷 6g
象贝母 10g	莱菔子 6g		5 剂煎服

三诊,1991 年 7 月 6 日诊。

6 月 29 日又以受凉而急性发作。似乎轻了一些,体温 37.8℃,疼痛一如前者。开口能进食(过去不能),有脓如故。到今天为 8 天已有恢复期症状出现(与过去同样快慢),肿势较过去低一些。这次急发中间歇期为两个月,高峰势短些等,张口二指半。右颈侧可扪到花生籽大淋巴结多枚。舌少苔,质红,脉细而有劲。

医案:时仅两月,又在急发,终难使人满意。现先清养清火清邪,待入"假愈"之后再予巩固。

生地 10g	玄参 10g	煅牡蛎 20g	白芷 6g
天竺黄 6g	大贝母 10g	金银花 10g	连翘 10g
天花粉 10g	甘草 3g		7 剂煎服

四诊,1991 年 7 月 29 日诊。

时愈 3 周,以水灾而无法复诊,所以仅进药 7 剂,停药 2 周,幸此期间没有发作过。

检查:两耳下坚块为 2cm×2cm 直径,边缘不清。右颈及左颈未扪到淋巴结。舌无苔,脉细。

医案:三度药病周旋,急性者当然告失,慢性者已晋入痊途,残块所存极微,而且一向夏难受风,今已无忌,再扫残余之恚,以冀直捣黄龙,药用维持以冀一劳永逸。

生地 10g	煅牡蛎 20g	玄参 10g	沙参 10g
太子参 10g	昆布 10g	海浮石 10g	海藻 10g
桑椹子 10g	夏枯草 10g		5 剂煎服

案三

张某,女,30 岁。1992 年 3 月 6 日初诊。江宁县东山林场。

以"咽旁间隙感染"目之右颈侧包块第 5 次急性发作已 1 周。经过一度头痛及局部疼痛。现在已有衰退现象,全身症状消失,局部肿胀疼痛仍有。

检查:右耳下区肿块,中等硬度。边缘不清,无粘连,直径约 12cm×12cm,皮色正常,无明显压痛。舌薄苔,脉细弦。

医案:颈侧痰块出现 4 年之久,中间急性发作者约 5 次之多,例应予以消散,否则总有"庆父之患"。治予化痰消肿。

昆布 10g	海藻 10g	白芥子 6g	苏子 10g
白术 6g	茯苓 10g	太子参 10g	陈皮 6g
大贝母 10g	丝瓜络 10g		7 剂煎服

二诊,1992 年 3 月 13 日诊。

药进 7 剂,本次急发又告控制,走向消散之途。刻下诸症基本消失。精神也较振作,唯有牵制感,也有痒感(轻度)。

检查:右颈部胸锁乳突前扪到一个指头大硬结,中等硬度,无粘连。舌薄苔,质淡,脉细。

医案:右颈之块五度急发,虽然"五战而捷",但必有一次"告北"而成疡。藉此痉境,努力根除,盖"庆父不去,鲁难不已"。

党参 10g	白术 6g	茯苓 10g	大贝母 10g
山药 10g	昆布 10g	海藻 10g	白芥子 6g
丝瓜络 10g	煅蛤壳 30g		7 剂煎服

案四

刘某,女,68 岁。1992 年 12 月 22 日诊。建邺路 17 号。

左耳前起硬块,今在第 9 天,无自发性疼痛,有触痛,当时,硬块仅仅指头大小,但进展很快,现在已大如饼,西医诊断为化脓性腮腺炎。7 年前在此处也有过同样的硬块,经治而痉。

检查:左耳垂前有 4.5×5cm 大小白肿硬结一块,顽坚韧硬,肤色正常,无灼感,呈磊块不平感。口腔内腺口稍有分泌物。舌薄苔,脉细。

医案:病程进展速如流矢,肿块顽坚,情同铁石。言疬腮则无此木硬,言肿瘤则无此急发。孔子阳货诚有扑朔迷离之感,建议西医活检。至于中药,暂试半张阳和。

麻黄 3g	熟地 10g	炮姜 3g	白芥子 5g
乳香 3g	没药 3g	当归尾 10g	大贝母 10g
炮山甲 10g	甘草 3g		5 剂煎服

二诊,1992 年 12 月 29 日诊。

进 5 剂半张阳和汤,左耳根坚硬块明显化软缩小,但左上臂起瘙痒及丘疹。

检查:坚硬之块已缩小至 3cm×3cm,质地较上诊软。舌薄苔,脉细。

医案:寒凝气滞痰结之块,得半张阳和效可称"神",亦非夸大。再取前方,力求一鼓而擒之。所以皮肤作痒等,不敢分兵。

麻黄 3g	炮姜 3g	鹿角胶 6g	大贝母 10g
乳香 3g	熟地 10g	白芥子 6g	炮山甲 6g
太子参 10g	甘草 3g		5 剂煎服

慢性颌下淋巴结炎

案五

李某,女,52 岁。1992 年 1 月 17 日初诊。自动化研究所。

十七八年久病,下颏部出现包块,以中药治疗而痊。近来以受凉而后,夙恙又作,已有 20 多天,咽痛颈肿,幸以多方治疗而减轻,唯包块仍然存在。同时咽头堵塞而狭窄,异物感,口干咽燥,求饮不拘温凉。

检查:咽后壁淋巴滤泡增生,颏下有桂圆大小肿物一个,光滑,中等韧硬,能随吞咽动作而上下移动。舌薄苔,脉细。

医案:干涩伴痛出于慢性咽炎;但又加颈前肿物而倍形加重。前者应养阴生津;后者应攻坚消痰。病出两宗,但尚可同治。

川贝粉 3g	玄参 10g	煅牡蛎 20g	昆布 10g
煅蛤壳 30g	生地 10g	天竺黄 6g	沙参 10g
黄药子 10g	麦冬 10g		7 剂煎服

二诊,1992 年 1 月 21 日诊。

药进 5 剂,病无进退,诸症如前而咽头鲠介与干涩,最感痛苦。

检查:口咽部同上诊,喉咽部(-)。舌薄腻苔,脉细。

医案:"七年之病,三年之艾",自古已然。以 10 多年之病,乞灵于 5 剂之药,当然一无反应。病已漫长时日,治程更难作费道士之缩地。原方续进。

①原方 7 剂煎服。

②炒麦芽 250g,代代花 7 朵,泡茶饮。

三诊,1992 年 1 月 31 日诊。

药进 7 剂,咽头堵塞及异物感,明显减轻,口干咽燥程度也有所缓解。新增脘有凉感及腹胀,颏下包块也稳定而有缩小感。

检查:大致上同上诊,颏下核子小些。舌薄苔,脉细。

医案:消瘰丸合增液汤之方,粗效已见,初诊之无效者,乃量未达也,方已对症仍宗原旨深入。

川贝母 10g	玄参 10g	生地 10g	麦冬 10g
煅牡蛎 20g	石斛 10g	沙参 10g	蛤壳 30g
太子参 10g	焦谷芽 10g		7 剂煎服

四诊,1992 年 2 月 18 日诊。

药又进 14 剂,咽干明显改善,在子夜之际似较干些,异物感亦相应缓解,颏下之核基本吸收。唯似脐为中心的一区寒冷如冰,伴以环腰作胀,有蠕动感,得矢气可舒适一些,矢气过去不臭,近来有臭气,大便不太成形。

检查:咽部接近正常,颏下核已不清楚。舌薄苔,脉细。

医案:喉科病偃旗,外科病息鼓,而内科病踵随而来,不能不易取新方,香砂六君汤主之。

木香 3g	砂仁 3g(后下)	白术 6g	茯苓 10g
香附 6g	太子参 10g	六曲 10g	石斛 10g
山栀 10g	川贝母 10g	甘草 3g	7 剂煎服

干燥综合征

案六

贾某,男,52 岁。1991 年 9 月 15 日初诊。

多年来口腔、咽喉、鼻腔干燥,1979 年更严重起来,有异物感。无痛感,有冒火样烧灼样感觉。求饮冀润,饮喜温水,每年以秋冬季为最严重。痰少而稠,频频作清嗓运动。现在以受凉而发烧、咳嗽已 10 多天,但刻下已近恢复期。有时发音嘶哑。

检查:咽后壁粘膜有萎缩现象。舌白腻如傅粉,脉平。

医案:多窍奇干数载,当然燥证也。但横加感冒,虽已晋入后期,但舌苔白腻,新感浮邪与痰浊横加,当治其标。

桑叶 6g	菊花 10g	金银花 10g	车前子 10g
藿香 10g	佩兰 10g	陈皮 6g	大贝母 10g
杏仁 10g	米仁 10g	天竺黄 6g	5 剂煎服

二诊,1991 年 11 月 4 日诊。

上方累进 14 剂,干燥者已润 30%。在咽部已有痰液。

检查:咽后壁稍感红润一些。舌薄苔,脉平。

医案:求润得润,津生而痰得产生。方已对症,前法再进一层。

生地 10g	玄参 10g	麦冬 10g	沙参 10g
玉竹 10g	芦根 30g	天花粉 10g	石斛 10g
知母 10g	玉泉散(包)30g		7 剂煎服

三诊,1991 年 12 月 10 日诊。

两诊之间,时逾匝月,上方又进 14 剂。适当好转之时,辍药半月多,干燥又来,异物感也出现,重点在鼻咽腔,有痰,饮水已减少,喜温。

检查:咽后壁粘膜依然萎缩,干枯少液。舌薄苔,脉平偏细。

医案:《喉科心法》强调“即老医亦难以下手”之慢性咽炎,得能稳步向愈,已属不易。中途裹足,坐视病长,殊深扼腕。中药裁方仅此一套,成欤否欤,全赖乎进药。

生地 10g	黄精 10g	玄参 10g	玉竹 10g
知母 10g	川黄柏 3g	桔梗 6g	天花粉 10g
麦冬 10g	甘草 3g		7 剂煎服

案七

徐某,女,63 岁。1991 年 11 月 5 日诊。晓庄师范。

血压不高,一年前舌头发麻,当时不干,半年来始舌体干、痛、麻、辣而粘糊等,严重时波及环唇、鼻。每值失眠、情绪动荡后倍加严重。同时前上些时期两耳鸣响,音调高,音量大,对外来噪音有时拒绝,有时接收。大便干燥。

检查:左中鼻甲有息变征象,干燥。右侧舌根乳头肥大,舌体柔软,薄微腻苔,脉细。

医案:证属典型“燥证”,当然主在水涸,但致涸之因殊多。暂以脾衰土怯,生化无能,精微暗损论治,亦即培土生金,金旺生水之意也。同时摈弃它药(除安眠药)以利观察。

党参 10g	白术 6g	山药 10g	白扁豆 10g
乌梅 10g	石斛 10g	麦冬 10g	玉竹 10g
甘草 3g	自加梨皮 1 个		7 剂煎服

二诊,1991 年 11 月 26 日诊。

药进 21 剂,口中苦干奇燥者已滋润一些,睡眠方面午睡已不进安眠药能酣。耳鸣改善,对外来噪音已能安然接受。舌头辣、麻、痛未感好转而病变区扩展到齿牙。大便由干结难圊转为通顺易解。

检查:左中鼻甲已正常,右侧舌根乳头有些收敛。舌薄苔,质有紫气,脉细。

医案:军稚一洒,百枯俱润,当然尚需坚守原方。舌头辣、痛、麻三者依然,结合舌有紫气,事可稍参养血化瘀,但占例宜少不宜多,否则又有喧宾夺主之概矣。

党参 10g	黄精 10g	白术 6g	白扁豆 10g
茯苓 10g	山药 10g	乌梅 10g	益母草 10g
石斛 10g	丹参 10g		7 剂煎服

三诊,1991 年 12 月 10 日诊。

初诊方有效,二诊方无效,再取初诊方又见获效。耳鸣依然,舌体干、痛、麻、辣及粘糊感,上午改善,下午又重起来。如其中午休息则即使重来,也较轻微。总之疲劳困乏之下必然更坏,大便已正常,求睡还是乞灵于安眠剂。

检查:舌根部乳头充血右重左轻,较红艳。两侧颊粘膜隐隐约约似乎扁平苔癣迹象。舌薄苔,脉细。

医案:初诊之方效著,足证培土之法无错,但舌根边部红赤,亦不能视而无睹,如其仍取初诊全方,总有"黑箱"篡夺理论之嫌。今也立足初诊之方,酌取清心,若斯则即使耳鸣,更有兼顾之处。

| 党参 10g | 白术 6g | 茯神 10g | 白扁豆 10g |
| 山药 10g | 木通 3g | 竹叶 10g | 生地 10g |

麦冬 10g　　　石斛 10g　　　　　　　　7 剂煎服

案八

王某,女,55 岁。1991 年 12 月 3 日初诊。南汽制造厂。

喉病鼻症,时历 10 多年。当时为口咽作干,之后以更年之期添以嘶哑,鼻音如感冒,咽干不解,鼻干时作时润,睡眠以干燥而失酣,此情此境,拖延至今。近来 20 天来诸恙如前,新添涕中夹有小血块。眼睑似有痒感,遍身作痒主在背部。

检查:咽后壁稍有污红,鼻(−),鼻咽部(−)。舌少苔,脉细。

医案:七七之期已逾,天癸告竭多时,故而燥症日趋严重,事属意中。而且金燥之秋令始去,冬藏之腊月待临,燥气更形严重。粘膜一燥易裂而见血,皮肤一燥而血枯生风,痒亦踵至矣。治当养津润燥,稍予清营,亦即标本并治之意耳。

生地 10g　　　沙参 10g　　　麦冬 10g　　　桑白皮 10g
丹皮 6g　　　赤芍 6g　　　茜草 10g　　　紫草 10g
石斛 10g　　　白茅根 10g　　　　　　　7 剂煎服

二诊,1991 年 12 月 24 日诊。

上方共进 14 剂,涕中小血块减少,主症干燥,一无润意。近来西医诊断为干燥综合征,此外遍体瘙痒已减轻。舌薄苔,脉细。

医案:典型燥证,进增液汤而效果不佳者,良以症情较重,一般灌枝溉叶手法,似乎无济于事,只有灌根溉柢以求本。考津液一枯,燥证之主因。津液生化于脾,储藏于肾,输布于肺,纵然肾能藏、肺能输,而脾失生化之能,亦属徒然。今拟从脾入手。

党参 10g　　　白术 6g　　　茯苓 10g　　　焦苡仁 10g
山药 10g　　　藿香 10g　　　佩兰 10g　　　白扁豆 10g
石斛 10g　　　芦根 30g　　　甘草 3g　　　　7 剂煎服

三诊,1992 年 1 月 10 日诊。

上方又进 12 剂。4 天前以口气严重,佐服上清丸,口气明显减轻,而且涕中之血已两天没有(过去至多一天)。干燥仍然,而且愈喝水愈干。

检查:咽后壁轻度污红。舌薄苔,脉细。

医案:3 天黄连上清丸,竟然涕血敛迹,口气消除,而且狂饮解干反似抱薪之救火,则参苓白术散似非上乘之选。得上清丸之启发,改用玉女煎。

熟地 10g	生石膏 20g	知母 10g	麦芽 10g
川黄柏 3g	桑白皮 10g	丹皮 6g	赤芍 6g
白茅根 10g	墨旱莲 10g		7 剂煎服

四诊,1992 年 1 月 28 日诊。

咽干依然难润,涕中有血也依然,这两天用西药而暂止。

检查:鼻腔有干意,咽后壁轻度污红,少液。舌薄苔,脉细。

医案:进玉女煎 7 剂,似乎效亦漠然,不过旱魃鸱张,军稚难得之下,似乎仍有"舍君其谁"之叹,至于血仍未止,则燥气不除,止亦无益。尚有肛门之患,乃肺与大肠表里相关,原出一辙,好在玉女煎仅进 7 剂"路未遥,日未久",事难急切下断功过。

熟地 10g	生地 10g	生石膏 30g	地骨皮 10g
川黄柏 3g	知母 10g	旱莲草 10g	女贞子 10g
乌梅 10g	丹皮 6g	盐水炒牛膝 10g	
			7 剂煎服

案九

刘某,男,65 岁。1991 年 12 月 6 日初诊。

口腔白斑切除之后有阵发性疼痛,灼感奇干,之后左侧接踵而至,但无一切自觉症状。鼻腔也干燥。大便不成形。

检查:口腔左右两侧部俱有小白点两个。舌薄苔,脉平偏细。

医案:脾阳久困,湿漫中州。久困则一贯大便溏稀,湿漫则化浊而上凌。循经而犯,当然口腔首当其冲。以理论而言,经验而谈,唯有培土益脾一法,前处方殊惬人情,方义固然无疵可击,效益杞忧平平,建议累进20剂,以测成果,如不满意,另击奇兵。

太子参 10g	白术 6g	茯苓 10g	六一散 10g
鸡血藤 10g	苡仁 10g	桃仁 10g	焦楂曲 10g
藿佩兰(各)10g		金银花 10g	红花 6g
			7剂煎服

二诊,1992年2月28日诊。

药进30剂,奇干明显改善,阵痛及灼感稍稍轻些,右颊粘膜尚有"绿豆"大小的白点一个。舌薄苔,脉平偏细。

医案:30剂健脾助运、清热化瘀之品,已获"得瓜得豆"之收。眼科、口腔科结论,全与本科同出一途。踵进前方,逐渐倾向扶正。

党参 10g	黄芪 10g	茯苓 10g	白扁豆 10g
山药 10g	桃仁 10g	莪术 3g	山楂 10g
乌梅 10g	麦冬 10g	白术 6g	7剂煎服

三诊,1992年5月19日诊。

上方进14剂,干燥减轻而尚未言润,饮水仍然,疼痛偶然有些,烧灼感减轻。

检查:左颊白点已消失,右侧仍有粗糙。鼻腔(-),粘膜干燥。舌薄苔,质胖,脉平。

医案:宗培土载方,事已中鹄,惜乎一曝十寒,获效无一气呵成之叹。至于诸窍干燥,当然土不生金,金难育水所致,但唐容川所谓"瘀能致燥"论点,亦不得不考虑及之。

党参 10g	白术 6g	茯苓 10g	白扁豆 10g
山药 10g	百合 10g	红花 6g	桃仁 10g
藿香 10g	佩兰 10g		7剂煎服

四诊,1992年9月22日诊。

上药仅进 14 剂药。刻下口水增多,干燥已出之于偶然间。从来不成形的大便已成形。但引以为愁怅者,口中粘膜又呈发展趋势,舌舐有粗糙感。

检查:上腭接近门齿处,粗糙增厚而有白色,边缘不清楚。左颊 $\frac{8}{8}$ 处粘膜有绿豆大小的小点两个,边缘清楚,周围不充血。鼻粘膜干燥。耳(-)。舌薄苔,质透绀紫,脉平。

医案:干燥始感滋润,"白斑"再度重来。方从证变,当然炉灶另起矣。取破瘀攻坚。

三棱 6g	莪术 6g	红花 6g	五灵脂 10g
桃仁 10g	六曲 10g	山楂 10g	鸡内金 10g
碧玉散 10g			7 剂煎服

案十

邹某,女,60 岁。1993 年 12 月 21 日初诊。大厂镇。

咽、喉、口奇干如裂已 4 年,日趋严重,一贯入冬加重,有时眼睛也干。大便最近较干。

检查:咽、喉、舌查无异常。脉平。

医案:干从燥来,燥从热致,热从火生,一届严冬藏令,腠理密致,玄府闭塞,火难外泄之故。治取清火,唯稍佐宣泄,俾火泄有出门之路。

桑叶 6g	荆芥炭 6g	菊花 10g	金银花 10g
连翘 6g	芦根 30g	白茅根 10g	丹皮 6g
赤芍 6g	玄参 10g		7 剂煎服

二诊,1994 年 1 月 4 日诊。

药进 7 剂,咽干稍润,以痰干似酪,用力清嗓而有外伤之感。

检查:咽头所见同上,但充血艳红。舌仍黄腻苔,脉平。

医案:抽刀断水水更流,扬汤止沸沸更甚。徒事轻清宣泄,似有未济之感,取白虎汤加味。

生石膏 30g	知母 10g	金银花 10g	菊花 10g
天花粉 10g	芦根 30g	白茅根 10g	竹叶 10g
天竺黄 6g	玄参 10g		7剂煎服

三诊,1994年1月18日诊。

药进7剂,干燥完全得润,痰样的附丽于喉咽者已消失,近来大汗如淋已10天,但最后已少,睡后咳嗽痰多能咯。

检查:咽(-)。舌黄腻苔,脉平。

医案:咽头奇干4载,两度门诊已告滋润而痊。刻下另得新疴,以二陈汤应付。

白术 6g	茯苓 10g	陈皮 6g	象贝母 10g
半夏 6g	杏仁 10g	桔梗 6g	料豆衣 10g
白薇 10g	甘草 3g		7剂煎服

面 部 丹 毒

案十一

何某,女,47岁。1992年9月11日初诊。华东工学院。

5年前凤恙,经治而痊,近来半个月又有老病复发之象。半月前右侧颊际及内眦处隆起而不疼痛,之后左侧亦步其后尘。除神疲乏力、头脑昏沉之外,未见其它全身症状。

检查:鼻梁两侧漫肿,无灼感无压痛。鼻腔(-),舌薄腻苔,脉平。

医案:凤恙重来,乃无名肿毒之亚流,良以风邪之扰而得之。治以疏风清化。

①苍耳子 10g　防风 6g　白芷 6g　金银花 10g
　象贝母 10g　僵蚕 10g　蝉衣 3g　陈皮 6g
　赤芍 6g　　甘草 3g　　　　　　　7剂煎服

②金黄散,外敷。

二诊,1992 年 9 月 18 日诊。

药进 7 剂,山根漫肿左已衰退,右更明显吸收。新添两鬓作痛伴胀,特别明显。

检查:鼻梁右侧肿势接近平复,左侧则皮肤起皱。舌薄苔,脉平。

医案:无名之肿,消退过半,再予治疗,以冀一扫而清,不必再来复诊。

苍耳子 10g	白芷 6g	川芎 3g	桑叶 6g
象贝母 10g	菊花 10g	僵蚕 10g	陈皮 6g
鸡苏散 12g	金银花 10g		7 剂煎服

三诊,1992 年 9 月 29 日诊。

治疗中尚称顺手,但内外辍药 3 天,右侧又陡然红肿起来,疼痛、烧灼感,四周胀痛,右眼难睁。

检查:隆起边缘不清,肤色透微红。舌薄苔,脉细弦。

医案:药至病退,药辍病来,拉锯之战,终非上策,改取仙方活命饮。

防风 6g	白芷 6g	金银花 10g	当归尾 10g
赤芍 6g	乳香 3g	没药 3g	象贝母 10g
天花粉 10g	僵蚕 10g	甘草 3g	7 剂煎服

金黄散,外敷。

鼻唇疱疹

案十二

杜某,女,42 岁。1991 年 11 月 19 日初诊。市外贸。

20 年来一届深秋履冬,在鼻翼及其周围、上唇,起丘疹成簇而作,刺痛灼热,自破之后,渗出浆液性分泌物,最后结薄痂,7~10 日痂落而痊,愈后无后遗瘢痕。咽喉奇干,也与症同时出现,求饮喜温,近来大便偏稀,日圊两次。

检查:两鼻翼及下唇左侧浅在性皮损左多右少,上丽薄痂。颌下打到淋巴结。鼻前庭(-)。咽(-)。舌薄苔,脉平。

医案:长期肺胃积热,以其恙属轻微,可以随积而随泄。时届金燥之深秋,藏令之冬季,肌肤收敛,玄府闭锁,纵使轻微之邪,亦难能外出,于是循经上犯(鼻为肺窍,唇属阳明),起泡成疳矣。治当清化肺胃,稍佐透邪。

荆芥炭 6g	白鲜皮 10g	丹皮 6g	赤芍 6g
地肤子 10g	绿豆衣 10g	芦根 10g	蝉衣 6g
豨莶草 10g	桑白皮 10g		7 剂煎服

耳神经痛

案十三

吕某,女,33 岁。1992 年 12 月 22 日初诊。南京织布厂。

为时八越月,初起感冒而右耳憋气,如有物堵塞,听力尚可,无鸣响,伴以外耳不舒,有触痛。同时咽喉也干燥而痛,时轻时重,耳与咽亦同步表现。一刺激右耳即咳嗽。月经不太正常,大多为超前,色偏黑量少。10 多年前做过鼻息肉摘除和扁桃腺切除术。头有昏沉感。

检查:右鼓膜肥厚,光锥移位,标志不清,鼓沟以外的大部分皮肤充血、角化、起屑。咽后壁淋巴滤泡增生充血,干燥少液。鼻右下甲肥大。舌薄苔,脉细。

医案:血热夹风,上扰肾窍,至于如堵如塞者,情非内出,乃外耳皮肤角化,祸及鼓膜耳。取养血清营中熄风,虽不治耳之堵塞,而堵塞自行开畅也。

丹皮 6g	赤芍 6g	当归 10g	料豆衣 10g
丹参 10g	蝉衣 3g	麦冬 10g	绿豆衣 10g
生地 10g	甘中黄 3g		7 剂煎服

黄连膏 1 盒,外用涂耳。

二诊,1993 年 1 月 5 日诊。

时将 2 周,进药 7 剂。近来感冒 3 天,耳咽两处之痛,有增无减。右颈酸而胀,头位旋转有牵制感。凛寒,偶有头痛、鼻塞。

检查:咽后壁同上诊,现增充血。耳外道同上诊。右侧颈部较对侧丰腴,未扪到淋巴结。舌薄苔,脉平。

医案:夙恙未瘥,新邪又犯。先治新邪,六味汤主之。

荆芥 6g	防风 6g	桔梗 6g	桑叶 6g
薄荷 5g	杏仁 10g	玄参 10g	象贝母 10g
僵蚕 10g	甘草 3g		5 剂煎服

三诊,1993 年 1 月 12 日诊。

感冒已瘥,耳痛依然,咽头不适作干,伴以牵制紧张感。

检查:右外耳道骨部皮肤剥脱、充血、干燥。咽后壁淋巴滤泡增生,干燥无液。舌薄苔,脉平。

医案:耳痛咽痛,大有"铜山东崩,灵钟西应"之势。治当两顾,同时舌咽神经之痛,应当考虑及之。

川黄柏 3g	知母 10g	生地 10g	玄参 10g
麦冬 10g	沙参 10g	香附 10g	绿萼梅 3g
夏枯草 10g	甘草 3g		7 剂煎服

四诊,1993 年 2 月 5 日诊。

疼出右耳,沁及右咽,虽然投药数剂,依然无效,咽干燥而不思饮,疼痛为抽掣性,右侧鼻塞难通。

检查:右耳同初诊,唯充血明显减轻。鼻(-),咽后壁淋巴滤泡增生,干枯充血(晦黯型)。舌薄苔,脉细。

医案:数度更方,一如博浪之空掷,病因顽而迷离,医技低而肤浅,再取处理慢性咽炎、舌咽神经痛方药裁方。

香附 6g	延胡 6g	乳香 3g	没药 3g
生地 10g	玄参 10g	沙参 10g	麦冬 10g
桔梗 6g	甘草 3g		7 剂煎服

五诊,1993 年 3 月 9 日诊。

药后疼痛较前减轻,抽掣感消失。唯感有憋气,鼻塞现为交替式,但也已轻。下槽齿疼已 2 天。

检查:咽部同上诊,充血轻些。右耳外道仍有充血。舌薄苔,脉细弦。

医案:取用活血化瘀镇痛之剂,阴霾中已见阳光。唯充血难消,在原方中稍参清火。

延胡索 10g	乳香 3g	没药 10g	桃仁 10g
当归尾 10g	赤芍 6g	橘叶 10g	生地 10g
玄参 10g	桔梗 6g	甘草 3g	7 剂煎服

六诊,1993 年 4 月 6 日诊。

鼻塞已通,右耳一度很好,近以洗澡而又疼痛,头有昏感,右侧喉又有疼痛,左侧牙槽有酸感,右侧舌根部有不舒服。

检查:右侧外耳道骨部后壁、底壁仍有充血。咽后壁干燥、无液,淋巴滤泡增生,舌薄苔,脉细。

医案:因证裁方,化瘀减灶,清火添筹,同时介入养阴。

生地 10g	玄参 10g	金银花 10g	白茅根 10g
芦根 30g	沙参 10g	麦冬 10g	川黄柏 3g
知母 10g	丹参 10g		7 剂煎服

案十四

邢某,男,15 岁。1993 年 1 月 12 日初诊。孝陵卫。

一年多的时间中,感冒蝉联不歇,冬季更严重。容易出汗在不感冒时。痰多浓黄后白,涕亦逆吸而出,鼻能通气正常。在感冒时涕转为黄,鼻塞而干,严重时头痛。今天适在感冒的恢复期。

检查:鼻腔干燥,干涕潴积,立氏区粗糙。舌薄苔,脉平。

医案:卫从肺出,肺怯焉得卫调,卫失藩篱之职,当然"感冒"终朝淹缠矣。应付之策,厥唯益金固卫。

黄芪 10g	白术 6g	防风 6g	料豆衣 10g
玄参 10g	辛夷 6g	白芷 6g	绿豆衣 10g
白扁豆 10g	甘草 3g		7剂煎服

二诊,1993年2月2日诊。

在此期间没有感冒,痰涕减少一些,黄色亦淡一些,咽已不痛不干,在此期间鼻衄一次,头痛未有过。

检查:鼻中隔前端粗糙,干燥改善。舌薄苔,脉平。

医案:20天未感冒,不能断为药效,盖平时亦有匝月而不衄者,但咽痛鼻燥消失,总属佳兆。不过立春后日即临,所虑者春旺于木,鼻病藉阳升之际而蠢然大动耳。在裁方时能否作未雨先绸。

黄芪 10g	白术 6g	防风 6g	料豆衣 10g
苏子 10g	辛夷 6g	玄参 10g	黄芩炭 6g
天竺黄 6g			7剂煎服

神经官能症

案十五

姜某,男,29岁。1993年12月28日初诊。浦口税务局。

咽痛7年,每受到寒凉疲劳、多言、刺激性气味即倍形加重,背凉如冻。饮食务求热物,即水果也不敢沾唇,夜眠需盖5条棉被。

检查:咽峡弥漫性充血,扁桃腺Ⅰ度肿大,左右各一潴积性囊肿。舌薄苔,脉浮。

医案:奇寒7载,情如《续名医类案》寒门相同。刻下感冒,治先以标。

党参 10g	荆芥 6g	防风 6g	羌活 3g
独活 6g	前胡 6g	柴胡 3g	桔梗 6g
玄参 10g	甘草 3g		5 剂煎服

二诊,1994 年 1 月 4 日诊。

感冒已告消失,奇寒之感依然,舌糙腻根部厚而映黄苔,脉平。

医案:奇寒7载难温,6 年温热药无效,症与《续名医类案》寒门一例全同,终以一清一泄而寒去温来,今可私淑一番。

桑白皮 10g	马兜铃 6g	甜葶苈 6g	丹皮 6g
赤芍 6g	薄荷 6g	紫草 10g	茜草 10g
蝉衣 3g	甘草 3g		7 剂煎服

三诊,1994 年 1 月 11 日诊。

药进 7 剂,7 年奇寒,第一次感到温热,一向胸前背后的冰冷有所减轻,一向用的 5 层衾被,可以减少为 4 层,并有汗液(过去有过盗汗,治疗之后即敛,从此即没有汗),白日也已振作而有温煊感觉。舌薄苔(偏白),质有紫气,脉平。

医案:如此奇寒怪冷,自古有之,戴思恭取用大承气汤及黄连导痰汤,李中梓取用金花汤,大寒治大冷之法而获得痊愈,故而葶苈大枣汤治之,汗而已有,当然事属可佳。唯更应考虑难敛之以暴易暴。肺经葶苈大枣易阳明之白虎汤。

生石膏 20g	知母 10g	桑白皮 10g	紫草 10g
旱莲草 10g	茜草 10g	料豆衣 10g	白茅根 10g
太子参 10g	甘草 3g		7 剂煎服

四诊,1994 年 1 月 18 日诊。

白虎汤仅进 4 剂,自感无效,似有倒退之感,自行改用葶苈大枣汤一剂半,反应良好。舌尖舌根疼痛及溃疡与口角糜烂,自已吃了柿饼,症状即减轻,总地说来,畏寒好得多,即使现在的严冬寒冷之际也无畏缩寒冷之感。

检查:舌尖溃疡1个,充血,口角糜烂左轻右重。舌薄苔,脉平。

医案:大热似寒,似无疑义。初诊试用清泄有效;复诊试用清营,无效,良以宣法优于清法。

桑白皮 10g	薄荷 6g	荆芥炭 6g	金银花 10g
马兜铃 6g	连翘 6g	白茅根 10g	芦根 30g
甘草 3g			7 剂煎服

五诊,1994 年 1 月 25 日诊。

上药进 5 剂,在怕冷方面又见进一步暖和,以往每值严寒,必更形觳觫,但对此次强冷空气已能泰然处之。舌薄苔,脉平偏细。

医案:奇病怪治,粗获成效。再宗原旨。

桑叶 6g	菊花 10g	金银花 10g	荆芥炭 6g
连翘 6g	薄荷 6g	黄芩 3g	马兜铃 10g
山栀 10g	甘草 3g		7 剂煎服

六诊,1994 年 2 月 8 日诊。

怕冷感似乎有卷土重来之感。舌薄苔,质有红意,脉细。

医案:5 年伏热,今已解矣。刻下还潮,大有徘徊裹足之势,甚至寒意再复抬头,脉来细小。凉剂已告失宜,温药更难冒险。只能振作脾土,使其阳气自生。

升麻 3g	黄芪 10g	党参 10g	仙鹤草 10g
白术 6g	茯苓 10g	仙茅 6g	仙灵脾 10g
杏仁 10g	象贝母 10g	甘草 3g	7 剂煎服

七诊,1994 年 2 月 22 日诊。

近来脘部作痛呈游走性,大便正常较软。胸前背后仍稍有冷感,小便色黄,睡眠差。舌薄苔,脉细。

医案:奇寒始解,脾阳求充,香砂六君主之。

党参 10g	白术 6g	陈皮 6g	木香 3g
砂仁(后下)3g	仙茅 6g	仙灵脾 10g	茯苓 10g
甘草 3g			7 剂煎服

八诊,1994 年 3 月 1 日诊。

凛然已无,温暖仍然没有,四五年不能吃水果,现在可以恣进无妨,口腔有干感而不求水润。小便黄,大便偏软。舌薄苔,脉平有力。

医案:凛然消失,药已显灵。温暖难求,春寒之故。水果能进,主症已除。后遗一二,气怯而营亏之故。取八珍加减。

黄芪 10g	党参 10g	白术 6g	茯苓 10g
熟地 10g	当归 10g	川芎 3g	白芍 6g
仙鹤草 10g	甘草 3g		7 剂煎服

血管神经性头痛

案十六

邹某,男,33 岁。1994 年 2 月 1 日初诊。嘉山县医药公司。

右侧头枕部跳痛,连及右侧鼻、耳部阵阵抽痛,舌体活动不利,语言涩滞已 20 天。作过 CT 等检查,均无阳性体征。

检查:舌体右侧肿胀。舌薄苔,脉平。

医案:风邪阻络,病出头部右侧。治宗熄风通络,佐以祛痰。

全蝎 6g	僵蚕 10g	羌活 3g	络石藤 10g
独活 6g	当归 10g	丹参 10g	鸡血藤 10g
钩藤 10g	天竺黄 6g		7 剂煎服

二诊,1994 年 2 月 8 日诊。

药进 6 剂,右侧(颞枕)剧痛消失,其它症状去其一半以上。右侧面部不舒明显减轻,舌体仅仅残存轻微不灵活。五六年来,鼻涕奇多,色黄,通气很差,严重时头脑钝痛(上诊未诉)。

检查:鼻中隔肥厚,垂测(-)。舌薄腻黄苔,滑润,舌体右侧肿胀,已退其大半,活动已灵活,脉平。

医案:风邪一澈,诸症必轻。仍取熄风,倾向养血。至于鼻渊一症,留待今后处理。

熟地 10g	干地龙 10g	白僵蚕 10g	天麻 6g
独活 6g	络石藤 10g	苍耳子 10g	防风 6g
丹参 10g	甘草 3g		7 剂煎服

三诊,1994 年 3 月 1 日诊。

又进药 14 剂,右侧颞枕已很轻,偶而阵发性还有一些,右颊知觉已恢复,舌体基本上已灵活。鼻多黄涕。

检查:右半舌体肿胀在舌尖部已收缩,左鼻甲肥大。舌薄苔,脉平。

医案:除舌体之外,诸症基本告痊,只须养血以扫尾。至于鼻窦炎一症,则可予以处理。

熟地 10g	当归 10g	干地龙 10g	丹参 10g
薄荷 6g	桑叶 6g	苍耳子 10g	芦根 30g
辛夷 6g	白芷 6g		7 剂煎服

四诊,1994 年 3 月 15 日诊。

右侧头痛舌痛,伴以颈子牵制,言语木讷,经过两次药治,明显好转。刻下头痛消失,言语利落。舌痛消失而肿胀未除。睡眠差而终宵难甜。记忆力差,乏力。

检查:右半舌体较对侧稍稍丰腴,两侧对照,稍有不称。舌薄苔,脉平偏细。

医案:诸恙悉退,舌胀稍有残存,要求兼治慢性前列腺炎。治从益气清心。

党参 10g	白术 6g	茯苓 10g	白扁豆 10g
山药 10g	生地 10g	竹叶 10g	灯心草 3g
木通 3g	甘草梢 3g		7 剂煎服

五诊,1994 年 4 月 15 日诊。

上方已进 21 剂,头痛残存无几,舌痛基本消失,言语已方便流利,疲乏感大大减除,睡眠差,还有前列腺炎已成慢性,尿中已无泔样物,会阴部已无坠胀感。

检查:右侧舌体基本上不肿胀。舌薄苔,脉细。

医案:舌病面临痊境,当然尚需扫尾而求巩固,至于慢性前列腺炎之余波,藉机兼顾一二。

黄芪 10g	太子参 10g	白术 6g	茯苓 10g
生地 10g	焦米仁 10g	山药 10g	杜仲 10g
狗脊 10g	灯心草 3g	甘草梢 3g	7 剂煎服

植物神经功能紊乱

案十七

江某,女,30 岁。1991 年 8 月 26 日初诊。南京洪武路。

入夏多汗事属寻常,但蒸蒸而淋。最近 1 个月汗液奇多且多凉,并有凛然之感,头发亦如游泳而淋淋。狂饮。舌薄苔,脉细。

医案:汗为心液,大汗亡阴,心液一枯,则心烦急躁;阳虚则凛然不温。津液一亏,肠液枯而大便必艰难。当从固卫养津。

| 黄芪 10g | 白术 6g | 防风 6g | 料豆衣 10g |
| 诃子肉 10g | 煅牡蛎 20g | 甘草 3g | 5 剂煎服 |

二诊,1991 年 8 月 31 日诊。

药进 5 剂,淫汗得以收敛其半;狂饮、纳食不旺亦有好转。舌为地图舌,脉细。

医案:卫气一固,淫汗已少,口干多饮,则汗多伤津使然。治当步迹前旨,旁及调整脾胃,冀增食量。

黄芪 10g	白术 6g	防风 6g	料豆衣 10g
山楂 10g	六曲 10g	诃子肉 10g	煅牡蛎 30g
			7 剂煎服

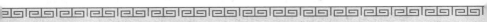

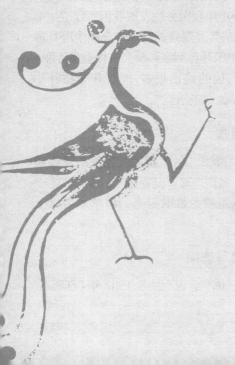

记吾师的绝招和对中医事业的贡献

吾师干祖望,是南京中医药大学教授、江苏省中医院主任医师、国家中医药管理局厦门国际中医培训交流中心客座教授。1912 年生于上海市金山县(1987 版《中医年鉴·医林人物》作松江),5~18 岁攻读古文,18 岁从浙江名医钟道生习咽喉外科,22 岁开业行医,45 岁进入中医教育界。现是全国首批 500 名名老中医药专家之一。今年 87 岁的干老,仍然精力充沛,带着我们徒弟从事正常的医疗工作。

吾师从 1956 年写成并出版全国第 1 部《中医耳鼻喉科学》起,至今已有 9 部著作,与人合作的巨著 10 多部,发表论文百余篇,形成了现代中医界一个独特风格的学派。1985 年获江苏省人民政府优秀教育工作者称号及奖章,1991 年获国务院发展我国医疗卫生事业做出突出贡献证书与特殊津贴奖。现尚兼任中华全国中医耳鼻咽喉科学会主任委员。江苏省中医耳鼻咽喉科学会主任委员等职。

吾师勤恳耕耘,埋头苦干,他的绝招很多,而且并非枝叶小节,及可影响整个中医学的全局。如:

一、擎拿抢救急性喉阻塞

吾师一生勤奋(勤于学习、读书、工作、撰写),凭他的苦练功夫,他的飞刀法不亚于上海大名医"飞刀夏墨农"。1987 年《中医年鉴·杏林人物》谓我师"以抢救急性喉阻塞的擎拿术名噪上海、松江、金山一带"。

二、为数千年中医学续写遗编

1. 用现代条件整理的"三因"学说(参考 1987 年《江苏中

医》第 10 期 43 页）。

2. 把"四诊八纲"推进为"五诊十纲"，并明确指出"阴阳"列入八纲是错误的（发表同上）。

3. 设计填补中医空白的辨证"公式"（同上）。

4. 创立了病因病机的"中介症"学说。

三、有质有形地发展中医学

长期观察、实践、总结出现两个新病种：其一为"多涕症"，其二为"喉源性咳嗽"（《光明中医函授大学讲义·中医喉科学》127 页，现已推广到全国）。

四、脾胃学说治疗慢性咽炎

吾师凭半部《脾胃论》把不治之症的慢性咽炎疗效提高到治愈率达89%，有效率达98%。这一绝在全国已有广泛的影响。

五、山东快书式的教学

1980~1987 年举办了 5 期"全国中医耳鼻喉科师资班"，从编写讲义、课堂授课、辅导、临床实习等，一人包办，而成绩斐然，得到卫生部夸奖。这一绝招，令人无不咋舌称奇。用他自己的话是"别个教研室是大京班、话剧团，独独我是山东快书"。1990 年在厦门国际中医培训交流中心也办了一期"中医耳鼻喉科国际培训班"，情况同上。

六、中西医结合的巧妙绝招

吾师反对"用夷变夏"式的中西医结合。但他自己对西医的学习，比一般人还认真深入。他的绝招通过他临床所记医案中的"医案"语中得到了充分的反映，概括说来就是，"用夏变夷"的偷天换日的手法。如：

"微循失畅，鼻甲留瘀"，指肥大性鼻炎病因。

"太阳吐纳,少阳哄隆,竟是铜山东崩,洛钟西应之象",指耳咽管异常开放的病理。

"卫气失藩篱之责,清阳乏煊养之温",指免疫功能差的病理。

"殊符《原病式》之耳鸣有声,非妄闻义",指震动性耳鸣。

"万里扶遥,长空失坤德之载,即《杂病广要》之所谓,故通天下之一气耳",指航空性中耳炎。

"伏庆父于萧墙,鲁难必作",指胆脂瘤型中耳炎。

七、在"医案"上显出绝招

从明清至建国初期一段时间里看病必不可少的"医案",最近50年来已基本上无人写了,但吾师还在认认真真一病一案、一诊一案地书写,既保持了中医特色,更留下一份宝贵的遗产。1989年7月22日《健康报》"干老大夫的字"一文中有谓:"干老写的病案,每份约300字,真是确切得当,把病说绝了。"

八、凭他的绝招开拓了耳鼻咽喉科

中医向无这个专科,一切都从零做起,分散的要联贯起来,缺少的要补上,浅的要加深,吾师在这些方面做了不少工作,在《建国40年中医药科技成就·中医耳鼻喉科的研究进展》中可以反映出一部分。

九、从来不知道的另一绝招

说来很惭愧,日本朋友在1986年第4期《新中医研究》(第3页)上就称吾师为"大读书家的诗人"。我们直到拜师后追随了一个时期才知道他文学根基之深。诗、词、散文、随笔,尤其是六朝风格的四六、骈体,实在很少人能够可以媲美(1990年上海市《金山县卫生志》第一篇序文是他写的)。

近年来吾师年逾八旬,但仍然耕耘不息,除专家门诊、带徒、审稿、讲座、外出开会讲学等事务外,其余时间即撰写医话。他所写的医话,有几家报刊杂志予以刊登和连载,并已辑集为《干祖望医话》由人民卫生出版社 1996 年出版。

"八以"治学经验

业师干祖望,现已杖朝之年。在执医 60 多个春秋的生涯中,用严谨的治学精神,步入了博学多能、医术精湛的名望之中。又以独具匠心的诊疗方法,一丝不苟的服务热情,别具一格的医案格调,令人满意的疗效,深得广大病者的赞誉。所以挂他的号,常常需排队 24 小时之久。

一、求之以博

博古通今在于寻找与探索。干师认为:"医者有二:一为理论家,一为临床家,两者俱备较为难得。欲想俱全,就必须通达文、史、哲、医之理。"因此,只有博览群书,才能通向博学多技,并在浩如烟海的中医古籍中,深索其奥秘,领悟其学术思想和要旨,以扩大视野,丰富知识面,以之作为提高学术水平和临床经验的源泉。干师不仅精研经典著作,而且对历代喉科及与喉科有关的专著,尤其是清代喉科专著,无一不知,无一不晓,故被人们誉为藏书家、读书家。从这些书中可了解到,许多先哲名医将毕生经验精练地总结在只言片语之中。这种貌不惊人的吉光片羽,往往不被人们发现和重视,但若用于临床,可弥补一般书本中的常法,竟能有立起沉疴的作用。如干师以"耳聋治肺"之片语,用三拗汤加味治疗耳咽管阻塞性中耳炎之耳聋,收效敏速。又以活血化瘀法治疗肥大性鼻炎、甘麦大枣汤治疗癔性失嗅症(包括癔性失听、癔性失音)以验"鼻塞治心"之理而获效。正因为这样,干师在临床上辨证入微,绝技多端,所以反对"转科"。只要以耳鼻喉科疾病来诊者,不管兼症多少,不肯一推了事。他说:"喜欢转诊的话,10年医生当下来,什么病都写不出方药来了。当然,把所有病包下,你就苦了,但正因为你苦了,而业务也就提高了。"

二、思之以深

"极末形之理则曰深"。中医深奥的精微理论在于思考、思索以通之。干师认为学中医是由"懂→通→精→化→神"的过程。一般中医人员对中医理论应做到懂、通、精,而高层次的中医人员还必须在此基础上达到"化"、"神"的境界。所谓化,就是变化。《辞源》注:"变,谓后来改前,以渐移改,谓之变也;化,谓一有一无,忽然而致,谓之为也。"所谓神,就是神而通之。《辞源》注:"神者,变化之极,妙万物而为言,不可形诘者也;神通广大,变化多般"。欲想达到这样一个高度的境界,必来之于深思熟虑。所以,干师推崇传统的中医理论,但也不墨守成规,而是不断探讨出新的理论观点。比如干师提出:在三因学说的外因中应补充"两害";内因中增设"衰退";不内外因中增添"意外灾害,异禀过敏";在诊法上加上"查"诊,变为五诊;辨证方法中加上"标、本、体、用"四纲,除去原居统帅地位的"阴阳"成为十纲。

所谓"两害",即指毒邪与污染。毒邪具有传染性,如艾滋病、肝炎等病毒。污染为环境污染所致。由于工业的日益发展,有害物质的不断增加,环境卫生的破坏而导致人体发病。如噪音性耳鸣、耳聋患者日趋增多。更体现在耳机盛行,而造成耳鸣等耳部的很多病变。

所谓"衰退",是指人体脏腑、器官的衰老与退化。常见于年老体弱者而为患。

所谓"意外灾害,异禀过敏",是指突然伤害人体的因素和特殊的体质差异。如车祸、地震、战争、花粉及青霉素等过敏。

所谓"查诊",是在四诊之外,借用现代化一切手段和方法,为辨证提供更多的依据。如孔窍粘膜红艳型充血为热;晦黯型充血属瘀;淡白者为气虚;苍白或惨白的属寒、阳虚等,均为传统的四诊所难得。

所谓"标、本,体、用",标本不叙便知而略。体即本体,指器官;用为功用,即功能。这对辨别功能性病变与器质性病变,确定治法,起着决定性的作用。

总之,这些新的观点、新的理论,将对中医事业起到后来改前,以渐移改的推动作用。

三、取之以理

韩非子曰:"理者,成物之文(指规律)也"。"理"为事物的特殊规律,和普遍规律的"道"有区别。干师主张采用之理要有准则,也就是既不离开中医的传统理论,又不能生搬硬套,而应找出新的辨证与治疗规律。如涕液、汗液、尿液等均为人的体液范围,然而缩泉丸能治多尿症,何不可用于多涕(清涕)症! 又如《素问·阴阳类论》"喉咽干燥,病在脾土"和李东垣"阳气不升,伏留化火"的论述,被干师用来解释慢性咽炎之咽部烧灼感与口干的病机,并用培土生津、升清润喉之法,推论出"七窍以脾为本"的观点。再则《审视瑶函》有"眼具五轮"之说,干师类推出"喉有五属",即:声带属肝,得肺气而能震颤;室带属脾,得气血之养而能活跃;会厌、披裂属于阳明;灼状关节隶乎肝肾。这些论点都表现了既不泥于传统,又不摆脱理的准则,而且提供了新的理论。

四、试之以慎

"无妄之药不可试也",尝试与试用务必谨慎。干师反对人云亦云、因循沿袭,而必须立足于临床实践的尝试。主张在辨证时要详审其因,明辨正气之盛衰,认为毫厘千里,在乎一识之间耳,如有一着之错,则全局不堪设想。故强调治疗要胆大心细,审慎处理,切忌生搬硬套,孟浪从事。如干师将近人治疗荨麻疹的验方(茜草、紫草、旱莲草)加味组方试用于过敏性鼻炎,获效甚佳。又如痔科坐浴方(石榴皮、乌梅)加白芷、皂角煎熏鼻腔治疗中鼻甲息变及鼻息肉,收到良好的效果。还有加味三甲散(鳖甲、炮山甲、地鳖虫、僵蚕、当归尾、赤芍、刘寄奴)尝试于声带小结及声带息肉而优胜于其它诸方等等,都是从谨慎尝试中以达到楚才晋用的目的。

五、用之以当

运用中医理论、辨证、方药全在于是否合适。干师反对"头痛医头、脚痛医脚"式的某病吃某方某药的"医匠"。强调即使取他人之长,也必须在辨证的基础上明察秋毫。从天人相应,人与社会关系上,顾及全身,统筹安排,发挥中医的法宝——辨证论治。否则追求一方一病,对号入座,取消辨证,都属于用之不当。因此,干师在临证中认为中医"不治病而是治证",形成了治病三步曲。即初诊主在祛邪和调整机体的各个方面;复诊时视其情况,再予以针对孔窍本病论治;再则以巩固性论治。也就是说第一步扫除障碍,为下步治疗创造条件;第二步有的放矢,可缩短疗程,提高疗效;第三步巩固疗效,控制复发。例如1991年江苏淫雨连绵、阴霾泽国之际,干师拟方中都离不开藿香、佩兰等芳香之品,甚至于方中无一味专治耳鼻喉诸症的药物,而病都霍然而愈,这大有古人所谓"见血休治血"的微妙和天人相应之理,充分说明了应用恰当而取得的结果。

六、持之以恒

《论语·子路》:"人而无恒,不可以作巫医。"干师主张在执持治法及方药时要有恒心,尤其是对疑难杂症要锲而不舍,循序渐进,不能以平常普通病种一方一击有效而为之。干师曾治汪某顽固性过敏性鼻炎,该患者常以激素、抗敏药治疗 10 余年,还予以鼻甲封闭、激光等处理未效。干师予以却敏汤治之。当服完 20 剂时开始逐渐减少西药,服至 40 余剂时完全停服一切西药,服完 85 剂后,所有的症状完全消失。但停服 3 个月后,鼻痒、有涕之象再现,干师仍令服用此方,按隔日 1 剂维持量服,共服 200 余剂而停药,随访 1 年未复发而病愈。

干师是新华书店、古旧书店从 1956 年以来每周 1 次的常客。因此,医疗、读书、撰写是吾师的日常生活中的主要内容,也是几十年如一日的生活节奏,这也充分说明了学习也要持之以恒,才能踏上成功之路。

七、待之以严

干师不仅严格对待中医的精髓理论,而且对自己所倡导的新理论、观点、治则等,也是责己从严,没有空隙,经得起他人的推敲。比如干师每诊治一位病者时都细致地问诊,精察于舌诊,认真地检查,以流畅的笔墨,引经据典、一丝不苟地严格书写医案。对待处方用药也做到尊重理法,知常达变、丝丝入扣。复诊时一一对照,了解药后效应。

又如干师倡导的"声带属肝"理论,其理由是声带在形态上色白坚韧如筋膜,而"肝主身之筋膜"。再则"肝主调节",调节人体一身气机,从而也可调节喉气,使之发音高低有度;调节人体血液,同样声带得血而能运动。若肝之失调,声带失养,运动失利,则致喑病。如此严谨的论点,丰富了中医的理论。

八、证之以据

干师虽宗东垣补中,倡七窍以脾为本,推崇调脾土治窍病,但也不摆脱诸家之长,其关键在于辨证要有依据,立法用药要有证据。如干师用大苦大寒之龙胆泻肝汤治疗耳部之带状疱疹、急性外耳道炎、突发高亢之耳鸣。前两者以肝胆湿热为据,后者以突发高亢为肝火之证。亦有以脓涕黄绿为据,将龙胆泻肝汤用于鼻窦炎。也常用泻下通便之品疗于肺胃积热的急性会厌炎等等,但都要有应用依据。干师还强调要善于寻找辨证依据。如鼻粘膜淡白时多为虚寒证,主张先用桂枝、细辛,若用后不转色,予以肉桂,甚则鹿角片、附片。又如同样的咽痒"有风致痒,也有燥致痒,亦有瘀致痒"。总之,以理论为准绳,以症状为依据,以依据辨出证,从证立法选方,从而提高临床辨治能力。

吾师谈中医特色与疗效要旨

一、以整体观点为骨架

整体观点是中医特色的重要组成部分。其一是机体内部的统一性,也就是说中医将人体五脏六腑、四肢百骸、五官七窍、皮肤毛发、经络气血等,用五行生克、十二经络、归经属脏等手段将人体联系成一个不可分割的、统一的有机整体。每一个器官几乎都直接、间接或在这个学说之下可与任何一脏一腑都能发生关系。正如,徐大椿认为:"病之从内者,必由于脏腑;病之从外而入,必由于经络。"所以《医学流源论》又说:"必先分经络脏腑所在……然后择何脏对病之药。"

其二是人体与外界周围环境的统一性。这就是"天人相应,天人合一"。如果在临证时不注意四时气候的变化而择药,也就等于失去了中医的骨架。比如,咽喉干燥,若是由夏季湿重,湿浊困遏脾胃,不能运化津液上濡咽喉所致,而盲于养阴润喉,事必适得其反。而应当考虑到四时气候对人体的影响,予以芳香化浊,健脾助运,使咽喉得以津液的布达,则咽干即解。除此之外,还要注意到人体与社会、文化、经济、家庭生活等各方面对人体的影响。

整体观点始终贯穿于中医生理、病理、辨证、治疗等整个理论体系之中。所以,在诊疗过程中,只有从整体出发,才能体现出中医特色和优势,提高疗效。

二、以辨证论治为精髓

辨证论治是中医学的精髓,也是中医特色的核心。所谓辨证论治,是中医学对疾病的一种区别于其它医学理论的特殊研究和处理方法,它必须在望、闻、问、切四诊合参的基础上,分析疾病的病因,明确病变的部位,判断正邪的消长及疾病发展情况,并加以综合归纳,确定病证的病机,予以相应的治疗方法,并具备理法方药齐全,君臣佐使配伍用药等一整套规律,而形成了"同病异治,异病同治"的格局。用干师的话来说,就是"中医治证而不治病",也就是"见血不治血"、"见痰不治痰"。鉴于此,只有辨证论治,才能全面地有侧重地用药。只有辨证用药,才能做到既针对疾病的主要矛盾,又注意兼顾疾病的次要矛盾;既注意疾病引起的整体变化,也注意疾病引起的局部改变。否则头痛投止痛药,呕吐投止吐药,泄泻投止泻药,炎症投清热解毒药而形成对症投药,这就失去了辨证论治精神。这样不但不能取得良好的疗效,同时也丢掉了中医特色。还有不根据病情具体分析辨证,而是受着某种学派的影响,偏于一法施药。如善补者,多以补法为主,从而出现了失眠就想到养心安神,其实"胃不和,则卧不安"也往往常见;四肢乏力而困倦,只知道气虚,其实湿困于中亦可;口干咽燥,仅了解阴亏,其实外感燥、风之邪亦然;一旦见到耳鸣耳聋者,就认为肾虚阴亏,然而实证的肝火及耳咽管阻塞,照样可致,等等。或者借用西医的诊断为急性炎症,马上就用上大剂量的清热解毒药,甚至于连自己也不相信自己，还要再加上抗菌素同用等。这些都是违背了中医辨证论治的要求，而失去中医特色的精髓，同时也不会提高疗效。

三、以发挥优势为血肉

中医对某些病种确实没有好的治疗方法，疗效远不如西医；对部分病种的疗效可与西医相提并论；还有一些病种，西医根本没有办法，而中医疗效很佳。因此，如何发挥中医各方面的优势，也是保持中医特色的一个方面。中医的优势体现在下述几方面。一是中医疗效占优势的，如肝炎、慢性咽炎、胃肠疾病、妇科病等等；二是对一些疾病的康复治疗，如外科术后、重危病的后期、癌肿的放疗化疗之后等等；三是中药多为自然植物，不象化学制剂，其毒副作用小；四是中医的治疗方法多，可在一个病者身上施展内服、外治、针灸、食疗等综合性措施，比西医的单一疗法要强得多；五是养生、延年益寿的方法、药物占优势，等等。这就需要我们积极探索如何很好地发挥这些优势，以扩大中医的诊疗地盘，这将对发扬中医特色、提高疗效起到积极的作用。

四、以病历医案为华表

中医的医案是由病历记载加上华丽的词藻和丰富多姿的文学语言写就的独具风格和文学艺术色彩的散文。它既是中医在书写病历方面的一个特色，也是继承、发扬中医特色的一种实践形式。医案书写得好与差，可直接反映医生的理论水平、诊疗技能、临证思路和疗效的好坏。中医理论水平不高者，只要能够认真书写医案，也能促进理论水平的不断提高。因为做到认真书写医案，就必须在理法方药上思考一番，力求丝丝入扣，从而避免几句病情一问、不加辨证分析、方药一开了事，有利于提高疗效。

五、以博览群书为食粮

中医是一门多学科的学问，从天时到地理，从化学到物理等都与中医学有着密切的关系。如果仅仅以医学医，以医论医，是无法成为高明医生的。或者用了一法一方无效，就加大药物的剂量，还是不效，就宣告黔驴之技已尽，甚至乞灵于西药。如此又怎么谈保持与发扬中医特色呢？其二，中医的学术流派很多，各自都有独特的见解和经验，多看书学习，吸取他们的经验，服务于临床，施展出更多的技能，可以提高诊治技能和疗效。还有，中医的微妙之处很多，如荆芥和防风同为解表药，但荆芥用于浅在的，防风宜于深在的；党参与黄芪，同属补气药，但党参适用于深在，而黄芪适用于浅在；熟地配麻黄即不留邪滋腻，麻黄得熟地即不能出汗，等等，这些都是需要我们领悟和发掘的内容。因此，只有博览群书，才能开阔眼界，放宽思路，掌握更多的临床诊疗手段和技能、技巧，不断更新知识，以增加治疗方法及绝招，从而发扬中医特色，不断提高疗效。

六、以用夏变夷为充实

中医与西医本来就是两个不同的理论体系。我们不能以西医的观点来衡量中医的理论，更不能以西医的诊断指导选方用药，否则将会出现西医取代中医。但是，我们不是不需要西医知识，更不是反对学习西医理论，而是强调如何把西医的一些知识为我中医所用，与中医传统学说相结合，融化、改造成为中医的东西，以达到衷中参西、用夏变夷，以弥补中医的不足之处。比如西医现代化的检查手段很多，但如何将这些检查结果变为我们中医的辨证依据，以充实中医辨证的内容，对发展中医特色、提高疗效是有裨益的。例如中医把嘶哑一症，归纳为"金实不鸣、金破不鸣"。所谓金实不鸣，就是肺气壅塞，治当宣散肺气。肺气得宣，嘶哑得除。所谓金破不鸣，就是肺气虚弱，宗气不足,声带无力振动而声音嘶哑,治当补益肺气,认为肺气得充便可声嘶获愈。其实并不如此。通过西医的检查,可了解到嘶哑可由声带许多疾患造成,如声带充血、肥厚、小结、息肉、闭合不全、麻痹、癌肿等。单从上述两个病机理论设立治疗法则,是不能解决全部问题的,那就必须从检查所见中,找出新的辨证与治疗用药的规律。如:声带充血鲜红者治以宣肺散热凉血,暗红者多治以活血化瘀;声带肥厚、息肉从活血破瘀入手,佐以化痰;声带小结治以化痰散结为主,佐以和瘀;声带闭合不全、麻痹者多宜补益中气或益肾纳气;喉癌必须与放疗、化疗或手术等综合性的治疗措施相结合。只有这样,才能提高疗效,同时也保持了中医特色,并充实了中医学说的内容。

总之,保持、发扬中医特色,提高辨证能力和疗效,离不了上述这几点要素,否则就无法谈中医,更谈不上提高疗效。正如春秋时虢射所谓"皮之不存,毛将安附"。

临床辨证经验阐微

一、辨证守精髓 立中医之本

干师强调整体观点和辨证论治是中医理论的精髓。临床必须通过"十纲"、"五诊"(主要内涵见前文)的诊查、综合、分析疾病之病因、病性、病位。病证、病机,针对性地立法、选方、用药(具体例证见前文),这就是干师强调的整体观点和辨证论治,治病求本的具体内容,为医者应崇之为法钥。

二、辨证求析微 寻细节特点

干师常从通过周详而又细致的五诊(四诊＋查诊)所获得

的症候群中,寻找微妙的特点、特征作为剖析明辨的手段,所谓"一滴水中窥天下"。如舌有裂纹,若进酸、咸等食物时感到有刺激疼痛者,即为气阴虚证;如其不痛,即为生理性的,对辨证没有参考意义,更不能误作为气阴虚论治。便溏者,便后用3张以上的便纸都擦不净,属脾虚;若虽为便溏,擦之即净,要考虑为实证。耳鸣病症,有哄鸣音,且音调高、音量大,拒纳外来噪音(即听到外来噪音而心烦讨厌)者为实证。实证中,青壮年、脑力劳动、事务烦多者,舌尖红或有朱点者,多为心火亢盛;脾气急躁,口干口苦,舌红苔黄者,多为肝火偏旺;形胖、舌苔腻浊者,多为痰浊夹火上扰清空。若耳鸣音调低、音量小,对外来噪音听之不烦、不厌而无所畏者,多为虚证。咽炎之咽干有毛涩烧灼感者,多为五志之火,属实证或虚实夹杂;若疲劳、多言即咽干不适者,多为脾虚不能布达津液于咽喉。鼻流清涕如水,遇冷、遇热即自淋者,多为肾虚不固;若鼻痒、喷嚏频作而清涕滂沱,为过敏体质。咽喉异物梗阻感,以进食即有,不进食则无者,应高度考虑为食道新生物及其它器质性病变;而咽炎、咽癔感症多为空咽或不进食时有异物梗阻感,在进食时症状反而消失或舒服。若嗳气泛酸灼喉者,为肝木旺盛之实证;嗳气、泛清水而无酸灼喉者,多为胃寒之虚证。矢气臭者为实;不臭者为虚。对有些疾病经西医应用抗菌素、输液后而舌苔腻浊者,属西医药副作用的表象,不能决断为中医的湿浊证。扁桃体周围脓肿若有跳动性(搏动)疼痛者,说明已成脓;若虽疼痛而无跳动感,则未成脓。凡窍病疼痛者,多为火证,然微痛微干者为虚火,干甚痛剧者为实火。咽痒即咳者,新作者为风邪束喉(咽),久作者为风邪兽困肺经;若微干微痛微痒,常以夜甚者,为相火上炙咽喉。口气浓郁,本属胃热,但有龋齿者则例外。眩晕者直立即甚,得卧则减者,多为清阳不升,反之则为肝阳上亢。鼻塞者,运动后即畅,为微循环失畅,瘀留鼻甲使然。失眠以入眠难者,多见于青壮年,为实证之心火亢盛或胃不和;眠后易醒而再难眠者,多为虚实夹杂,常属胃强脾弱;早醒者,多为老年人之心血不足之虚证。由此可见,这种细致析微的手法,对准确辨证、指导用药、提高疗效等具有现实的指导意义。

三、辨证探新路　融贯中西医

五官七窍是人体的一个组成部分,它与人体的脏腑、经络、气血都有着密切的关系,发生疾病时也同样在四诊八纲的辨证基础上来进行论治。但是,干师认为在耳鼻喉科,单以四诊还不够。尤其是孔窍有病,而全身及脏腑无症状表现或不明显,可能产生无症可辨的情况。这就必须探出新路而设"查诊"。查诊就是通过运用现代医学的一些检查手段,如内窥直视孔窍,洞察局部的变化表现,用来作为辨证的资料及依据,从而弥补四诊的不足。如中耳腔积液,经穿刺抽吸到清稀淡黄液者,为肺气失宣,饮停耳窍;若液体粘稠起丝,色呈深黄者,为痰浊凝聚耳窍。查见鼓膜浑浊或菲薄者,多为肾虚。鼓膜轻度充血、鲜红、疼痛者,常为风热之邪上扰。若鼓膜充血呈血泡样,疼痛剧烈,有搏动感者,为肝胆实火。查见鼻甲肥大,粘膜淡红,收缩良好者,多为风寒袭肺;粘膜鲜红者为风热犯肺;若鼻甲肥大而呈紫暗、收缩欠佳者,为瘀留鼻窍;粘膜淡白而鼻甲肥大不显者,为气血两亏;若粘膜苍白,伴有狂嚏、清涕滂沱、鼻痒者,多为金寒卫弱。若鼻塞而查见鼻腔空旷、干燥结有涕痂者,为肺肾阴亏。查见中鼻道有脓涕潴积者,多为胆移热于脑;下道积有浊涕者,为肺热证。见咽部粘膜充血红艳者,为风热或胃热;充血晦黯者,为瘀滞证;红而不艳者为相火偏亢;红白相杂少液者,为肺肾阴虚;若充血不明显,伴见表面附有白色透明分泌物者,多为脾虚生痰。咽后壁淋巴滤泡散在性增生,其病在肺肾;团块状增生者,其病在脾土。喉镜查见声带充血艳红者,多为风热;充血紫黯者多为气滞;暗红而瘦小欠润泽者,多为阴虚火旺。若声带肥厚、息肉、小结呈苍白色滞者,多为血瘀夹痰;嫩泽淡白如水泡样者,多为水湿痰浊夹瘀。声带闭合不全呈梭缝者,多为宗(中)气不足;后端呈三角缝者为肾不纳气。当然,将查获的结果与全身的临床表现结合辨证,那更是相得益彰,若无脏腑表现者亦能确定其证,这对明辨和采取相应的治疗措施提供了可靠的依据,同时为开辟中西医结合提供了新的途径。

四、辨证重环节　　扣权衡规矩

证是许多症状和病理、生理等反应所作出的高度概括。因此,证的表现,有些是单纯明而易辨别,但也有错综复杂、隐晦虚假而难能明辨者。只要通过权衡分析,注重辨证环节,是能清楚可辨的。干师认为,辨证环节首要的就是从每个症状的印象,即属脏属腑、属虚属实、属气属血等不同证的印象出发,通过这些复杂的症状印象(证)里进一步分析,去粗存精,去伪存真,去次要的,抓主要的,而得出来的就是准确的证。若不按此步骤环节,囫囵吞枣,单凭印象而武断为某证,往往容易辨证不准确甚至辨证错误。

其二,要注意疾病的起因和治疗后反应的辨证。如风邪犯肺之感冒咳嗽,初起未按辨证治疗而运用止咳糖浆及凉性感冒药,以致咳嗽长期缠绵不愈而出现咽痒即咳,咽不痒则咳即暂停。干师认为是因服用糖浆或凉药后,以致外感风邪不得外泄,伏困于肺经,上凌于咽喉所产生的后果。这时辨证,尽管虽无外感表证的现象存在,但仍需采取射干麻黄汤或喉科六味汤之类的方药来补上宣邪外泄的一课,方能获愈。若以久咳而辨为肺虚,予以润肺止咳,其结果必成徒劳。

其三,对每个疾病的治疗过程中的环节辨证。在临床时既要重视疾病的发生、发展、转化的辨证规律,还要避免固守一个证型,一治到底的机械辨证论治的现象。一般在一个疾病的治疗过程中,疾病的初、中、后期,都有其证的转化与侧重的规律。如外耳廓湿疹,多以风、湿之邪所致,而在辨证论治时,初期以风胜为主,其次是湿;中期以湿胜为主;恢复期以阴血不足为多。在治疗上也就必须随之而应,才能效如桴鼓。

总之,干师的辨证经验,概括起来就是坚持中医体系,抓住特点,灵活运用,对准确辨证具有实用意义。

遣方用药经验

一、取轻灵制胜 勿量大重剂

人之所病,不外乎阴阳表里、寒热虚实、脏腑气血的失调。其治疗也不外乎祛邪扶正,调整阴阳、脏腑气血,予以补偏救弊,使之平衡。欲其平衡,需赖药力,而药亦有利害之弊。再则人体受邪所产生的机体失衡也是相对而言的,如同天平,稍予增损,即使之平衡。鉴于此,干师主张用药轻灵,意在驾轻舟过险峡。或取安慰剂,以利自身正气来调整其失调,使之康复。切忌大起大落、猛攻猛打之重剂,以免人为地造成病者机体的失衡。也就是说,凡药能逐邪者,皆能伤正;能补虚者,皆能留邪。所以,临床上干师用药,每味量一般不超过10g;对大苦大寒、峻猛之品黄连、黄芩、黄柏、龙胆草、胆南星等,多用3g;矿石、介类的药量常为30g左右。其要义是轻能去实和宁可服药时间长些,使之慢慢逐渐向愈,其疗效可靠而且巩固。反对重剂急于求痊,认为凡求之过急,虽能使症状很快减轻,但反而会造成缠绵难愈的局面。更重要的是临床上往往对一些未能明辨之证,亦易陷入深峪,产生不能自拔的后果。

二、以味少而精 取一箭双雕

干师认为,只要明辨其证,投药不在多而是在于精;用药不宜杂乱而是选择一药多用。他的处方一般不超过 10 味药,紧扣其证。反对得其证即将同类药如同砌墙垒砖样地堆砌。如他对辨为心火亢盛证者,就常以导赤散加上灯心草、白茅根、芦根、连翘即可,若其重证再加黄连 1.5~3g。又如虚火喉痹者,往往因阴虚火旺,虚火又炼津为痰,阻于咽喉。这时既要养阴清火,还要化其痰,若选用陈皮、半夏化痰,就会更伤其阴,因此,他常取天竺黄,既能化痰而又不伤阴之精品。又如对证为血虚夹瘀者,就取补血兼又活血的丹参、当归尾。鼻衄兼表证者,选用荆芥炭。过敏性鼻炎多伴兼有过敏性哮喘,临床上常常先为过敏性鼻炎发作,继则哮喘随之而应,他所选用的干地龙,具有良好的抗过敏作用,且能止咳平喘,且一箭双雕之功。还有实热火证易耗散人体之阴液,而黄芩具有清火泄热之功,且偏于滋润,伤津耗液不甚,故为首选之品,黄连、黄柏虽也是清热泻火之品,但燥性较大,易伤津液,而为次选之药。等等。

三、宗东垣之理　善用益脾药

诸窍为用,责于脾土。是说脾胃得健,水谷精微充旺,诸窍得以濡养而健用。痰浊蒙窍,也必赖于脾胃健旺方能驱逐。清阳不升,诸窍失濡,非脾胃健运而不能上承濡之。所以干师擅以参苓白术散、四君子汤、异功散、补中益气汤等方药运用于耳鼻喉疾病,以调整脾胃健运功能,而使诸窍病除。

脾胃为后天之本,有胃气则生,无胃气则死。只有留得脾胃之气,才能有利于窍病的康复。因此,干师常常注意顾及脾胃功能,善取不伤脾胃的甘寒药,如生地、玄参、金银花、石膏、芦根、白茅根、天花粉之类,不太用苦寒败胃之药,即使对一些危重病证或必用苦寒之品者,也多伴伍入芩、术、草、枣、麦芽、六曲之品,以护其脾胃。同时还注意到应用苦寒药时,以中病即止为原则。

四、加减再变通 喜投经验药

病的证候是错综复杂的,不可能一方一证,原封不动地对号入座,常常需要临证加减再变通。于此,干师处方中善于投一二味经验之药。如多汗,常在辨证的基础上加入一味料豆衣,而不去选用止汗敛汗之品。干师认为料豆衣具有良好的止汗作用,可用于各种多汗症,而又无留邪及助湿的副作用。鼻出血者,伍入苏子或羚羊角粉,取其降气和平息肝气的作用,使得气降血亦降而达衄止的目的。只要见到精神极度疲乏无力者,常加仙茅或仙灵脾,认为其有类似激素的作用,而具振奋精神的功效。另外,干师认为射干作用于喉部;马勃作用于咽部;挂金灯作用于急、慢性扁桃腺炎。角针、穿山甲,对化脓性炎症,欲其化脓、提脓者宜小剂量,一般 3~5g,欲其消散、吸收者宜大量,可用 5~10g;临证时,一般只要对症即予以取用。

五、以诸窍特点 常伍引经药

耳鼻咽喉,谓之空清之窍,位于人首,居位最高,药力常常难以到达。干师认为除取用轻扬之品外,还需要配伍引经药,使之药力引达病所。如治疗咽喉病者,常以桔梗、马勃作为引经之品;鼻病者,以辛夷、白芷;耳病者以苦丁茶、柴胡、夏枯草;口腔病者,以升麻、藿香,等等。然而诸窍以清为本,以通为用,故又常配合具有升阳升清的升麻、柴胡、葛根,以及通窍的菖蒲、防己、木通、路路通等品参酌应用。

六、久慢性顽疴 挥戈与食疗

临床上常常遇到一些慢性疾病、顽疴久缠,令人束手无策,或常规之药效如蚁进。如何增强疗效,加速进程,干师常常采用挥戈一击之法,即重用化痰涤痰、破血攻瘀、软坚散结、虫类峻药等。如声带麻痹,用蜈蚣、全蝎、僵蚕、桃仁、红花、三棱、莪术等,以泰山压顶之势,有时竟达一槌定音之功。

再则干师还常嘱其膳食之谱,以协助药力或直接以食代药。如:声带小结、息肉、肥厚性喉炎、声带淀粉样变者,嘱其多食海带、海蜇、芋艿,以化痰软坚;鼻衄者,多食藕、枸杞头,以凉血清肝;老年性耳鸣、耳聋者,多食黑芝麻、核桃肉,以补益肾精;慢性咽炎者,用话梅糖含噙,以生津润喉;咽喉癔感症者,用麦芽泡茶饮,以缓脏躁;虚火喉痹者,多吃猪肤,以清肺、降浮火归根。

独到的药用经验

老师在临床上对许多药物的功用具有独树一帜的经验。

仙鹤草、仙茅、仙灵脾,治脱力症,即神疲乏力,精神萎靡不振,但食欲尚可,大便正常,并非脾虚气怯之范畴。三药同用为三仙汤(自拟方名)。在各种病症中,只要患者感到整天的疲劳乏力,精神不振者,均可选用,服后即能消除疲惫而振奋精神。仙鹤草,在上海一带民间又称脱力草。

稽豆衣,亦称料豆衣,治各种多汗症。临床上干师认为一些常用的止汗、敛汗药,效果并不理想,或许还会带来一些副作用。如麻黄根止汗,有时服后反而汗更多。收涩药止汗,有时又敛邪。唯料豆衣对阴虚盗汗、阳虚自汗、卫表不固之多汗均可应用,其效灵验。尤其是对动则易汗,汗后容易感冒者更佳。干师有"一味料豆衣,胜过玉屏风"之说,而且既止汗又不敛邪,更不会产生闭门留寇之弊。

鸡内金,治口疮和口腔溃疡,在辨证的基础上加鸡内金,其效更验。尤其是对复发性口疮和兼夹消化不良及有脾胃症状者,更为适宜。其机理可能是因口疮而使咀嚼困难,以致食物难以消化和影响脾胃功能造成脾胃更虚,使胃浊熏蒸口腔所然。所以,鸡内金具有磨谷消化的功能,而起健脾胃、疗口疮的作用。

白术,通大便。凡脾虚大便秘结者,干师不主张用润肠通便药,更不用泻腑通便药,而是加一味白术。意在脾虚不能运,而大肠乏力传导,若脾气健运则大便自调矣。

蚕砂,煎水漱口,可去口腔污秽,清洁口腔。用于口腔炎、口臭及口腔术后,以代替西药的漱口液,而且无刺激。此外,蚕砂的煎液去油污力也较强,可谓相当现代的洗涤剂。

挂金灯,为治疗扁桃体炎的要药,急、慢性扁桃体炎均可应用。其次是山豆根、金果榄。

马勃、射干同作用于咽喉病。但马勃用于咽部的红肿及水肿为好;射干用于喉部的红肿及水肿为佳。

刀豆,具有补肾作用,对肾虚之耳鸣、耳聋等均可。其道理难说,据干师自谓"乃接收于南京名老中医曹光普的经验"。更重要的是认为刀豆的形状如肾样,故有补肾之功。

黄芩、黄柏、黄连,除常规辨证应用外,若结合西医的炎症应用,干师认为前两者宜于弥漫性炎症;后者宜用于局限性炎症为佳。

蒲公英,用于分泌性腺体的炎症,疗效显著。如腮腺及腮腺管炎、舌下腺及唾液腺炎、乳腺炎等。

皂角刺、穿山甲,可用于脓肿。但小剂量(3~5g)有促化脓、提脓的作用,故多用于成脓期。大剂量(6~10g)有消散、吸收的作用,多用于未成脓期。

赛碧散,治带状疱疹。赛碧散即用稻草包明矾,点燃后烧尽,灰矾共研末而成。使用时加麻油调敷患处,其效甚佳。

防己、木通(丝通)、勃荠地上茎(通天草),具有通窍启憋之功,尤其是对耳朵憋气,有堵塞感者最为适宜。

治疗慢性鼻炎经验

一、肺怯金寒、鼻失温养，则温肺通窍

《灵枢·本神》曰："肺气虚则鼻塞不利"。肺气虚弱则不能宣发卫气输精于肌表，往往易于受邪，而鼻为肺窍，故出现鼻塞不通，或交替性鼻塞，鼻涕清稀，鼻粘膜及下鼻甲肿胀，色淡红。全身症状可有怕冷。平素易感冒，舌苔薄白，脉细等肺气虚寒，寒邪凝聚之证。

干师常以党参、黄芪、白术、茯苓，炙甘草温补肺气，防风、桂枝、细辛温肺祛寒，桔梗、路路通、菖蒲宣通鼻窍。若气虚明显者，加紫河车。

二、脾虚不健，痰湿泛鼻，则健脾通窍

《素问·至真要大论》曰："诸湿肿满，皆属于脾"。脾失健运，聚湿成痰，痰湿泛鼻，以致鼻腔肌膜肿胀，鼻甲肿大充盈鼻腔而鼻塞不通，鼻涕白粘量多，全身症状可有头昏头重、体倦乏力、大便软或溏、舌淡苔薄白腻、脉缓等脾虚湿困之证。

干师常以党参、白术、茯苓、山药、白扁豆、甘草健脾益气，陈皮、法半夏利气化痰，藿香、菖蒲芳香通窍，因中虚多寒，用荜茇温中祛寒，且能通利鼻窍，桔梗引药上行，使诸药性能抵达鼻窍。

三、清阳失举，浊蒙鼻窍，则升清通窍

鼻居面中，为阳中之阳，是清阳交会之处，故又属"清窍"，清窍则需清阳之气升腾濡养。若脾阳不振，升清失常，则浊邪郁

积鼻窍不降,出现鼻塞不通,浊涕较多,嗅觉减退,鼻粘膜充血,鼻甲肿胀,鼻腔见黄白色分泌物潴积,全身症状可有头昏体倦、食欲不振、舌苔薄黄而腻、脉濡等浊邪上蒙之证。

干师常以升麻、葛根升举清阳之气,太子参、白术、茯苓健脾助运,藿香、佩兰、辛夷、苍耳子、菖蒲芳香化浊,鸭跖草清化湿浊,桔梗引药上行,且能宣通清窍。

四、瘀血阻滞,鼻窍不利,则活血化瘀

《素问·五脏别论》曰:"心肺有病,而鼻为之不利"。心主血脉,若心气虚,气不帅血,瘀血阻滞鼻窍而鼻塞不通。但邪滞鼻窍所致气血瘀滞,也可鼻塞不通,鼻甲肥大,但运动后鼻通气改善。虚证者鼻粘膜淡红,实证者鼻粘膜充血。

干师常以桃仁、红花、当归尾、益母草、乳香活血化瘀,辛夷、白芷、菖蒲、路路通、桔梗祛邪通窍,乌药、陈皮顺气破滞。若气虚者,加党参、黄芪。

五、肺气壅滞,气壅逆鼻,则宣泄肺气

《灵枢·脉度》曰:"肺气通于鼻,肺和则鼻能知香臭矣"。可见,肺气宣畅,则呼吸平和,鼻窍通利,能知香臭。反之,肺气失于宣泄,则壅滞上逆鼻窍,出现鼻塞气热,张口呼吸,黄脓涕多,涕擤出后则鼻塞改善,鼻甲肥大,粘膜充血,鼻腔有脓液潴积,全身症状可有咳嗽、胸闷、口干喜饮、大便干等肺失宣降之证。

干师常以桑叶、桑白皮、黄芩、马兜铃宣泄壅塞之肺气,山栀、天竺黄、鱼腥草、桔梗、芦根清肺排脓涕,菖蒲、路路通以通鼻窍。

六、气滞夹风,清窍闭塞,则顺气破滞

风邪郁鼻,气机失畅,气滞则脉络不通,出现鼻塞不通,两耳

闭气,头昏头胀,鼻甲肿大,粘膜充血,鼓膜内陷,全身症状可有胸闷不畅、舌苔薄、脉弦等气失畅通之证。

干师常以广木香、乌药、青皮、枳壳顺气破滞,蝉衣、羌活、僵蚕祛风通络,防己、菖蒲、路路通通窍利鼻。

总结

干师在临床中,注重整体,结合局部,强调辨证,抓住特点进行治疗。综上6个证型,各有其特点:如肺气虚寒的主要辨证要点,是患者平素容易感冒;脾虚湿聚的辨证要点,是鼻涕白粘量多;清阳失举,浊积鼻窍的辨证要点,是浊涕较多,嗅觉减退;瘀留鼻甲的辨证要点,是鼻塞在运动后即通;肺气壅滞的辨证要点,是黄脓涕多,鼻塞气热,擤出涕后则鼻通气改善;气滞夹风的辨证要点,是鼻塞不通伴两耳闭气,胸脘闷胀。总之,中医治病要抓证,根据不同的证型施用不同的治疗方法。

独特的辨证思路

中医治病,离不开辨证论治。但许多复杂病例在常规的辨证论治下,不能收效。这时干师常以独特的辨证思路,在常规外的别取一法,使一些难治之症得以缓解甚至治愈,值得我们学习与借鉴。

一、破常规套法　清心息耳鸣

随师门诊时,经常遇到一些耳鸣患者,几经周折,先后予以清肝熄风、育阴潜阳、滋补肝肾、重镇安神等法,均无寸进。而干师通过了解鸣声的音量大小,音调高低,拒绝或接受外来噪音,并诊察舌质、脉象,从而辨别是否存在心火之证。若耳鸣的音量大，音调高，拒绝外来噪音，心烦，舌质红或有朱点，脉有数意者，多从清泻心火入手。盖心寄窍于耳，故心火平耳鸣息。常用方为导赤散加白茅根、芦根、连翘、灯心草。严重者加黄连。往往收到料想不到的效果。

二、泄邪开困束　宣发治咳嗽

新感咳嗽，运用宣发肺气之法来治疗，往往药到病除。但有些患者咳嗽一年半载，从成药糖浆、中药汤剂到西药的抗菌素、止咳剂，乃至西医的麻醉镇咳剂，一一用遍，其效漠然，仍然表现为咽痒阵作，痒作则剧咳，痒缓则咳停而反复不愈。西医的各种理化检查亦无特殊的阳性病变，但病者苦不堪言。干师认为这类患者虽然病久，刻下亦无外感之征，但是因为病初使用寒药或糖浆类药，使本来的外感之邪，未能得到宣散而阻遏困伏于肺经，移祸于咽喉，导致咽痒咳嗽缠绵不愈。故仍然需要用三拗汤、射干麻黄汤、喉科六味汤化裁，予以宣发肺气，透邪外达而起竿影之效。

三、泻火求出路　清散疗口疮

口舌生疮，红肿疼痛，舌红苔黄，脉数，伴见大便干燥，尿黄，乃为肺胃火热之证，治当清泻肺胃。但曾遇一患者，每值秋冬之季即作口疮，反复10余年。作时，经用清泻肺胃之药，很快即愈，即使不治，八九日后亦可自愈。如何控制其复发？虽经久治，病仍应时发作而巍然不动。干师主张，作时在清泻肺胃的基础上加荆芥炭，使之既入血分，又能将邪热从肌肤中发散出来，其疗效更佳。再则次年在夏末之时服用发散剂，使邪热有出路而控制其复发。如法炮制，证明自有见地。

干师认为，本患者素有肺胃积热，当到秋冬收藏之时，腠理致密，玄府闭锁，使内伏之肺胃热郁，困束更甚，只有蒸熏冲凌口舌而病发。故在发病前用荆芥、薄荷、芦根等发散之剂,使腠理开泄,玄府洞开,郁热随之而解,哪有再作之理。

四、诸法难润喉　化瘀愈咽干

咽干是急慢性咽喉病中常见的主要症状之一。多系风、热、燥邪及肺肾阴虚所致,祛风散热、滋阴润肺、清肺润燥等法早已被医者所掌握。余随诊时,遇一患者咽喉奇干,引饮仅润片刻,而干又来,病已两年之多。曾经用过清热泻火、滋阴润肺、育阴除火、养阴润燥等诸法,未得其效,慕名求干师诊治。干师予以活血化瘀之三棱、莪术、桃仁、红花、丹皮、赤芍、泽兰、玄参、桔梗、甘草等,服20余剂而见功覆杯。

干师谈思路,咽喉奇干,过去已用遍诸法,未能获效,若再蹈前者踵迹,势必绕熟路而还原地也!因此,开辟新径,取活血化瘀一法,意在血液瘀滞,不能载精气运行布散所然,所以说"瘀能致燥",这正合乎于唐容川《血证论》中的"血渴"。

五、见血休止血　泻肺治鼻衄

鼻衄反复发作者,欲止容易,控制其复发实难。干师常对一些年轻体壮者,多在秋、冬频作,诊查时见有鼻粘膜充血潮红,立特氏区小血管扩张显露,舌薄苔,舌质红者,多以泻肺之桑白皮、马兜铃、桑叶、黄芩、苏子、白茅根、丹皮、赤芍等药治之,而不用止血药,收效甚佳。

干师认为,青壮年气血方刚,肺气壅滞,逆乱于鼻窍,而致立氏区小血管扩张显露,易于破裂及血溢。治从泻肺气而平降气血,使衄止而不发。若以止血之法,仅为治其标,未治其本,故难以根治之故也。

上述是干师临证论治中的几点思路。给我们的启发是中医治病,一定要坚持辨证论治,但也要灵活变通,思路要广,变法要多,应用要活,更重要的是多阅读古今中医文献,不能仅局限于教课书上的一些常规套法,如此才能更好地去发挥中医特色。

治疗鼻鼽经验

鼻鼽是以突然和反复发作的鼻塞、鼻痒、狂嚏(即连续而又剧烈地打5~10多个喷嚏),清涕滂沱为特征。《素问玄机原病式·六气为病》中曰:"鼽者,鼻中清涕也;嚏者,鼻中因痒而气喷作于声也"。本病与西医过敏性鼻炎相类似。

干师对鼻鼽的治疗颇有独到之外,并自创截敏汤为主方,随证化裁,每每获效。

一、截敏汤旋转顽疴鼻鼽

截敏汤由茜草、紫草、旱莲草、豨莶草、防风、蝉衣、徐长卿、地龙、乌梅等组成,是干师治疗鼻鼽的一张主要经验方。其功用为祛风脱敏。主治鼻鼽。适用于以过敏症状为主的典型鼻鼽发作期,而未见脏腑虚损、阴阳失调现象者。本方是干师从长期临床中逐步筛选出来的。

二、截敏合玉屏巧治卫虚鼻鼽

玉屏风散出自《世医得效方》,补益脾肺之气,益卫固表。干师常以此方与截敏汤合而用于脾肺气弱,卫表失固之鼻鼽。在此证型中还常加料豆衣,认为料豆衣具有固表作用,并有"一味料豆衣,胜过玉屏风之效"的独到体会。

三、阳和合截敏散煊虚寒鼻鼽

《外科证治全生集》中之阳和汤,原为治虚寒阴疽而设,而干师以此合截敏汤治疗寒邪伏困,阳虚不得煊,经久不愈的鼻鼽,获效卓著。

结语

干师认为鼻鼽一病,以鼻痒、狂嚏、清涕滂沱为主,而无脏腑虚损、阴阳失调表现,或鼻鼽发作期,以祛风脱敏为主,截敏汤主之。若全身兼夹症明显,见脏腑功能,阴阳失调,或鼻鼽缓解期,当宜辨证取方与截敏汤化裁为佳。故除上述介绍的经验外,临床上他还用截敏汤,与桂枝汤化裁合用,治疗营卫不和之鼻鼽;与温肺止流丹合用,治疗肺气虚弱、金寒不温之鼻鼽;与补中益气汤合方化裁,愈中气不足、清阳不升之鼻鼽。还有少数患者属肺经郁热之鼻鼽者,治以截敏汤伍桑白皮、龙胆草、黄芩等药,或合葶苈大枣泻肺汤。总之以截敏汤为主方,结合临床辨证,配合上述诸方及有关药物,对鼻鼽一病的治疗全窥于中,其效灵验。

多涕症证治经验

多涕症是吾师明确提出的一个新病种,历代中医尚无本病之称。其特点为涕多如清水或稀浊,遇寒冷或热气熏蒸鼻窍时即自淋外溢。

《素问·宣明五气》云:"五脏化液,心为汗,肺为涕,肝为泪,脾为涎,肾为唾,是为五液。"可见五液是人体津液的一部分。而涕为肺液,在正常生理情况下,涕能滋润鼻窍,湿润所吸入的空气,粘附灰尘等。但涕液过多或过少都是病态。过多了即为本病。

本病多见于儿童及老年人,或久病体虚者。好发于冬季。

病因病机

1. 肺气壅滞：体禀阳盛，肺气壅积，化热为火，火可溶金成水（宗陈士铎论点）而为涕。

2. 肺卫不固：禀赋体弱，正气不充，肺气不足，卫气虚弱，藩篱失职以无权摄纳而涕多自淋。

3. 肾阳不足：年老肾衰，或房劳虚损，肾虚元阳不足，不能温煊五脏阳气，津液失其温化而成涕多。

辨证要点

主要根据长期鼻涕奇多，冬季尤甚，涕清稀如水或稀浊，用手捻之，毫无粘手之感，常不由自主而又无法控制地淋溢。小儿多从两鼻孔淌出于上唇部；老年人常悬在鼻尖而滴下，尤其是在寒冷的环境里或进服热汤、热稀饭时则更为明显。并无头痛、鼻痒、喷嚏及其它明显症状，即可确诊为本病。

辨证论治

1. 肺气壅滞证：本证多为实证，常见于小儿或少数成人。临床表现为鼻涕奇多，其质清稀而白浊，绵绵不断地自淋外溢。部分小儿可见鼻唇沟两旁被涕液长期浸蚀的粉红色糜烂的痕迹（不过随着卫生的改善和生活水平的提高而已少见）。鼻腔粘膜潮红。舌薄黄苔，舌质偏红，脉平或大而有力。

治法：宣泄肺气法。

代表方：葶苈大枣汤合泻白散化裁。

常用药：桑白皮、甜葶苈、马兜铃、天竺黄、薄荷、桔梗、杏仁、大枣、甘草等。

2. 肺卫不固证：多见于体弱多病、久病或后天脾胃失调，终至肺卫气虚，卫气失藩篱之职。肺主皮毛，鼻为肺窍，故而涕多难敛。平时易于感冒，舌质淡白而胖，舌边有齿印，脉虚软。

治法:益气固卫法。

代表方:玉屏风散或补中益气汤加减。

常用药:黄芪、党参、升麻、白术、料豆衣、防风、茯苓、诃子肉等。

3. 肾阳不足证:肾为蕴藏元阳之脏,温暖五脏及一身之阳气。肾阳不足无以温煦,难以蒸化涕液而淋沥自溢。临床上多见于男子八八、妇子七七之后,天癸已竭而阳气式微者。平时伴见怕冷,舌质淡,脉细沉。

治法:温补肾阳法。

代表方:桂附八味丸合缩泉丸化裁。

常用药:桂枝(或肉桂)、附子、熟地、山药、山萸肉、益智仁、乌药、覆盆子、茯苓、胡桃肉等。

结语

本病是干祖望教授经多年的实践验证而发现的一个新病种,它与鼻炎、鼻窦炎、过敏性鼻炎有着明显的区别。其前两者虽涕多,但不自淋,常为擤尽后不久而又潴积于鼻腔,涕色多黄而稠;后者常以鼻痒,剧烈打喷嚏、嚏后清涕淋沥等一组症候群的现象反应。

肺热壅滞证,属实证,运用泻肺之品,若见涕色偏淡黄而稠者,可配合清肝之品,如龙胆草、菊花、辛夷、藿香等,但应中病即止,后期宜健脾化浊调理。肺卫不固和肾阳不足证都属虚证,其治法与方药都可参酌运用,其理是肺主气、主通调与肾主纳气、主气化功能的相互关系在水液、津液代谢方面的作用。

缩泉丸是收涩固摄小便之方,原用于遗尿及小便清长者。但干师认为尿液、涕液均属人体津液的一部分,它既能固缩小便,亦应能固涩涕液,故在以上3个证型中均可掺入使用。

治疗喉源性咳嗽经验

1. 宣肺散邪法:适用于风寒之邪上犯咽喉,以致肺气失宣、喉痒干咳,或有少量痰液之证。方用三拗汤加味。药用麻黄、杏仁、甘草、蝉衣、防风、桔梗、贝母。若痰色白者加陈皮、苏子、僵蚕;痒咳剧烈,且咽喉粘膜充血者,系风寒化热之征,可加薄荷、天竺黄、芦根、射干等。

2. 清心泻火法:适用于心火偏亢,循经犯喉所致之喉痒干咳,频作清嗓,咽干喜饮,心烦失眠,咽喉粘膜充血,小血管网布,舌尖红,脉细弦。方用导赤散加减。药用生地、竹叶、白茅根、灯心草、玄参、丹皮、芦根、天竺黄、知母、杏仁、石膏。

3. 滋阴降火法:适用于肾阴不足,虚火上炎,循经犯喉所致之喉痒干咳,夜间卧则尤甚,口燥咽干,饮水不解,咽喉粘膜暗红干燥,咽后壁淋巴滤泡散在性增生,舌红苔薄白,脉细数。方用知柏地黄汤加减。药用知母、黄柏、生地、山萸肉、山药、牛膝、丹皮、百合、麦冬、玄参。

4. 养阴润燥法:适用于肺阴不足,燥火上冲咽喉而作痒干咳,甚则咳引胸痛,偶有粘痰带血,咽喉干燥,粘膜慢性充血,或部分粘膜萎缩,舌偏红、苔薄,脉细。方用养阴清肺汤加减。药用沙参、麦冬、生地、知母、石膏、桑叶、杏仁、白茅根、天竺黄、川贝母。

5. 活血化瘀法:适用于瘀血阻滞,津不上承,致咽喉干燥作痒而咳,经久不愈,渴喜温饮,咽喉粘膜慢性充血干燥,咽后壁淋巴滤泡增生,舌有紫气,苔薄,脉细涩。方用桃红四物汤加减。药用桃仁、红花、当归、生地、赤芍、蝉衣、干地龙、苏子、贝母、桔梗、甘草。

6. 脱敏敛肺法：适用于禀质特异，异气刺激咽喉引动肺气上逆，咽喉作痒干咳，咳甚呕恶。方用脱敏汤加减。紫草、茜草、旱莲草、蝉衣、干地龙、金沸草、桑白皮、荆芥炭、乌梅、诃子肉、甘草。

从脾论治慢性咽炎经验

慢性咽炎属中医的"虚火喉痹"范畴。本病多发于成年人。其临床特点是咽部干燥疼痛、异物感，常作"吭喀"动作。咽部粘膜慢性充血，咽后壁小血管扩张，或淋巴滤泡增生，或咽后壁粘膜干燥甚至萎缩。一般因为治疗咽部干燥宜投养阴以生津。但干师有独特见解，认为阴液来源于脾，脾为后天之本，气血生化之源，五脏皆禀受于此，故从脾论治慢性咽炎，治愈率达89％，有效率在98％。调理脾胃的治法较多，临床时应辨证运用。现举例如下：

一、培土生金法

症见咽部干灼不适，微痛微痒，清嗓频作，口干咽燥，不喜多饮，讲话费力，发音失泽，咽粘膜干燥或萎缩，咽后壁小血管扩张，舌偏红苔薄，脉细等；属肺金不足，少津乏液，燥气上熏之征，古人俱投养阴法以生津润燥，干师认为其乃"不灌根柢，仅霖枝叶"而已。《素问·经脉别论》说："饮食于胃，游溢精气，上输于脾，脾气散精，上归于肺"。若脾土虚弱，生化乏源，咽失濡养，咽粘膜当然干燥萎缩。《素问·阴阳类论》说："喉咽干燥，病在土脾"。故治当培土生金。方取参苓白术散合沙参麦冬汤加减。常用药：党参 10g，白术 6g，茯苓 10g，山药 10g，白扁豆 10g，沙参 10g，麦冬 10g，天竺黄 6g，桔梗 6g，甘草 3g。

二、健脾化痰法

症见咽部堵感隐痛,白痰较多,胸膺不适,咽粘膜污红,咽侧索红肿,舌薄腻苔,脉平偏细等,证属痰犯咽喉、凝滞肌膜之征。干师认为见痰不治痰,要知"脾为生痰之源"。饮食不慎,脾胃受损,运化失健,痰湿内生,阻遏气机,故而咽部堵塞感,气滞痰郁则胸闷不舒,痰凝咽部,脉络阻滞则咽痛、侧索红肿,因痰湿久蕴化热上蒸于咽膜,故咽粘膜充血。治当擒王射马,方取六君子汤加味。常用药:党参 10g,白术 6g,茯苓 10g,法半夏 6g,陈皮 6g,桔梗 6g,甘草 3g,天竺黄 6g,苏子 10g,苏梗 10g。

三、醒脾化浊法

症见咽部胀堵感伴微痛,口干咽干,但不思饮,咽部似有痰难咯,胃脘饱胀,咽粘膜污红,悬雍垂肿胀,咽后壁淋巴滤泡增生,舌苔白腻,脉濡者,多因恣食生冷或长期服用滋腻碍胃之品,以致湿困中州。湿蕴化浊,氤氲上蒸,弥漫于咽,致咽部污红,湿浊滞留肌膜则咽部胀堵、悬雍垂肿胀、咽后壁淋巴滤泡增生,湿困中州,难化精微,津不上奉,故胃脘饱胀、口干咽干、干不思饮。干师说:咽部之干假象也,切忌滋润,滋润则湿更困而干更甚。拟化浊而寓之于脾土,脾一健,其浊自除。方取不换金正气散加减。常用药:白术 6g,陈皮 6g,制半夏 6g,茯苓 10g,藿香 10g,佩兰 10g,焦山楂 10g,焦六曲 10g,六一散 12g(包煎),桔梗 6g。

四、补脾清火法

症见咽侧疼痛,甚则痛呈跳跃性,咽部时有异物感,口干求饮喜温,纳谷不多,夜寐不宁,咽粘膜充血艳红,咽后壁小血管扩张网布,粘膜较干,舌薄苔,脉细弦等,实乃一派心火偏旺之征。干师说:多因工作烦忙,思虑伤脾,日理千机,心血(阴)暗耗,坤德失载,则精血生化乏源,心失所养,心血(阴)不足,阴不抱阳,离火炎上,以致咽粘膜充血艳红,心火入于咽络则咽痛呈跳跃性(心主血脉),咽后壁小血管扩张网布,心火内扰则夜寐不宁,火灼津液则粘膜干燥、口干求饮,因脾虚,故虽口干但喜温饮。治当补脾清火。方取参苓白术散合导赤散加减。常用药:太子参 10g,白术 6g,茯苓 10g,山药 10g,柏子仁 10g,生地 10g,竹叶 10g,白茅根 10g,丹皮 6g,玄参 10g,辰灯心 3 扎。

五、滋养脾胃法

症见咽部干燥毛涩,疼痛灼热,狂饮不择温凉,咽后壁粘膜干燥或萎缩,小血管扩张,苔少舌红,脉细数。《直指方》说:"咽者胃之系"。若长期恣食辛辣炙煿,脾胃伏热,灼伤胃液;或热病之后脾胃阴伤;或脾虚为胃行其津液不足,咽喉失其濡养,故咽干咽痛,粘膜干燥萎缩,阴虚多有虚火,故见咽后壁小血管扩张,苔少舌红、脉细数也是阴虚之象。治当滋养脾胃以清降虚火。方取麦门冬汤合增液汤加减。常用药:党参 10g,麦冬 10g,山药 10g,生地 10g,石斛 10g,玄参 10g,天花粉 10g,沙参 10g,知母 10g,天竺黄 6g。

以上 5 种方法治疗慢性咽炎一种病,体现了一个重要的中医特色,那就是辨证论治。

干氏医案词语注释[*]

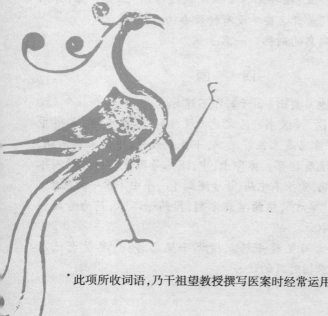

*此项所收词语,乃干祖望教授撰写医案时经常运用的且不易理解的词语。

一　画

一隅三反　犹"举一反三"。

一曝十寒　《孟子·告子上》："一日暴（通曝）之,十日寒之,
未有能生者也"。意即晒一天,冻十天,不会晒干这个
东西的。用在这里是说一天吃药,十天停药,疾病决不
会好的。

二　画

七年之病,必求三年之艾　典出《孟子·离娄上》"犹七年
之病,求三年之艾也",意即久病须用重药、久药。

九鼎　比喻分量之重。

三　画

三炎一聋　三炎:指慢性中耳炎、慢性鼻窦炎、慢性咽喉
炎。一聋:指耳聋。干祖望教授谚谓"三炎一聋,劳而
无功",是说这些病没有特效办法,比较难治。

子规　杜鹃鸟的别称。一名子巂。

四　画

王顾而言他　典出《孟子》,即不睬你。

不药胜中医　《汉书·艺文志·经方》："有病不治,常得中
医"。意思是上医能治病,下医能致死,中医虽不治病,
倒也没有坏事。亦即上、中、下三等医生。所以劝人不
是重病,索性不吃药,等于遇到了一个中等水平的医生。

丹方　同"单方",指简单的方剂,用药一二味,药力专攻一
病而取效。

斗换参横　同星移斗转。指北斗星已转向,参星也已打
横。意指时日的迁移。

孔子阳货　孔子和阳货,面貌十分相似。用在这里指一真一假,或一善一恶的意思。引申为是良性病,还是恶性病。

孔殷　十分需要的意思。

以清君侧　《晋书·谢鲲传》:"吾要除君侧之恶"。意即把皇帝身边的人,先搞掉他。用在这里,是指把其它的兼症、并发症一个一个先清除它,俾复杂的病单纯起来,易于处理。

五　画

甘霖　大旱时的大雨称甘霖。

匝周　环绕;周遍;环绕一周。

瓜田李下　比喻容易引起嫌疑的地方。古乐府《君子行》:"君子防未然,不处嫌疑间;瓜田不纳履,李下不整冠。"

白云苍狗　比喻世事变幻无常。杜甫《可叹》诗曰:"天上浮云如白衣,斯须改变如苍狗。"这里是指患者症状今天是这样,过几天又是那样。

玄府　又称"元府"、"气门",指体表的汗毛孔,由肺所主宰。

礼失而求之于野　礼,泛指规范。在朝庭上失去的东西,在穷乡僻壤处反而可以找到。用在这里意指文献上没有,但民间反而有。

六　画

列御寇行　战国时,列御寇能御风驾雾地行走。这里是比喻行走时有飘飘晃晃。

伐离填坎　即泻心火补肾水。八卦中离位为火,坎位为水。

庆父之患　春秋时鲁庄公的庶兄,在他一生中,一直在作乱捣蛋。故而当时有童谣"庆父不死,鲁难未已"。在本书中是指引起疾病的根源之邪不去,疾病或其它症状是难以解决的。

冲击　在本书指应用峻猛之药来攻克堡垒之意,冲开顽症之结。如升提冲击法治耳聋,即以升麻、柴胡、葛根、蔓荆子、菖蒲、路路通等。

池鱼　池中之鱼。比喻无辜受祸者。典出"城门失火,殃及池鱼"。

戏药　《医门补要》卷上:"有病日久,初服此医之方一二帖,颇效。再服则不效。又延彼医,不问药对症与不对症,初服一二帖亦效,再服又不效。乃屡更数十医,皆如此,为戏药,终不治。"

买棹言旋　买来交通工具,准备回家。本书指吃了这个药,也就痊愈了。

纩测　指絮衣服的新丝棉。郑玄谓:"纩,今之新棉,易动摇,置鼻之上以为候。"即用棉花絮置临死的人鼻前,验其是否断气。干教授常以眼镜、额镜置病人鼻孔部,以验其鼻腔的通气功能而了解鼻塞与否。

七　画

声带属肝　系干祖望教授仿《内经》语式提出的独创新论说。《伪内经》八十二篇:"……有形之质,声带属肝,得肺气而能震颤",是说声带如同韧带筋膜,由肝所主宰。详见《建国40年中医药科技成就》430页。

杖乡　古代一种尊老的礼制。《礼记·王制》:"五十杖于家,六十杖于乡,七十杖于国,八十杖于朝;九十者,天子欲问焉,则就其室。"后用作六十岁的代称。

投石下井　亦作"投井下石"。比喻乘人危急时加以陷害。这里指应用不确当的治法或方药,对疾病来说犹如投石下井。

投桃报梨(李)　《诗·大雅·抑》:"投我以桃,报之以李"。比喻相互赠答,有来有往。

投鼠忌器　《汉书·贾谊传》:"里谚曰:'欲投鼠而忌器',此善谕也。鼠近于器,尚惮不投,恐伤其器,况于贵臣之近主乎!"此书中比喻治疗有所顾忌,不敢放手进行为"投鼠忌器"。

旱魃　指神话中的旱神。

助桀　助,帮助。桀,为暴君。比喻帮助恶人做坏事。

体用　指两纲。系干祖望在原"四诊八纲"基础上调整的"五诊十纲"中之二纲。体,指本体,即器官;用,指作用,即功能。详见1987年《江苏中医》第10期干祖望"中医要推陈出新,不要新陈代谢"。

作伥　典出《太平广记·马拯》的"为虎作伥"。说是一个人被虎吃了,即为伥鬼。再帮助老虎去再吃他人。

怀麟　妊娠。古称怀麟。

谷贼　凡谷芒、麦芒鲠在咽喉里,称谷贼。现已泛指咽喉中的异物。

犹如西子蒙不洁　《孟子·离娄下》:"西子蒙不洁,则人皆掩鼻而过之"。意即即使好的东西,搞脏了即没有价值了。

八　画

青囊　古代医生盛医书的囊,后借指医术。

武陵人探得桃源之路　发现桃花源的人是"武陵人"。事见陶渊明《桃花源记》。这里是指寻找新的治法或方药而获得满意效果。

者番　即这番、这次。

坤德　秦汉时方士以金木水火土称为五德。《易经》以坤代表土地。故地气的厚薄称坤德。中医即将脾胃之气称之为坤德。

苟安　苟且偷安;贪图目前的安宁,不顾将来。这里指经治疗服药后,病情稍有稳定。

枘凿 枘,榫头,插入卯眼的木栓。凿,榫眼。枘凿,方枘圆凿的简语。比喻两不相合或两不相容。

东隅已失,收之桑榆 东隅,即东方,指日出之处。桑榆,指日落时余光所在处,谓晚暮。典出《后汉书·冯异传》:"失之东隅,收之桑榆"。意指疾病原来的治疗方法不准确而失治,现在再以另一种方法来挽回愈疾,但是比较难了。

东瀛舌人 东瀛,即东海。后亦称日本为"东瀛"。舌人,即翻译,今泛指做翻译人员。

非震动性耳鸣 即内在性耳鸣,又称主观性耳鸣。

垂测 即垂位测验,用于鼻窦炎的检查。

垂髫 指头上拖了小辫子童年或儿童。

金人 典出《说苑·敬慎》:"孔子之周,观于太庙,右阶之前有金人矣,三缄其口,而铭其背曰'古之慎言也'"。在这里作不能开口讲话解。

念 即二十。

泽国 即多湖泽之国。今用以比喻水灾受害区。

欤 表疑问语气。

九　画

挟山超海 典出《孟子》,言其做不到的事,犹如挟了泰山再飞过北海一样。这里是形容有些疑难病症,欲想治愈是较困难的。

荏弱 即柔弱,怯弱。

药石 治病的药物和砭石。泛指药物。

药铛 指煎药的钵子。

厚载 即胜任之意。

虺 即小的蛇。

星移斗转 星辰在移动,北斗在旋转,意即岁月在流逝。这里是说通过治疗后,病情在变动,方药在更改。

俄顷 顷刻;一会儿。

亭长 官名,相当于村长。

室带属脾 《伪内经》八十二篇:"……室带属脾,得气血之濡养而能活跃",是说室带为粘膜肌肉,应属脾主之。

客岁 客,指过去;岁,指年岁。即去年之意。

客避邮亭 古时每个城的东南西北四个外十里各有一亭子,专予送客之用,称"十里长亭"。又称"邮亭"。意即行路人在邮亭里乘凉。

突边无净土 突,为炉灶的烟囱。意即烟囱是没有干净的。

祝融 传说中的火神。

十 画

耿山之肉 耿山,野兽名,它身上的肉割去了马上可以生长出来,越割越多。典出《山海经》。这里形容鼻息肉难以根治。

捉衿见肘 形容衣服破烂。也比喻顾此失彼,穷于应付。

眩瞑 指头昏目眩,眼睛睁不开的症状。但古书往往把瞑眩和药物反应联系起来,如《尚书·说命篇上》:"若药不瞑眩,厥疾弗瘳"。即服药后应该有反应。

秩 十年为一秩。

借麹浇忧 即借酒浇忧。

胸膺 即前胸部。

离火 即心火。是从八卦中的离位属心而来。

颃颡 指鼻咽部。《黄帝内经灵枢集注·忧恚无言篇》说:"颃颡者,腭之上窍,口鼻之气及涕唾从此相通,故为分气之所泄,谓气之从此而分出口鼻者也。"

海屋添筹 为增寿之词。典出李开先《林冲宝剑记》:"仙苑春长,北堂景暮,欣逢日吉时良,海屋添筹,南山寿祝无疆"。

浣 唐代制度,官吏每十天休息洗沐一次。后称每月上、中、下旬为上、中、下浣。

案牍 指官府的文书。典出刘禹锡《陋室铭》:"无丝竹之乱耳,无案牍之劳形"。

弱冠 古代男子二十岁行冠礼,故用以指男子二十岁左右的年龄。

十 一 画

聊啾 《楚辞·刘向·远逝》把耳鸣称为聊啾。

萧瑟 树木被风吹拂所发出的声音。作萧条讲。

萧墙隐患 萧墙是门屏之称。意思是这种看不见的祸患隐伏在你的身边。

萧规曹随 汉初丞相萧何死后,曹参继任丞相,一切法制作风,完全随着萧何的原来方式去执行。这里是指前医或上诊的方药效果很好,复诊时仍按原来的执行。

败北 即战败或竞赛中失利。这里指应用的方药对疾病无效。

悬 凭空,无所依据。

悬断 凭空臆断。

汤池之固 即城外的护城河,必须巩固,则城廓无危险。这里指人的正气或卫气的防御功能。

十 二 画

博浪之锥 战国时张良在博浪沙用铁锥谋刺秦始皇,可惜没有成功。

博浪之空掷 张良谋刺秦始皇,可惜没有成功。这里是说药方开得很好,可惜服药后没有效果。

期期艾艾 形容口吃。这里指有些病人诉说的症状不清楚。

轻洒军稚 观音菩萨手中的水瓶，内贮之水，可以洒在人间，救苦救难。佛家称此瓶为"军稚"。我们俗称"净瓶"。

凿壁偷光 亦作"凿壁引光"。用为刻苦好学的典故。《西京杂记》卷二："匡衡勤学而无烛，邻舍有烛而不逮，衡乃穿壁引其光，以书映光而读之"。这里是指借用它科的方法或方药，来治本科的疾病。

黑箱 只看它的结果，没法搞清楚它的机制和道理，称为黑箱论。

掣肘 做起事来，左右为难，前后受限，好像手弯被人牵制着。是说对有些疾病遣方用药比较困难而有矛盾。

犀照 相传把犀角点火燃烧，可以照出怪魔鬼怪。这里是说在复杂的病症中找辨证的依据，使之确诊。

绛帐 为师长或讲座的代称。典出韩偓《与吴子华侍郎同直》诗："绛帐思深无路报，语馀相顾却酸辛"。

鲁阳之挥戈，日返三舍之延长 典出《淮南子·览冥》"鲁阳公与韩构难，战酣、援戈而挥之，日为之反三舍"。后人用以比喻人定胜天。但也有人认为即使可以延长日落的时间，毕竟已为日无多了。

十 三 画

椷 缄的异体字，即封也、闭也。

椷 即便器。

哥窑纹 指咽后壁粘膜小血管扩张，如同哥窑中烧出的瓦罐子一样的纹理，纵横交错。

稔 即年。谷一熟为年，故亦谓年为稔。

微循失畅 指微循环失畅。这里指血液流动不畅，瘀积于鼻甲，而致鼻甲肥大而鼻塞不通。

缘木求鱼 爬到树上去捉鱼。比喻方式、方法完全背道而驰，不可能达到目的。见《孟子》。

键簧　为口琴、风琴、钢琴上的簧与键。用在这里比喻声带。

十 四 画

摋　指接触;触犯。

蒸梨　言吃蒸熟的梨子,一无味道。这里指此药无作用。

铜山东崩,洛钟西应　表示事物气类相属,互相感应。

鼻塞治心　载于刘河间的《素问病机气宜保命集》一书中。
干祖望教授受之启发,凡肥大性鼻炎、鼻塞不通者,取
用活血化瘀、通畅心血脉络;再一方面失嗅症,运用甘
麦大枣汤来从心论治。

十 五 画

震动性耳鸣　即外在性耳鸣,又称客观性耳鸣。

黎藿之质　习惯上把身体壮健者喻为膏粱之体。黎藿在
《韩非子·五蠹》被目为"最不值钱的野菜"。故喻衰弱
之体为黎藿之质。

十 六 画

橐钥　为皮制的风箱,用在这里比喻肺气对声带的鼓动功能。

颠顸　指不明事物的人。

麇集　指成群的兽畜相聚之称。这里指许多疾病或症状在
一个人身上。

十七画以上

藩篱　用竹木编成的篱笆或围栅。引申为屏障之义。这里
指人体的防御功能。

覆杯　南朝·宋·鲍照诗:"临流竟复杯",意即酒干而酒杯
可以倒置。这里把酒杯借用于服药之杯,意即病去而
用不到药杯了。

蹲鸱丸 芋艿又称蹲鸱,故用芋艿制成的丸药,称蹲鸱丸。可用于肥厚性喉炎,声带小结及声带淀粉样变。

曩昔(曩者) 指往昔、从前、过去。

霹雳雷霆 这里影射,光疗。